女性の100の不調を整える薬膳と漢方

世界中医薬学会連合会理事
谷口ももよ

漢方薬監修／東京女子医科大学名誉教授　佐藤弘

X-Knowledge

はじめに

薬膳という言葉は後漢の時代に書かれたという書物に「親調薬膳」として初めて登場したと伝わっています。その意味は「親が病気の子を思って薬やごはんを整えた」（所説あります）と言われています。

薬膳は難しい特別なものではなく、自分の体、そして家族の体を想って作る料理であり、ご自愛料理。毎日のちょっとしたコミュニケーションから、自分や家族の体のサインをくみ取ることで日々の思いやりの料理は生まれます。

何となく不安な気持ちも体のサイン。中でも女性は不定愁訴と言われる病気ではない症状に悩まされることがなんと多いことか。病気ではないけど万全ではない。生理前、生理中、生理後、妊娠、出産、更年期。月経が重いと月の3分の2は不調だと言われています。

私自身も動悸やめまい、病名がつかない症状に悩んだことから薬膳に出合い、こころも体も元気になり、続けることで肌の調子もとてもよくなりました。

お肌の調子は内臓のあらわれ、そして「気血水」のバランスをあらわします。東洋医学では内臓の状態は必ず外にあらわれると考え、診断もすべて外側からの情報で判断していくもの。だからこそ知っておくと自分で判断できることもたくさんあるのです。ちょっとしたことで解消できる不調もあるので、病気じゃないからと我慢や無理をせず、不調に向き合い改善しましょう。

この本で自分の体に耳をかたむけ対処することで気持ちも体ももっと楽になることを知ってもらい、しんどいときは漢方薬にも頼っていただけるきっかけになれば幸いです。


私たちは食べたものでできています。そして、こころは顔にあらわれます。

未来の自分のために今日できることから！

内側も外側も元気でイキイキとした女性の力が家族も社会も明るく照らし、よりよい未来を生み出すと私は信じています。


備えあれば憂いなし！　美味しく食べて元気をつくっていきましょう。

薬膳と漢方薬の「いいとこどり」で不調に備える

基本は毎日の食事で病気を予防する

皆さんは薬膳と聞くとどんなイメージを持つでしょうか？

薬膳火鍋や薬膳カレーなど、漢方薬の原料となる生薬が入っていて苦かったり、漢方薬臭かったりすると思われていませんか？

本場中医学の薬膳では、食材同士と食べ物以外の生薬などを組み合わせることも多いためそうしたイメージがあるかもしれませんが、**日本の薬膳料理はスーパーで手に入る食材だけで作ることができます。**

東洋医学における薬膳の定義は「中医学理論にもとづいて作られた食事で、その目的は疾病の予防・病気の回復、そして健康を保つための美味しい食事である」こと。

日々の食事が食べたいものを食べ、命をつなぐものだとしたら、薬膳は何を食べたら元気になるか、病気がよくなるか、その人の体調、体質、天候に合わせ食材をお薬のようにオーダーメイドで組み合わせて調理した食事なのです。

薬も食材も自然の産物、身近な食材もそれぞれ素晴らしい効能を持っている。これが「薬食同源《やくしょくどうげん》」の考え。病気ではないけれど不調、そんな未病《みびょう》への対処は、**食べて養生する薬膳で、つらいときには漢方薬にも頼って乗り越えましょう。**

薬膳および漢方薬とは

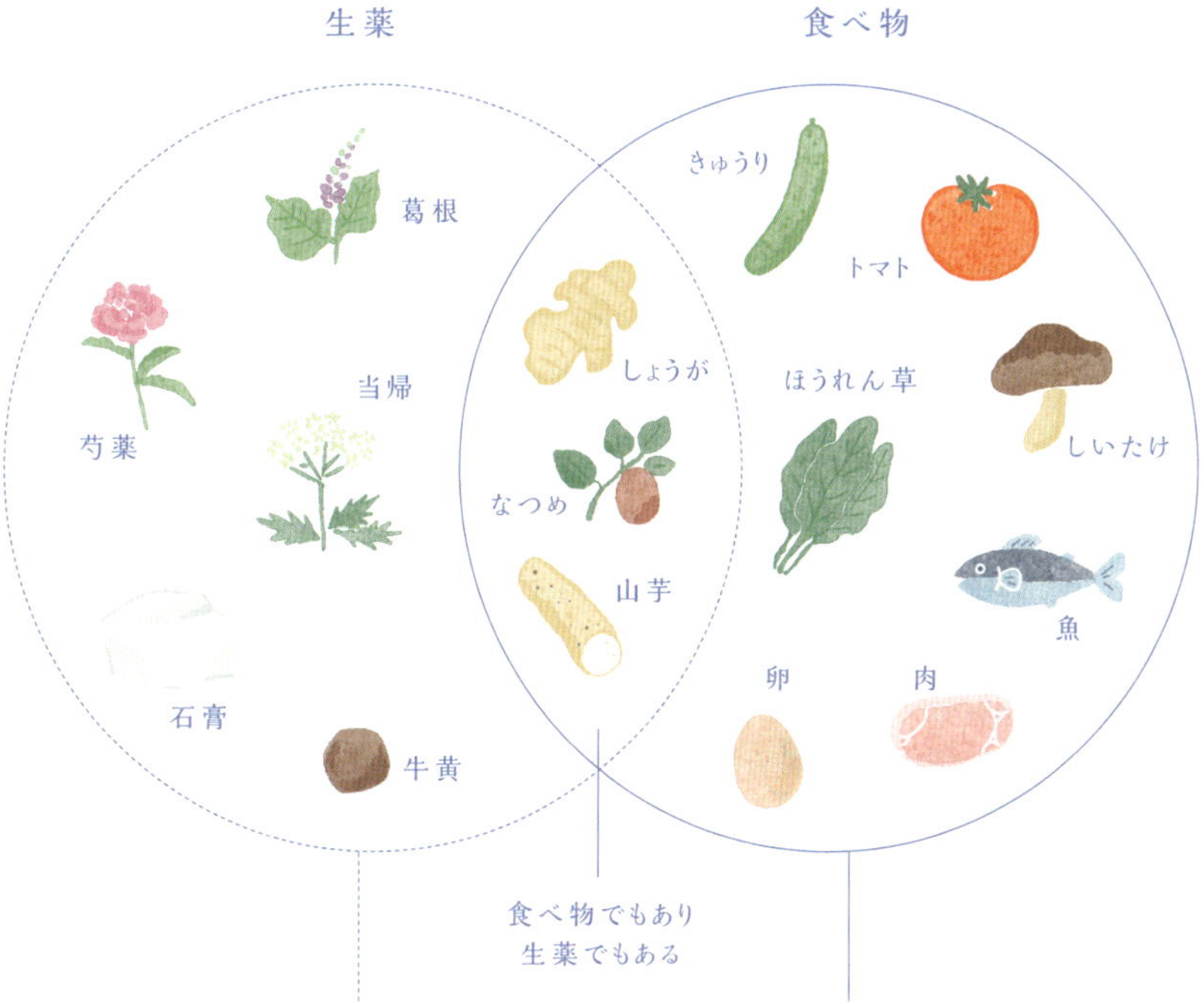

漢方薬

2種類以上の生薬を
配合して作る薬

薬膳

日本では効能のある食材や
生薬となる効能が強い
食材を組み合わせて作る食事

生薬（しょうやく）とは、漢方薬の原料のことで、天然の植物・動物・鉱物の薬効がある部分を加工したもの。これら生薬から作られる医薬品を漢方薬と呼びます。例えば、かぜ薬として知られる漢方薬の葛根湯（かっこんとう）には、葛根（かっこん）、大棗（たいそう）、麻黄（まおう）、甘草（かんぞう）、桂皮（けいひ）、芍薬（しゃくやく）、生姜（しょうきょう）が含まれています。

複数の生薬の相互作用により効果がアップし、ひとつの漢方薬でさまざまな症状に作用します。

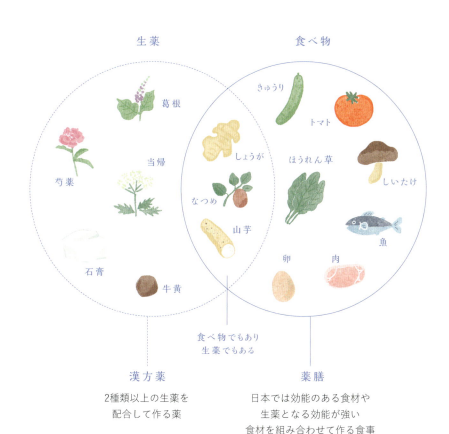

病気になる前の「未病《みびょう》」のときこそ養生を

病気ではないけれど健康ではない、「未病」とは何でしょうか？
東洋医学では、体の陰陽のバランスが崩れると不調になり、それが長引くと病気になると考えられています。未病とは、この病気になる前の不調の状態をあらわします。

つまり、**病気にならないためには、未病の段階で対処することが大切。病気になってからではなく、病気になる前に行うのが養生なのです。**

さて、病気のときは、その人の体調、症状に合わせて治療によい薬を組み合わせて用いますが、未病のときはどうでしょう？
病気でもないときに強い薬を飲むのは体に負担がかかります。だから薬ではなく食べてケア！　効能がゆるやかな食材を食べ、パワーチャージしながらバランスを整える、これが薬膳による食養生です。

中医学がもとになった日本の薬膳・漢方

薬膳のもととなった中医学というのは中国伝統医学のこと。中国3000年以上もの歴史のなかで日本よりも先に中国では医学が発展していました。その発展した医学を日本に持ち帰り、日本人に沿った形で独自に発展したのが今の日本の漢方になります。

薬膳は身近な食材で
簡単、美味しく

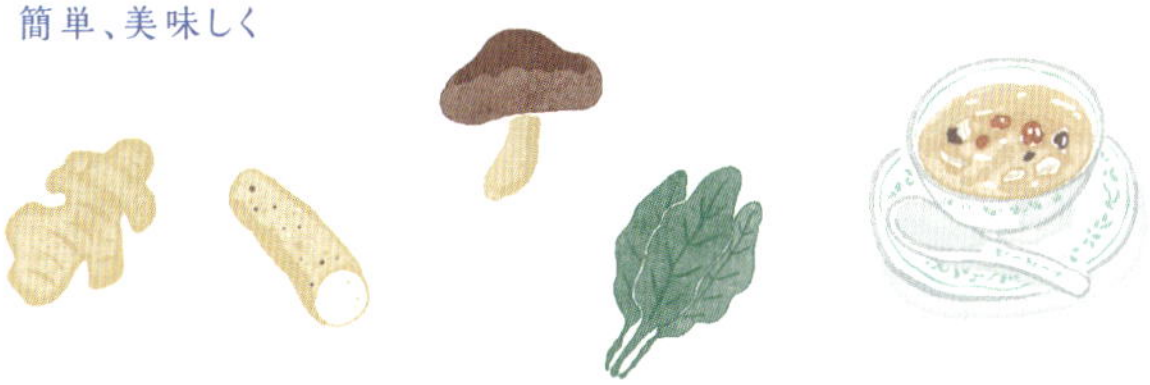

中医学と漢方？　東洋医学？　何だか混同してしまいそうですが、**東洋医学は中国**（中医学）**も日本**（漢方）**もそして韓国**（韓医学）**も含んだ東洋の伝統医学の総称。**実は少しずつ診断法や、処方の仕方、薬の種類や量が違います。

薬膳は中医学に沿った基本概念はありますが、体質や天候に合わせることが前提です。だからこそ、実際に選ぶ食材や漢方薬は日本人に合ったものが好ましく、未病やちょっとした不調には薬膳で、ときには漢方薬にも頼ろうとアドバイスする上で、私は身近なスーパーの食材でできる薬膳の料理とともに、日本の漢方薬についてもお伝えしています。

身近な食べ物で予防やケアができるの？　と思うかもしれませんが、**漢方の薬の材料は天然自然のもので、食べ物として使われているものもたくさんあります。**例えばしょうが、葛、シナモンなど。これらは立派な生薬です。

日々の食養生は続けることが何よりも大切。でも、簡単で美味しいものでなければ無理なく続けられません。美味しく食べることで、こころのバランスも整い、気の巡りもよくなります。

簡単で美味しい薬膳で皆様の笑顔を増やしたい。そうした思いで日々薬膳料理を作っています。

薬膳と出合ったきっかけは、私自身の病

心臓が苦しい、でも病名がつかない

もともと遺伝的に不整脈があり、体調に不安を抱くこともありましたが、特に病気がちでもなく、男の子と平気で喧嘩するようなわんぱくな幼少期でした。しかし、大学卒業後に広告代理店に勤めていた頃、就寝時に息苦しくなり横になっても寝られないことが続きました。忙しくて騙し騙し仕事をしていましたが、心臓が苦しく、ついに大学病院を受診しました。

ところが**異常な数値が何も出ず、ストレスからの自律神経の不調だろうと様子を見ることに。心臓病の大家と言われている病院にも行きましたが、そこでも病名がつきません。**独身時代は不規則な生活で、唯一のストレス発散は友人とごはんを食べに行くこと。週6日は外食で体によいことはほとんどできておらず、仕事のイベントの運営や締め切りに追われ、ストレスやプレッシャーから心臓発作が出てしまったのだと今では思います。

不安を抱きながら何の対処もできず、結婚後も第一子を産む1カ月前まで働いていましたが、代理店の不規則な仕事と育児の両立は無理だと感じ、出産を機に退職。そして年子で第二子を出産。間もなくして今度は得体の知れないめまいに悩まされるようになりました。

自分でできる
薬膳で効果を実感

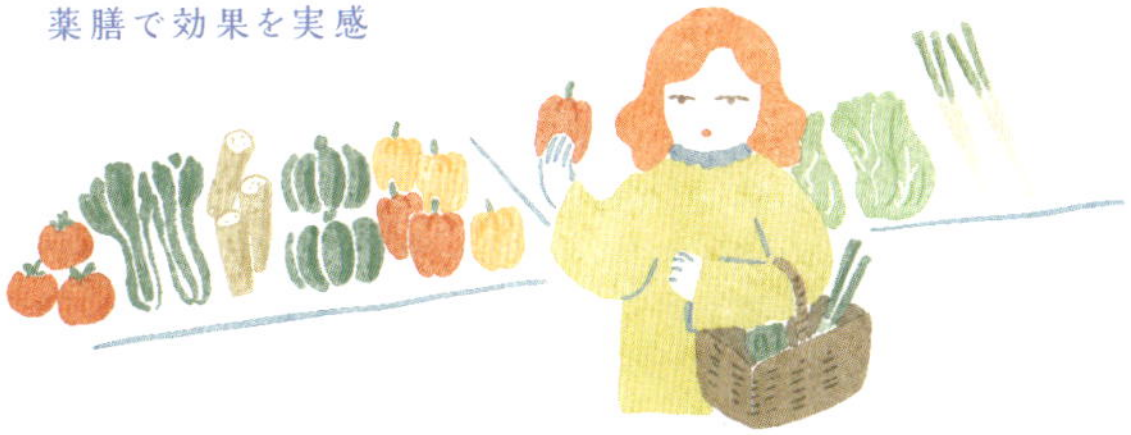

大学病院、耳鼻科でMRIなどあらゆる検査をしましたが、今回も何の異常も見つからず、また精神的なものだろうと安定剤だけが出されました。しかし以前とは状況が違い、母として小さな子供を守っていかなければならない立場。寝込んでいることすらできない状況の中で、**「病気に負けない頑丈な体になって子どもたちを守りたい！」**と一念発起。**そのとき、たまたま目に飛び込んできたのが「薬膳」だったのです。**

難しそうと思いながらも学んでみると、絶対に食べてはいけないものはなく、季節や旬に合わせ、普段の食材から体によいものを見出せばバランスが整うこと。育児中で外出がままならなくても自宅で実践できるというのも魅力で、何て素晴らしい学問なのだろうと水を得た魚のように勉強に励みました。

学ぶうちに体調の変化に敏感になり、季節や症状が出たときに何を食べれば落ち着くかもわかるようになりました。そして、**私の心臓不調の原因は漢方用語で【心血虚《しんけつきょ》】というものだとわかり、それによい食事を心がけるように。**数年して振り返ると心臓の発作はほとんどなくなり、1日中寝込むようなかぜも引かなくなりました。何よりも今まで不安だったことが払拭され、こころがとてもポジティブになれました。

薬膳と東洋医学で知った不調の原因と対処法

薬膳を通し東洋医学を学ぶことで私の心臓の症状は【心血虚】だとわかりました。

心血虚とは心臓の働きが弱く、血が不足したことで生じる諸症状、動悸を生じ、不安症で不眠、夢をよく見るという症状が出る状態を指し、まさに私に当てはまり驚きました。不眠、不安は精神的な部分でもありますが、こうした**数値に出ない症状は東洋医学の得意とするところです。**

薬膳と漢方薬で体調が安定

私の場合は先天性のものでもありますが、心血虚によいなつめやクコの実、黒きくらげをよく食べ、さらに季節ごとの養生も実践したら体調がかなり安定してきました。よく苦いチョコレートやピーマンを無性に食べたくなりましたが、**実は【苦味】は心臓の欲する味。**食べたくなった理由がわかり手ごたえを感じました。

また、漢方の先生に進めてもらった漢方薬【半夏厚朴湯《はんげこうぼくとう》】がとても体に合いました。外出中に急に息苦しくなったときに飲むと楽になることから、お守り代わりにいつも持ち歩くようになり、漢方薬の素晴らしさも体感するようになりました。

薬膳は食べて実践が大事

子供が赤ん坊の頃からはじめた薬膳の勉強も、子供たちが入園すると、育児に追われながら睡眠時間を削って夜中に猛勉強し、国際薬膳調理師資格を取得。また、料理も食べることも好きだったことが功を奏し、友人からの「お料理を教えて！」という一言で薬膳料理教室を始めることになりました。

薬膳は上を目指して行けば行くほど家庭からかけ離れ、医師と同じような難しい勉強をしなければならなくなります。薬膳を教えながら薬膳で一番難しい国際中医師資格まで取得しましたが、薬膳は体の不調を改善するのが目的です。**勉強するだけでは意味がないため、私は日々できることから、食べられそうなものからと実践することを大切にしてきました。**

実際、勉強を続けても難しく、薬膳を作るまでに至らずやめてしまう方が大勢いらっしゃいます。でも完璧に勉強してから薬膳を食べるのでは遅すぎます。**食べなければ、元気にも健康にもなれないのです。**

私が薬膳を勉強した目的は自身の体を丈夫にし、家族を守ること。学んだことから即実践してきたからこそ、今があります。「食べて元気で笑顔になる」ことを伝えて、同じように悩まれている方に不安のない楽しい毎日を送ってもらいたいと思います。

自分の不調をほっておかない、我慢しない

ちょっとした不調こそ東洋医学の出番

私が薬膳にたどり着いたきっかけは、現代の西洋医学を主とする病院で異常な数値が出ず治療してもらえなかったからです。

こんなにも苦しいのに、病名がつかないのはどうして？　何か隠れた怖い病気があるのでは？　精神的なものだったらどうすればいい？　と医療への不信感を抱くようになりました。

西洋医学は、検査による数値で判断し、病気への治療が統一化されています。その人の健康状態よりも、病状のあらわれている部分に専念して治療し、おもにひとつの成分で作られた薬を用います。一方、東洋医学はその人その人の健康状態から症状をひとつひとつ汲み取り、薬も体に負担があまりない天然自然のものを用います。また自然の移ろいから起きる体調の変化にも注目します。

「なぜか疲れが長引いている」「何だか食欲が最近ない」「何となく気持ちがすぐれない」という、**数値にあらわれないちょっとした不調も東洋医学では立派な症状です。**

つまり、病名がつかないものほど東洋医学の出番です。病気ではないけど健康とは言いがたい状態に対応してくれるのでこころも軽くなります。

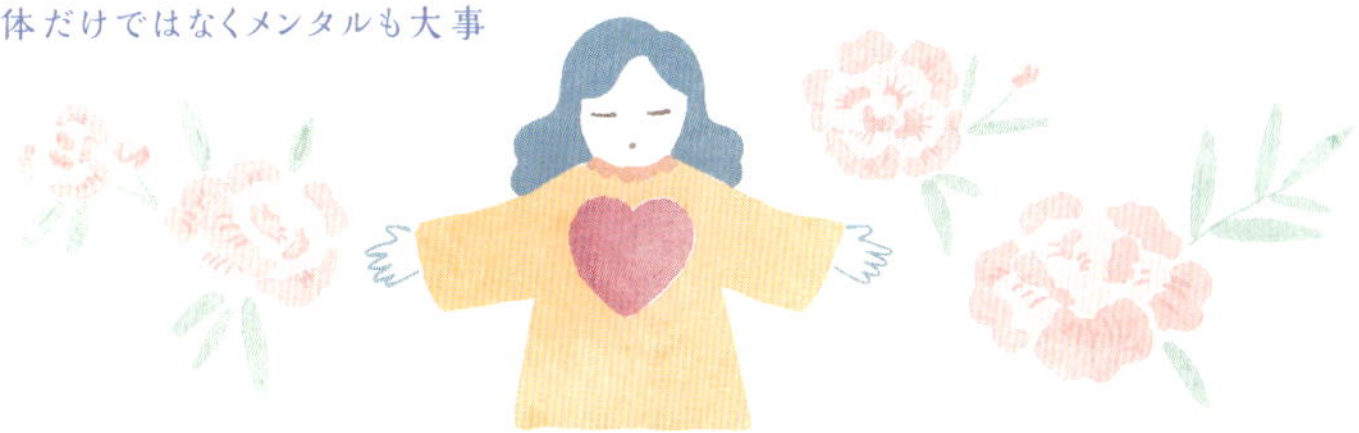

病気と診断されなくても、自分の体のつらさは自分が一番よくわかります。西洋医学では、病名がつかなければストレスや自律神経の乱れなどになってしまいがちですが、東洋医学ではつらいという気持ちも体のサインと考えます。見えないものこそ実は大事。**こころのあらわれは体のサイン。体調だけではなく、メンタルの悩みも立派な不調です。**

怒る＝肝　喜ぶ＝心　思う＝脾　憂う＝肺　驚く＝腎

五臓（46ページ）と感情はつながっており、感情が過度になるとそれぞれ連動する臓腑を傷つけてしまうと考えます。

エネルギーでもある【気】は「気持ち」の「気」でもあります。やる気が起きない、何だか不安、というのも「気」の症状のひとつです。東洋医学では、「やる気が起きない」ということを「精神」「気」という観点やそれ以外の局面に照らし合わせ、どうしたら元気になるか、治療方法や漢方薬を探します。

漢方の医師でなくても、自分のこころのサインに早く気づくことは未病を防ぐことにつながります。家庭においても、家族だから不調を察知できることもあるでしょう。**自分や家族の状態から今日は何を食べようかと考え、食材を選んで料理を作るのが薬膳です。**毎日のコミュニケーションから健康は生まれます。

美容も健康から―薬膳で自信が持てる自分に

健康がくれたマイナス14歳肌

薬膳をはじめた頃、子供たちが幼稚園生になり、屋外での遊びにも毎日つき合うようになると、日焼けして、自分に構っている暇もないので毛穴も開き、もうもとには戻らないとあきらめていました。

でも本格的に薬膳を学んで、きちんと食べ、体調がよくなると、数年経ってから「お肌がとてもきれい」と会う方々に言っていただけるようになりました。**お肌のきれいさを保っているのは薬膳でしかありません。**体の中の状態は外にあらわれることを実感しています。結婚してからこの20数年間はエステは海外旅行に行ったときの1、2回程度。普段使う化粧品はドラッグストアの1000円代のオールインワンぐらいで、夜寝る前はつけるのも忘れてしまうぐらいです。

でも薬膳をはじめてからは手荒れもしなくなり、ハンドクリームは一番寒い2月に数回しか使わないほど。それでも数年前に肌年齢を測ったときはなんとマイナス14歳でした！

「身体の中の五臓六腑はすべて経絡で連動し、それらが体の外にもつながっている」

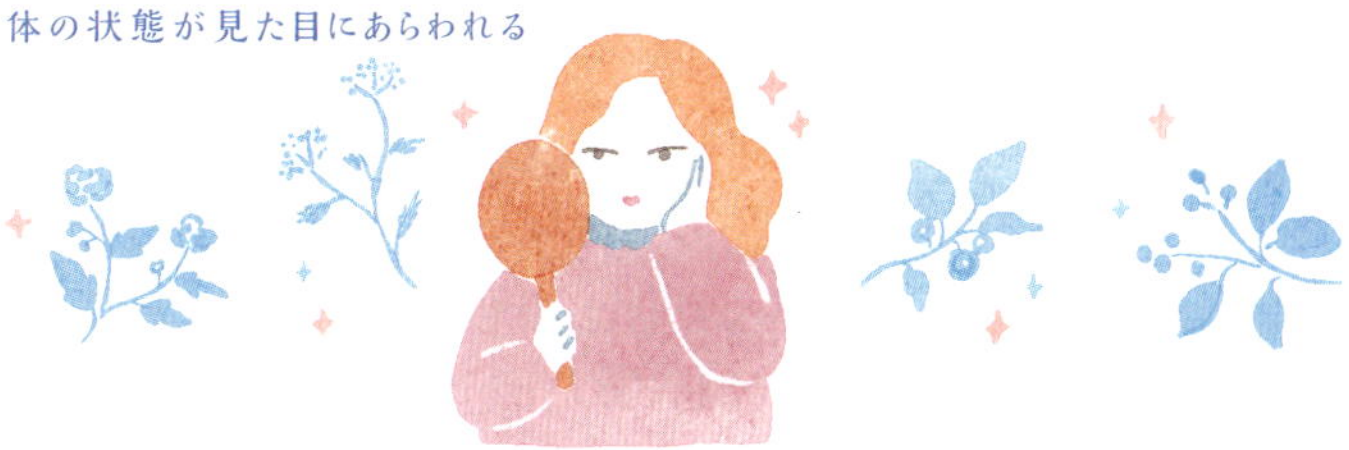

体の状態は体の外側にもしっかりあらわれる。数値を見なくとも診断ができること、鍼灸の治療がＷＨＯでも認められていることでつながりのある【経絡】（35ページ）が実証されています。

肌、髪、目の輝き、美しさ。それらは【気血水】のバランスがよいことを示しています。五行では肌は【肺】、髪は【腎】、目は【肝】にそれぞれ連動しているので、肌がカサカサしたときは【肺】の力を高めながら粘膜に潤いのあるものを食べて養生します。

また【血】が足りなくてもダメ、血行が悪ければお肌の艶や弾力につながりません。【水】が足りなければカサカサ、多ければブヨブヨに。

そして何より【気】。

気って何かは後ほどご紹介しますが（42ページ）、やる気、元気がなければ生き生きとした笑顔を生み出すことができません。

上から塗って作り上げた美しさは本当の美しさではなく、**生き生きと目が輝き、血色もよく、周りをも明るくする笑顔こそが本当の美しさ。**

いくつになってもやっぱり美しくありたいものです。健康な体を手に入れることが、美しさにもつながるということを女性の皆様には特に声を大にして伝えたいと思います。

【この本の使い方】

本書では、薬膳と漢方を主体とした養生法について、順を追って説明していますが、ページ順に読む以外に、例えば次のような読み方があります。今の気になる症状を何とかしたい、薬膳や漢方を勉強したいなど、自分のニーズに合わせて活用しましょう。

- Case 1 -

何となく不調がある方

体調がよいとは言えないけど、不調の原因がわからない。そうした場合は、今の自分の体調を知るところからはじめましょう。

▼▼▼

2章
自分の体調を知る

「気血水」のチェックリストから、自分の体のバランスの崩れをチェックすれば、不調のタイプとともに養生法がわかります。

▼▼▼▼▼

1章
体のしくみと東洋医学を知る

「気血水」とは？そもそも東洋医学とは？その裏付けとなる理論を知り、不調の原因について理解しましょう。

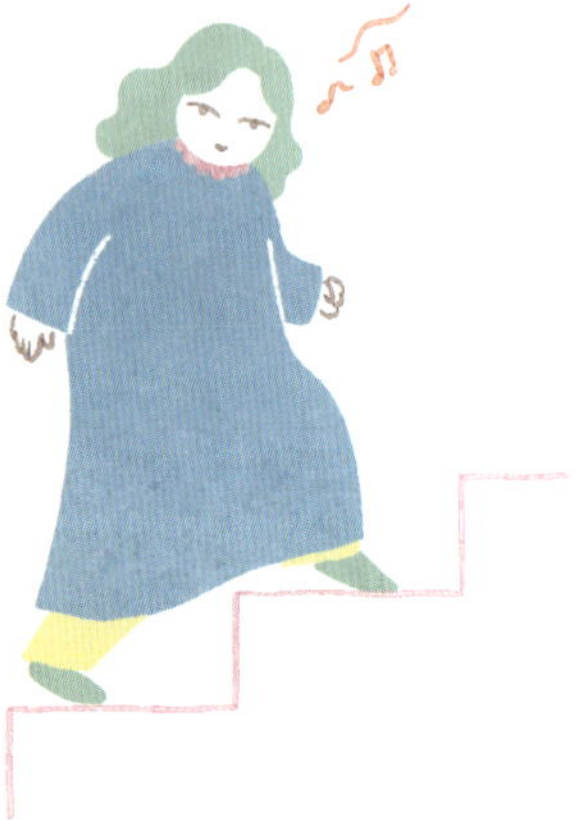

－Case 2－

気になる症状がある方

ふらふらする、食欲がない、抜け毛が気になるなど、具体的な症状で悩んでいる場合は、不調別の対処法を調べましょう。

▼▼▼

3章
100の不調別
薬膳と漢方薬の処方

113ページからの不調別の解説から、該当する症状を見つけましょう。探しにくい場合は、巻末の「100の不調　索引」からも調べることができます。

▼▼▼▼

2章
自分の体調を知る

自分の今の体調を知るため、不調のタイプがわかる診断をしましょう。さまざまな症状において、共通する原因が見えてきます。

－Case 3－

今の健康を維持したい方

健康を維持しするために日々実践していくことが知りたい方は、不調のもととなるものや日々食べている食材について知りましょう。

▼▼▼

1章
体のしくみと
東洋医学を知る

今が健康であっても、年齢や季節によって起こる不調にはどのようなものがあるか。また、健康であるというのは、どういう状態なのか、東洋医学における理論を知りましょう。

▼▼▼

3章
100の不調別
薬膳と漢方薬の処方

普段の食事に、食養生としての薬膳の知識を加えるため、日々の食材の食べ方や効能を知りましょう。巻末の「季節の養生と食材」もご覧ください。

目次

薬膳　基本のレシピ

制作協力／
（一社）薬膳アカデミア理事長 和田暁
編集協力スタッフ／
（一社）東洋美食薬膳協会
小島 智美 明石 由貴子 金谷 亜紀
大坪 律子 難波 由紀

Column
コラム

ブックデザイン／増喜尊子（増喜設計室）
イラスト／STUDIO NOX
撮影／坂本美穂子
DTP／天龍社
編集／鴨田彩子
印刷／シナノ書籍印刷

Column 壱

そもそも未病とは？
東洋医学における病気の考え方

未病とは、東洋医学において「健康ではないけど病気でもない」という中間を示す言葉です。

普段、私たちは、毎日同じように食べたり寝たりしているつもりでも、内容が違っていたり、ストレスを感じていたり、ついつい食べすぎてしまったり、急に寒くなったために熱っぽくなっていたり、と体調に変化が起きています。

病気にはなっていないけど、体調に変化や不調のきざしがある場合が未病です。この未病の段階でいかに対処できるかで、病気になってしまうか、健康にもどれるかが違ってくるのです。

疲れがとれない、冷え症、不眠など、何だか調子が悪いけど病院に行くほどでもない。病院に行ったとしても、こうしたささいな不調は検査の数値などにもあらわれにくく、現代医学では様子を見ましょうと言われるだけで終わることもあるでしょう。

でも、東洋医学はこの未病も得意分野。病名がつかなくても、不調の原因をバランスの崩れと考え、その崩れたバランスを整えてくれるのです。数値ではなく症状や患者さんの愁訴も診断するから、未病の段階でも適した漢方薬を処方してくれます。

もちろん早く気づけば、薬に頼らず食べ物だけでも十分リカバリーできるものが多くあります。こんなとき何を食べればよいか、どう養生すればよいかを知るだけでかなり気分も楽になりますよ。

ちょっとした不調だからと我慢せず、自分の体調に耳をかたむけることから始めましょう。

1章

体のしくみと東洋医学を知る

女性の体のしくみと不調

女性は7の倍数で体が変わる

東洋医学の礎をつくったといわれている中国の三大医学書の一つ《黄帝内経《こうていだいけい》》には**「女性は7の倍数」「男性は8の倍数」**の年齢のときに節目を迎え、体に変化が訪れるという記述があります。

東洋医学では成長、発育、老化を司るのは五臓六腑《ごぞうろっぷ》の中で「腎《じん》」と考えられ、この7の倍数は、女性のおもに月経を迎えてから出産、閉経までの期間において、生殖機能、成長ホルモンの節目とされています。

つまり**女性は生まれてから7の倍数で体調に変化があり、節目ごとのメンテナンスが大切**になるのです。

しかも女性は月経を迎えてから、毎月「生理前、生理中、生理後」と何と3週間近くも体調に不安があると言われます。閉経の前後10年の間の更年期障害の不遇の時期にさしかかると、ホルモンバランスが一気に崩れ、動悸、息切れ、めまい、寝汗、ホットフラッシュ、さらにうつ、イライラなど精神的な不調も多くなります。

そのため女性は普段の健康維持だけでなく、未病予防の養生において節目の7の倍数を意識した年代別のケアが必要になります。

女性と男性の体の節目

女性は7の倍数

養生が低下をゆるやかにする

- 7歳　腎気が盛んになり 歯が生え変わり髪が伸びる
- 14歳　月経が定期的に始まり 子供が産めるようになる
- 21歳　腎気がくまなく充実し 親知らずが生えて歯が生え揃う
- 28歳　筋骨が丈夫になり 髪が多くなり体のピークを迎える
- 35歳　顔のツヤが衰え始め 髪が抜け始める
- 42歳　顔がやつれ 白髪が増え始める
- 49歳　性ホルモンが出なくなり 閉経する

男性は8の倍数

- 8歳　腎気が盛んになり 歯が生え変わる
- 16歳　射精するようになり 生殖機能が高まる
- 24歳　力が強くなり 親知らずが生える
- 32歳　筋肉が発達したくましくなり 体格のピークを迎える
- 40歳　髪が抜け始めるなど 老化が始まる
- 48歳　白髪も多くなり 疲れがとれなくなる
- 56歳　精が少なくなり 老化が進む
- 64歳　歯も髪も抜け 精力体力が低下する

女性の年代別養生ポイント

私は出産ぎりぎり2か月前まで働き32歳で第一子を出産、立て続けに34歳で第二子を出産したので、産後の肥立ちも悪く大変な思いをしました。

それどころか第一子に関しては外食続きで体のメンテナンスを全くしてこなかったからか、低体重児での出産となってしまいました。自分の体のために何もしてこなかったことが子供へ影響してしまい、とてもショックでした。

普段の体調だけでなく、産後の自身の体調不良もありましたが、薬膳や漢方の知識のおかげで、50才をすぎた今、更年期の不定愁訴を多少経験しても、さほど不安にならず過ごすことができています。

どの年代をとっても体のケアは大切なので、体調不良を訴える方や更年期で悩む方々だけでなく、私が身をもって経験した出産の際のトラブルなどを起こしてもらいたくないため、次の世代を担う若い方々にもぜひ自分事としてとらえていただきたいと切に願っています。はじめるのは若ければ若いほどよいですが、気づいたときからで十分です。

体調を無視して頑張りすぎないように、いろいろ頼れるものには頼りましょう。養生法はそのためにあります。

【　】内は36ページから説明する東洋医学によるアドバイスです。

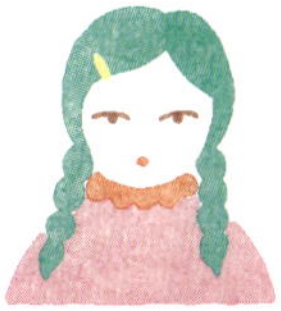

10代…思春期から次第に妊娠や出産に向けて準備が整う時期

卵巣の機能が完成するまでは月経不順や月経痛など月経のトラブルがあらわれやすい時期でもあり、思春期のイライラ、精神の不安定さも見られます。

養生のポイント

若いときは特に食生活が乱れやすく、ホルモンバランスを崩しやすいので成長過程ではしっかり食べること。冷たいもの、辛いものの食べすぎにも注意。イライラにはさっぱりした食べ物がよく、脂っこいものをさける。

【体作りに気血水のトータルなバランスを心がける】

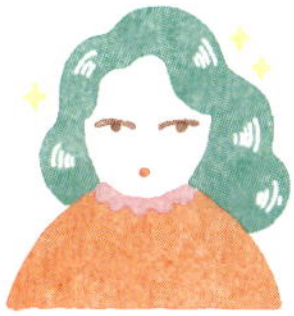

20代…体が充実し、肉体的には妊娠・出産に適した時期

肌や髪もツヤツヤと輝いています。体力があるので無理をしてしまいがちで、不摂生が続くと月経不順になりやすくなります。

養生のポイント

過剰なダイエットをさけ、体を冷やさないように。バランスのよい食事をとる。

【体力は十分、気はたくさんあるので、滞らないよう血の巡り、気の巡りを心がける】

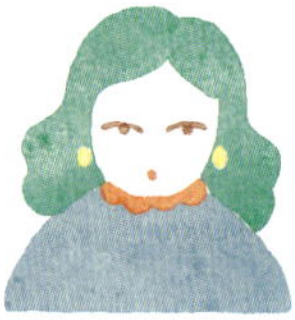

30代…働き盛りだが、徐々に体力の低下と疲れやすさがあらわれる時期

7の倍数の節目である35歳ごろから血流や気力が低下しはじめ、大きな節目になります。

養生のポイント

休息もすることも心がけて、疲れをそのままにしない。ストレスを軽減する。

【疲れやすくなってくるので補気、補血を心がけるスタートに】

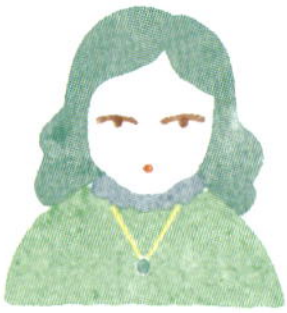

40代…疲れが体の外側にも出てくる時期

白髪も出てくるなど老化のサインも。体力的に無理がきかなくなってきます。女性ホルモンの分泌量も低下してくるため徐々にバランスが崩れやすく情緒不安定や体調不良などが起こりやすくなります。

養生のポイント

閉経前にしっかり体調を整え、血流や潤い対策をして、老化予防にも着手していきましょう。

【イライラ予防に気の巡り、血の巡りを心がける】

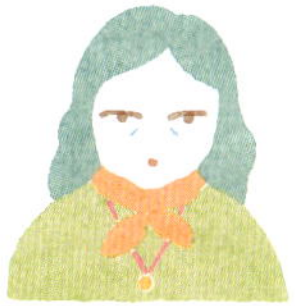

50代…閉経が訪れる時期

更年期とは、「閉経」を挟んだ前後5年の10年間の時期を指し、女性ホルモンのエストロゲンの分泌が急激に低下して体のホルモン環境が激変し、心身ともに不調（更年期症状）が表れます。

養生のポイント

イライラやうつ、心のバランスにはリラックスを心がけ、味が濃くなく、柚子やレモン風味や薬味なども使った料理など気持ちがすっきりするものを。閉経を迎え、血や体の潤い不足を解消するため、ネバネバしたものや手羽先のような動物性のコラーゲンが多く含まれた潤いのあるものを食べる。

【のぼせの原因ともなる血と水である潤いを補う＝補陰、老化に関連する補腎を心がける】

近年、性別の違いを踏まえた医療がクローズアップされていますが、陰陽五行論を土台にした東洋医学では、もともと男性と女性の違い、さらにその人その人による体質の違いを前提にしているのがポイント。成長、生殖機能にまつわる節目の時期を過ぎた老年期のケアについては、個人差がありますが、男女ともに足りなくなる「気血水」を補うこと。老化の症状別養生法は、3章にあります。

ライフイベント、日々の不調にも備えよう

女性の体は14歳前後で月経を迎えてから、出産に向けての体作りがはじまりますが、ライフスタイルの変化で40歳を超えてから出産される方、さまざまな因子によって不妊で悩む方も増えてきました。出産を選ばない方など年代だけではくくれない、人生の大きな節目も養生を心がければ安心です。

女性の体調を左右する月経、出産

月経…重い人は月の3分の2は不調となる原因

貧血、腹痛、便秘、イライラ、うつ、PMS（月経前症候群）、月経不順、血が多くても少なくても不調の原因になります。**よい血流が何より大切**なため、貧血の方は血によい食べ物。イライラには気持ちをすっきりさせる食べ物やリフレッシュできる香りをかいで、リラックスを心がけましょう。

✣月経による症状別の養生法は3章をご覧ください。

出産…回復にはかなり時間がかかることも

妊娠3か月ほどからつわりに悩まされ、太りやすく糖尿病になってしまう方も。妊娠後期は特にむくみやすく便秘や高血圧になりやすくなります。出産に

よる多量の出血でダメージを受けた産後の体調の回復には、個人差もありますが時間がかかります。韓国では産後にわかめスープを飲むのが伝統食文化として残っていますが、わかめは【陰】を潤す食材。血と体に必要な水分や栄養分となります。産前、妊娠中、産後で食べた方がよいものも変わります。

❖出産による症状別の養生法は3章をご覧ください。

季節ごとや日々の美容も大切に

東洋医学では季節の天候が五臓六腑の働きにも影響をおよぼすと考え、陰陽五行にもとづく季節ごとのケアを取り入れています。体質別でも夏に強い人、冬に強い人がいますが、内臓もそれぞれ弱りやすい季節や天候があります。また健康であることと同様に、女性は一生きれいでありたいもの。薬膳・漢方の養生は美容に役立つものもたくさんあります。

季節の養生…天候の変化は体に影響する

春は花粉症でイライラ、夏は暑さで夏バテ、冬は寒くて冷え性など。季節に関連する【五臓】(46ページ)をケアして体のバランスを整えます。季節の養生は旬の野菜の効能を中心に、養生によい食材を組み合わせます。

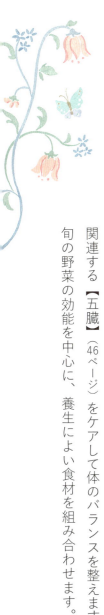

季節の養生は五臓をケアする

●春【肝《かん》】…血流の改善

冬の間に血流が悪くなっています。急な寒暖差でも血流が不安定になります。イライラも肝の気のあらわれ。血をきれいに巡らせ、すっきりを心がけます。

●梅雨【脾《ひ》】…むくみ解消　※五行の長夏と同じ気候とする

梅雨時期はジメジメしてむくみやすく、消化不良にもなりやすくなります。消化のよいものを食べて胃腸を補い、水の代謝を心がけます。

●夏【心《しん》】…夏バテ予防

暑さで血もドロドロになりやすく、血流が悪化、心臓に負担がかかります。体内の熱を下げ、水分をしっかり補給して夏バテを予防しましょう。

●秋【肺《はい》】…乾燥対策

夏から乾燥が続き、秋になると急に冷たい空気に変わります。乾燥は呼吸器系を傷つけるため、咳などが出やすくなります。肺は肌にも連動しているため、潤いを心がけて美肌ケアも。

● 冬【腎《じん》】…寒さ予防と老化ケア

寒さは特に下半身に響きます。体を冷えから守ることが大事。水の代謝を司る腎機能を守ることで老化予防にもつながります。

❖ 季節や各症状の養生法は3章と226ページをご覧ください。

美容…内臓の状態が体表にあらわれる

ハリのある肌、艶やかな髪、爪年齢とともに気になるシミ、シワ。これらは、東洋医学で体の中の状態をあらわす場所であり、【*経絡《けいらく》】でつながる内臓、特に五臓の調子があらわれたものです。

肝 シミ、目の充血、ドライアイ

心 血色不良

脾 むくみ

肺 肌トラブル　乾燥肌

腎 抜け毛、白髪、シワなど

❖ 美容の症状別の養生法は3章をご覧ください。

＊経絡とは気や血の通り道で五臓を中心に体中に張り巡らされた眼には見えない道のこと。体の外側までつながっているので体の中の状態が体表からも知ることができます。鍼灸治療の際の「ツボ」とはこの経絡の地点ごとの名前です。鍼灸はＷＨＯでも治療に有効だと認められており、日本でも鍼灸師は国家資格となっています。

東洋医学を知る

はじめる前にお伝えしたいこと

薬膳や漢方による対処方は、東洋医学にもとづき、生まれたものです。

薬膳は中医学をベースにこの陰陽五行に沿ってバランスをとる養生法であるため、陰陽五行、気血水の概念は必ず知っていただきたいものですが、**ただ暗記するだけでは意味がありません。実践することが何より大切です。**

薬膳を本格的に学び進めると診断方法や生薬の効能まで勉強しなくてはならないため、しっかり理解できるようになるまで時間がかかります。でも、知識を使って健康を得るためには、実際に食べることが何よりも大切です。

特に家庭においてできることは、病気にならないように養生を心がけること。「どんなときに何を食べればよいか」を取り入れて実践する。

それぞれの食材の効能を知り、組み合わせた方がよいもの、ダメなものさえ覚えていけば基本的な薬膳料理はすぐに作ることができます。

理解しようと頑張りすぎず、まずは知る。そして実践！

食べることは生きること。美味しいものは笑顔を生み出します。

薬膳の知恵を生かすことで普段の食事を美味しく健康的な食事に。少し難しいと感じても、新しい知識を楽しんで活用いただきたいと思います。

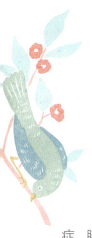

薬膳・漢方の果たす役割とは？

東洋医学は、もとは中国で発展した3000年以上の歴史ある伝統医学。中国の発展した中医学をもとに日本では漢方、韓国では韓医学とそれぞれ独自に進化し、それらを総称して東洋医学と呼びます。現在まで脈々と継承され、世界中で薬膳、鍼灸、気功などを含む包括的な医療として活用されています。数値ではなく「症状」を総合的に判断して治療していくため、西洋医学では病名がつかない症状や未病《みびょう》（病気になる前の状態）なども得意分野です。

使われる漢方薬は自然由来の生薬をブレンドしたものなので、西洋医学の薬より一般的に体に負担がかかりにくいのが特徴です。治療以外にも体の不調、体質改善に使われますが、病気と判断される前や予防、ちょっとした不調には、効能の高い薬より、ゆるやかな効能の食べ物のほうが体の調子を整えるのに役立ちます。**必要な効能をもつ食材を組み合わせて「食べる」。それが、東洋医学に沿った食養生、薬膳の役割なのです。**

特に薬機法も厳しい日本での薬膳料理は、効能がゆるやかな食べ物だけを組み合わせたものが一般的。見た目は普通の料理も立派な薬膳となります。

今や先進医療でも漢方薬を併用する統合医療が見直されています。普段は薬膳で体調管理、ときには漢方薬を頼って自分の体調を整えましょう。もちろん症状が強いときなどは漢方薬局や医師に相談してください。

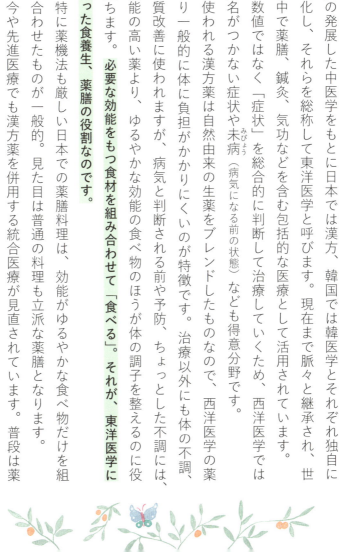

東洋医学の考え方1「陰陽《いんよう》」

すべての出発点は「陰陽」

東洋医学における考え方の出発点は「陰陽」になります。
「陰陽」とは、すべてのものは「気」という分子のようなものから生み出され、太陽の＋（陽）と月の－（陰）のエネルギーによって循環されている、と自然の摂理を説いたものです。

「陰陽」は簡単に言うと太陽と月のエネルギー。

「陰」の月、「陽」の太陽、その2つのエネルギー循環により、地球上の私たちは植物や動物と同様に生かされています。

これが「人間は自然の一部である」という「天人合一《てんじんごういつ》」と言いあらわされる東洋医学の考えの基本です。つまり「陰陽」のエネルギーに対応していくことが生きていく上での絶対条件で、人間の体の一番基本のバランスも陰陽を軸に考えます。

太陽と月が一緒のバランスというのは季節であらわすと春分と秋分。陰と陽が同じぐらいのパワーだと熱くも寒くもなく、心地よくて過ごしやすいですね。

心地よいというのは体調においても大切で、不調がない証《あかし》になります。このちょうどよいバランスを目指そうというのが陰陽の考え方です。

陰陽

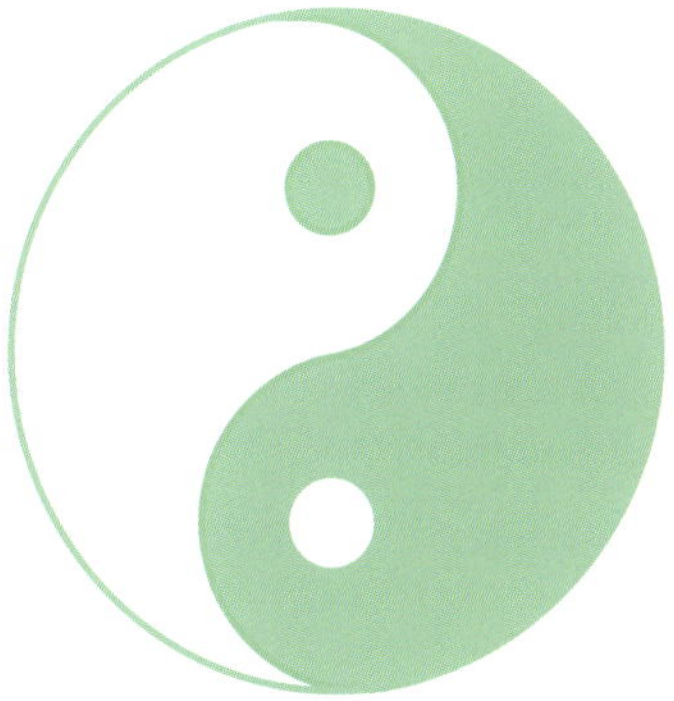

白は「陽」をあらわし、「明るい、熱い」。時間は夜中12時からお昼の正午まで、冬至から夏至までの間を示します。

黒（暗色）は「陰」をあらわし、「暗い、冷たい」。時間は正午過ぎから真夜中の12時まで、季節は夏至をすぎたところから冬至までを示します。

この勾玉のような形は陰と陽のせめぎ合いを形であらわし、目玉のような部分は陽の中にも陰があり、陰の中にも陽があることを意味しています。

自然界、そして人の体も「陰陽」でとらえる

古代中国では、自然界のあらゆる森羅万象は「陰」と「陽」の2つに分けられていました。

陰→阴（月）　**陽→阳**（太陽）

「月」と「太陽」、「明るい」と「暗い」、「温かい」と「寒い」が循環する、こうした自然の循環の中でバランスを整えることが健康を維持していくと考えます。

医療では、人間の体の基礎代謝の部分を陰と陽のバランスでとらえます。

簡単に言えば、冷え性の人は**「陰型」**、暑がりの人は**「陽型」**というように、いずれも体の中のバランスが偏っていることを示しています。

陰陽のバランスがちょうど整っているさまを**「中庸」**と言い、暑くも寒くもない、だるくもむくみもない、この症状が出ない状態が健全なバランス。

陰陽がちょうどよい中庸を目指して体のバランスを整えるのが薬膳や漢方の基本となります。

東洋医学の考え方2「気《き》血《けつ》水《すい》」

陰陽は「気血水」に置き換わる

東洋医学において、ちょうどよいという「陰陽」のバランスを人間の体の仕組みに置き換えると、実は体内の「気《き》」「血《けつ》」「水《すい》」のバランスがよいことをあらわします。2つの陰陽が3つの気、血、水に置き換えられるのはどうして？と思われるかもしれませんが、

「気」はエネルギー。体を動かし、血を巡らせる運動を担い熱量を生み出すもので「陽」ととらえます。

「血」と「水」は体に栄養と潤いをもたらせる液体。熱量と相反するもので「陰」ととらえます。

その2つのバランスがよいと、熱くも寒くもない、陰陽のバランスがちょうどよい状態をあらわします。

つまり**「気血水」とは体のエネルギー源であり、栄養であり、体を潤滑に動かすものであり、生命活動を維持するものなのです。**

だから、気血水のバランスがとれている＝陰陽のバランスがとれている、となるわけです。

気血水

生命エネルギーのこと。
血と水を全身に巡らせる役割を担う。
「陽」の性質をもつ

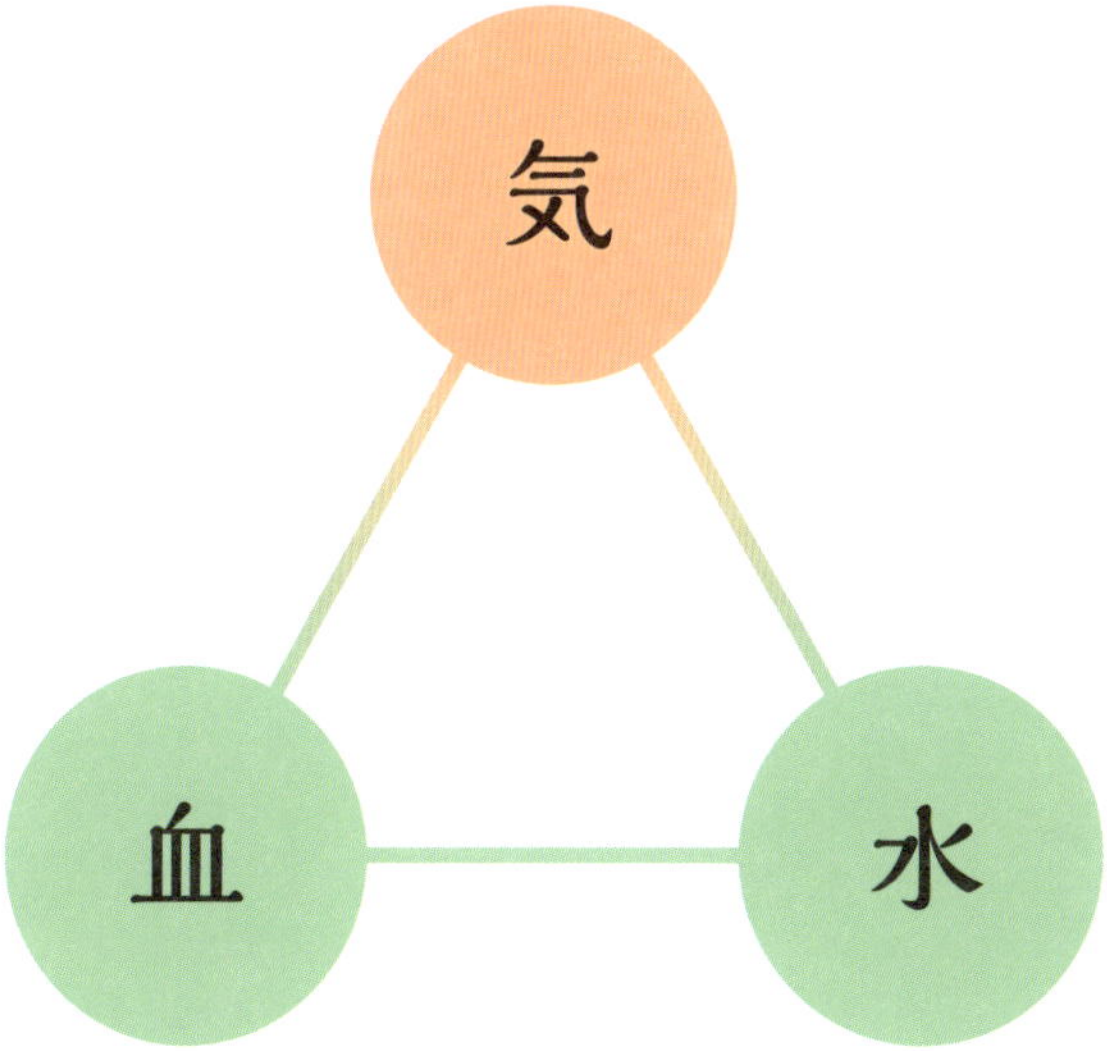

血液や栄養物資。
またそれを全身に巡らせる
働きのこと。
「陰」の性質をもつ

体内の水分、体液。
津液（しんえき）とも言う。
また気や血を巡らせる働きのこと。
「陰」の性質をもつ

体の中のバランスを司るのが「気血水」

体の中の気血水が足りない、あるいは滞っているとバランスが崩れ、さまざまな症状が出やすくなり健康ではない状態（未病）になります。未病をほっておくと悪化し、病気になってしまいます。

バランスが偏っていないかどうかを自分で確認できるチェックリストは、58ページにあります。自分の今の状態を知ることで、どこをメンテナンスしてあげればよいかがわかれば、未病を防ぐ第一歩になります。

気血水では「気」が一番大切

「気血水」において実は、「気」というものが東洋医学では一番大切であり、多くの役割を担っていると考えています。

気は目に見えないし、概念的なものなので、理解しにくいかもしれませんが、大事な点なので覚えておきましょう。

気はエネルギーであるから熱を生み出すものでもあり、元気の「気」であり、生命エネルギーそのものでもあります。

また、**気持ちの「気」でもあり、精神的な要素も含まれます。**

人間が生きていく上ではこのエネルギー、生命、精神があってこそ。

だから、気を一番大切に考えるのです。

人間の体は物質でできていますが、そこに生命、エネルギーが備わることで生きていることになります。

精神とエネルギーは同じ「気」の役割。

だから「気持ち」（メンタル）も大切なのです。

東洋医学ではこの気持ちの部分は五臓（46ページ）と連動しています。

肝　怒
心　喜
脾　思う
肺　悲しむ、憂う
腎　驚く、恐れる

感情は人間にとって必要不可欠なものですが、食べ物と同様にすぎること、過剰になると病気になってしまいます。


怒ると血圧が上がります。だから体にも負担がかかる。

その負担がかかる場所が東洋医学では「肝」と考えています。

感情が高ぶりすぎると連動する臓腑を痛めてしまうので、こころのバランスも健康に関係する大切な要素なのです。

だから、頑張りすぎもよくありません。

体の不調を整えるための養生においても、適度に力をゆるめ、美味しく食べながら健やかさを目指す。そうした「ゆる薬膳」で乗り切っていきましょう。

東洋医学の考え方３「五行《ごぎょう》と五臓《ごぞう》①」

気血水は「五臓」の働きで生じる

前のページで説明した体のエネルギー源となる「気血水」のもととなるものは何でしょうか。実はそれが食べ物です。

「You are what you eat. あなたは食べたものでできている。」

まさに食べたものが血となり肉となる。食べ物が気血水に変換され、それぞれの役割を果たして生命活動を維持していくのです。

ただ、**食べ物が気血水に自動的に変換されるわけではありません。その役割をしているのは、ずばり「内臓」です。**

五臓六腑《ごぞうろっぷ》がそれぞれの役割をまっとうし、連動してエネルギーにしたり、代謝させたり、血にしたり、水を代謝させています。

この内臓の機能がしっかりしないと、気血水を作り上げることも巡らせることもできなくなります。

薬膳は何を食べれば元気になるか、という食べ物ありきの養生法ではありますが、そもそも内臓が整っていないと全く意味がないのです。

だから内臓の働きを五行に結びつけた五行論を理解し、それを踏まえて五臓六腑を日々メンテナンスすることがとても大事になってくるわけです。

五行

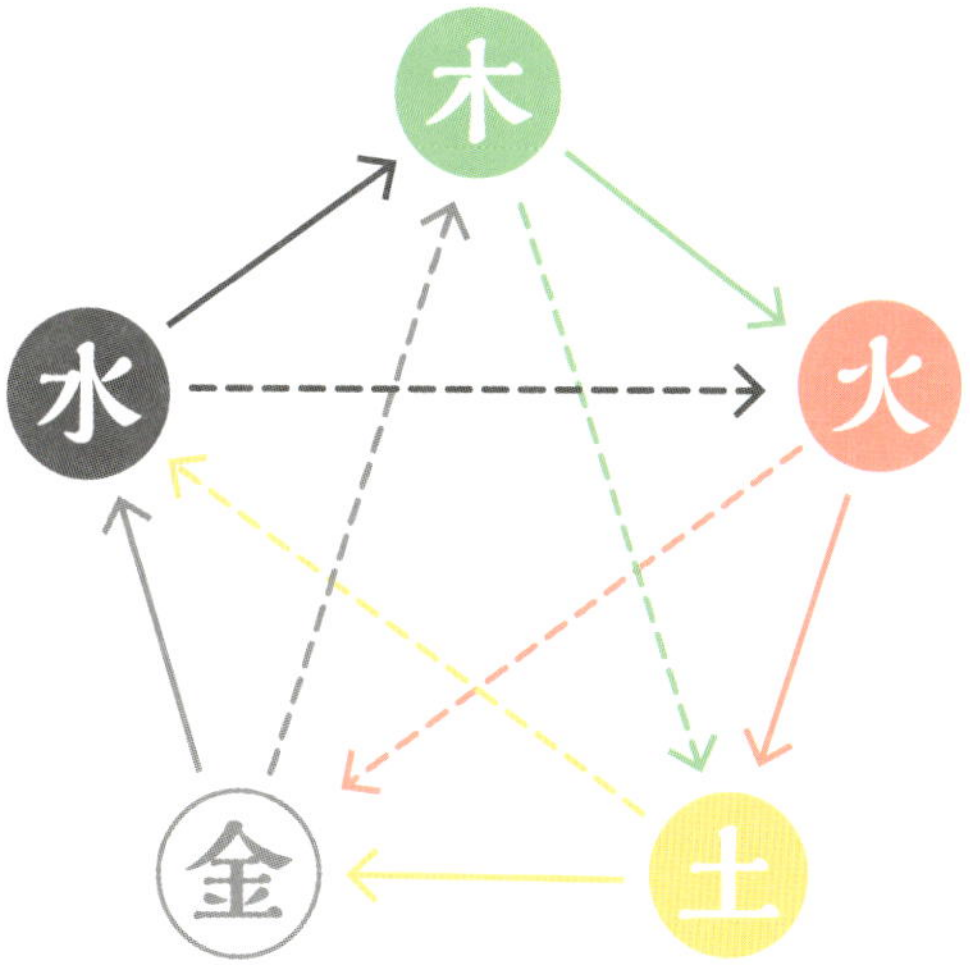

古代中国で生まれた思想で、太陽(陽)と月(陰)のエネルギーにより、自然の循環が生まれた結果、万物は「木(もく)」「火(か)」「土(ど)」「金(ごん)」「水(すい)」の五つの要素が調和し循環することで自然のバランスが保たれてるという考えで、人体にとっても同様であるとされています。

バランスを保つ相生と相剋の関係

五つの要素で、お互いをサポートしながら生み出す、成長させる関係を「相生(そうせい)」と言い、プラスの作用だけではすべてが過剰になってしまうので、それらを抑制することでバランスを整える関係を「相剋(そうこく)」と言います。(*実線が相生、点線が相剋をあらわします)

木は火を生み、火は土に返る…「相生」

水は火を消し、土は水をせき止める…「相剋」

自然は生と死、これらによって調和を保っていることを表します。過剰でもなく不足でもなく、しっかり循環することが大事なのは人間の体の中も同じです。

東洋医学の考え方4「五行《ごぎょう》と五臓《ごぞう》②」

五臓の働きは「五行」と連動している

「陰陽」のバランスは「気血水」のバランスで保たれ、「気血水」のバランスは五臓六腑が管理します。**内臓のケアをして気血水の代謝を高め、陰陽のバランスを整えよう。これがここまで説明した陰陽五行と気血水の関係です。**

東洋医学では、人間も自然の一部であるという思想から五行思想を人間の体と関連づけ、医学的な観点で人体の五臓六腑の働きと照らし合わせています。特に肝《かん》、心《しん》、脾《ひ》、肺《はい》、腎《じん》の五臓が中心となり体の循環を司っていると考えられています。

五臓は経絡《けいらく》（35ページ）で連動しており、相生相剋でそれぞれの臓腑をサポートしたり、抑制してバランスを保っていると考えます。

五臓は経絡のつながりによって体表にもあらわれる場所が決まっているので（例えば肝は眼・爪、肺は鼻・肌、腎は耳・髪など）、尿検査や血液検査をしなくとも体の内側の状態を目で見て診断することができます。これが東洋医学の神髄。

知っておくと、自分でもちょっとした変化に気づき、ケアすることで病気を防ぐことにつながります。だから五行と連動した五臓の働きを知ることが大切なのです。

五行と五臓・人体の関係

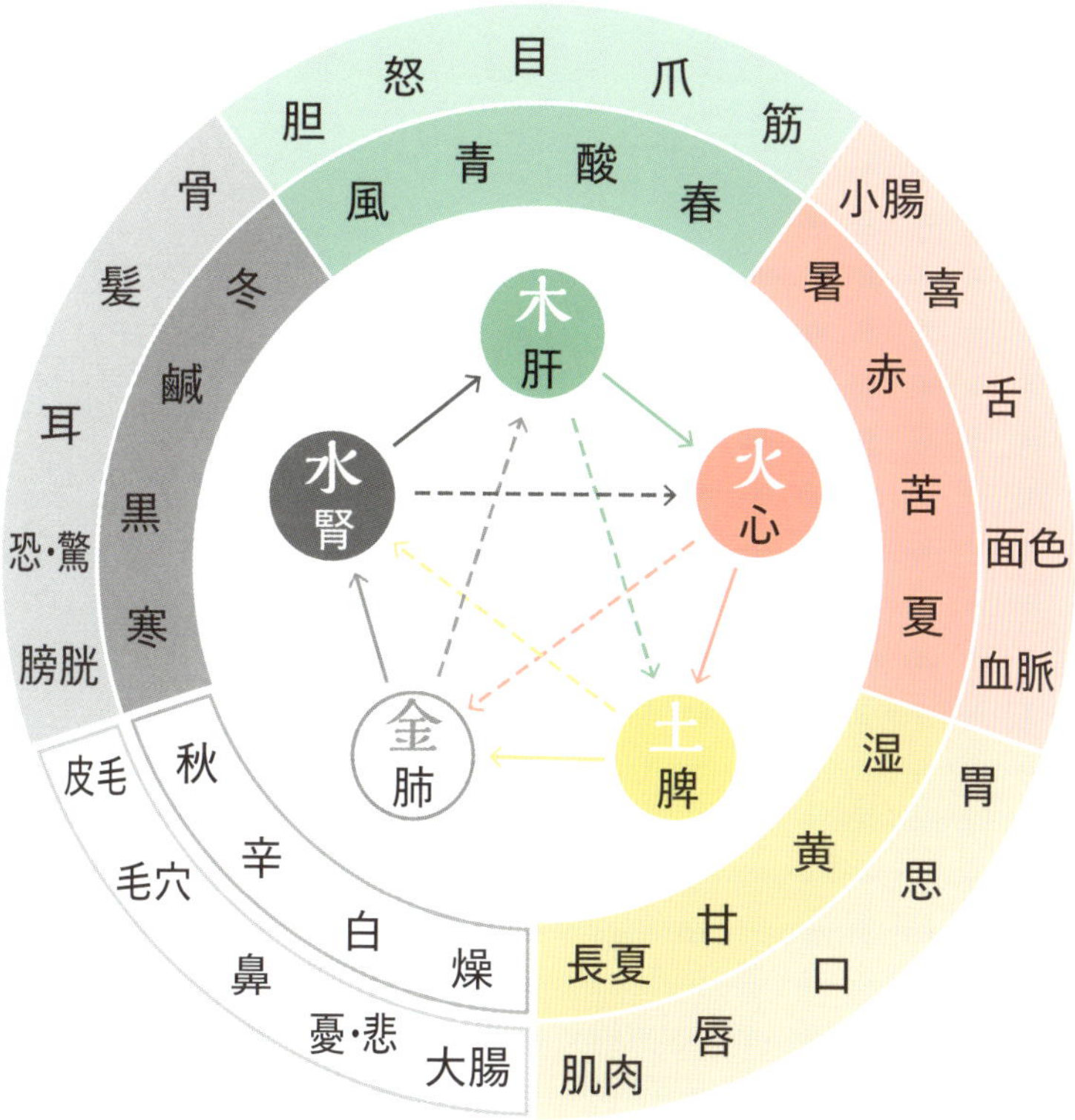

五行説は自然界や人体を5つに分類する

自然界は木・火・土・金・水の調和が大切とする五行説は、人体においても連動します。これにより人体の主要な働きは五臓に分けられ、外にあらわれる場所があります。そのため養生においては五臓をメンテナンスすることを基本にしています。

体において重要な五臓の働きとは

五行 木 ― **五臓** 肝

「木」は枝や幹が曲がりながらも上や外へ伸びていく様子をあらわす。

「肝」は人体の肝臓と同じ臓器を指し、木の幹が根から上に上に栄養や水をあげてのびのびと伸びていく様子と、肝が血を上にあげながら体全体に流す作用は同じとされ、木と連動。血流をコントロールし、精神バランスも司ると考えます。

五行 火 ― **五臓** 心

「火」は熱をあらわし、上昇を意味する。

「心」は人体の心臓を指し、血を流すことは熱量を生み出すエンジン的な役割であるとして火と連動。血流は精神にも連動するので、精神を司る役割もある。

五行 土 ― **五臓** 脾

「土」は農産物を生み出す場所。

「脾」は人体で消化吸収を担う胃腸の中でも、小腸に近い消化の役割をする場所（**現代医学の観点では脾という臓腑はないので注意**）で、脾は食べ物を吸収し、栄養素を得る場所として土と連動。食べ物は気血水を生み出す源。

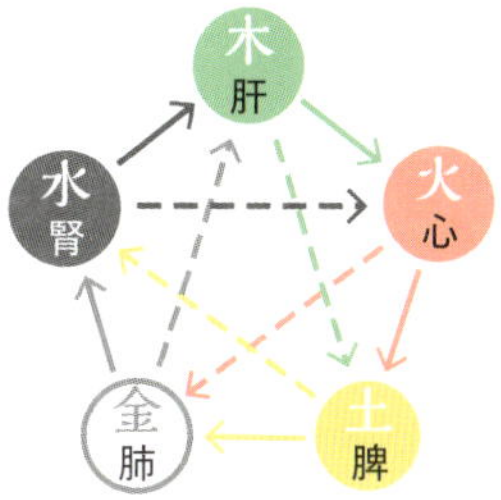

五行 金ー五臓 肺

「金」属は土の下で圧縮され余分なものを排出し、きれいなものを生み出す。

「肺」は人体で呼吸を司る肺を指す。新陳代謝を司り、免疫力ともなり、金や鉱物が地中で圧縮され余分なものを排出し、ひとつのものを生み出す働きと同じとして金と連動。大気を吸ってきれいなものを体内に入れ、余分なものを排出する。

五行 水ー五臓 腎

「水」は下へ向かって流れ、下方へと潤いをもたらす。

「腎」は人体の腎臓を指し、水をろ過し、膀胱を使って下に排出させ、体を潤すとして「水」に連動。また栄養価の高い髄液なども生み出し、体を潤す働きと成長、発育、そして老化に関連する。

❖

五行は、五臓以外にさまざまなものに対応している

一番大切なのは先述した季節と臓腑の関係です。

春ー肝　夏ー心　長夏ー脾　秋ー肺　冬ー腎。季節の天候気候が体に影響をおよぼし、夏は夏バテ、冬は冷えなど誰でもバランスを崩しやすくなります。

五行を知り体のケアに役立てる

臓腑もそれぞれの季節に機能が低下しやすくなると考えられ、季節ごとのケアで五臓全体のバランスを普段から整えようというのが五行の重要な部分です。**五官の目口鼻耳舌や五華は経絡《けいらく》でそれぞれの五臓からつながり体の表にあらわれる場所を示しています。**

目のしょぼしょぼは肝に血がなく巡っていない。耳が遠くなるなどは腎からの栄養が届いていないなど、経絡で五臓の状態が体表にあらわれるため東洋医学では外側からの診断ができるのです。

▼五色は季節をあらわす色です

同じ色のものばかり食べればよいわけではありませんが、五色の野菜には季節的によい効果のあるものがあり、季節ごとの野菜選びの参考になります。夏の赤はトマトやすいか。熱を下げ、みずみずしい水分で体にミネラルや潤いを与えて夏のダメージから守ってくれます。赤でなくともゴーヤやなす、きゅうりなども夏にはよい食材です。

▼五味は効能をあらわす味です

生薬もそれによって分類されており、五味は五臓が不調のときに欲する味とも言われています。食材の効能をすべて暗記することは難しいですが、食材選びで味でも選ぶことができるため普段から五行を意識するのが大切です。

五行色体表

五行	木	火	土	金	水
五季（季節）	春	夏	長夏*	秋	冬
五色（季節の色）	青	赤	黄	白	黒
五気（気候）	風	暑	湿	燥	寒
五臓	肝	心	脾	肺	腎
五腑*	胆	小腸	胃	大腸	膀胱
五味（効能）	酸	苦	甘	辛	鹹（かん）
五官（五臓に連動する五感の機能）	目	舌	口	鼻	耳
五華（五臓の状態があらわれる五官以外の部位）	爪	面色	唇	毛穴	髪
五体（五臓に連動する体内の部位）	筋	血脈	肌肉	皮毛	骨
五志（五臓に連動する感情）	怒	喜	思	憂・悲	恐・驚

＊五臓に連動するもう一つの器官、腑というのは五臓をサポートし気血水を運ぶような働きをする臓器を指す。
＊日本では長夏の気候は梅雨に当てはまります。

表の見方と使い方

五行に沿って季節があり五臓が連動しています。左の列であれば、

＊ **五季**の「春」は、関連する**五臓**の「肝」の養生が大切となります。
＊ **五色**は「青」。青々とした季節の野菜が「肝」によいものが多く食材選びのポイントに。
＊ **五味**は「酸」。酸は気や汗を引き締める効果があり、のぼせた気を引き締めすっきりと巡らせる働きで、柑橘や酢などを活用するとよいですね。
＊ その他、経絡で関連する臓腑の「肝」のあらわれる場所が**五官**の「目」、**五華**の「爪」。「目」がピクピクするのは肝血不足、「爪」の状態が整っているかは自分でも確認することができます。
＊ **五体**は「筋」、足がつりやすいと考えられます。しっかり血を補い、すっきり巡らせることが養生ポイント。

このように季節と五臓とその他連動するところをチェックしたり、参考にすることで普段の予防に役立てます。

Column 弐

「食べて元気になる」の本当の意味は？ 陰陽、気血水、五臓のつながり

陰陽と気血水、五臓。結局、何が一番大事？

1章の内容をおさらいすると。東洋医学では陰陽が一番の基本概念です。

太陽（陽）と月（陰）のバランスがちょうどよい、過不足のない状態を理想とします。

これを人間の体に置き換えたとき、「気」であるエネルギーを陽とし、「血」と「水」の栄養分を陰と捉え、健康になるためには気血水のバランス、すなわち陰陽のバランスを整えよう、というのが目標になります。

この体の陰陽（気血水）のバランスを整えるにはどうすればよいのでしょう？

その答えは、気血水は食べ物から作られるため、気によいもの、血によいもの、水によいものを食べ物からとり、それらをきちんと代謝させるというものです。

食べ物は勝手に血や水になり、尿となって排出されるわけではありません。これらは五臓を中心とした内臓の機能がなせる業。臓腑がそれぞれ連携して気血水を作り上げ、代謝して巡らせているのです。

食べることは大事ですが、内臓の力がなければ、それは全く意味がないことになります。

だから「陰陽（気血水）のバランスを整えよう」というのは、気血水のもとになる食べ物を食べること。そして同時に五臓六腑の機能を普段からメンテナンスすること。何が一番大事というのではなく、そうしたトータルなケアやバランスが大事なのです。

2章
自分の体調を知る

自分の不調のタイプを調べて、養生する

チェックリストで偏りがわかる

何だか疲れやすい、胃腸の調子がすぐれない、少しかぜ気味かも？

そうしたちょっとした不調は、体からのサインです。

これまでお話ししたように、東洋医学では陰陽のバランスが大切なため、不調の原因を知るためには、体のバランスをチェックすることから始めます。

バランスの状態は、「気血水の体質診断チェックリスト」（▽58ページ）からわかり、自分が今どのような状態か、どのタイプかを知ることができます。チェックリストの結果、どのタイプにも当てはまり、自分のタイプがわからないという方もいるかもしれません。でも実は、ひとつのバランスが崩れると他にも影響が出てくるため、**2つ以上当てはまることも間違えではないのです。**

例えば、【気虚タイプ】は【血虚タイプ】、【気滞タイプ】は【血瘀タイプ】にも当てはまることがあります。さらに3つのタイプに当てはまる人もいますが、その場合は自分が一番つらい症状から対処して、徐々にバランスを整えればよいのです。

まずは、今の自分の状態をチェックリストで確認しましょう。不調の原因を知ることが、普段の養生への第一歩です。

気血水のバランスの偏りで、今の体調がわかる

気の巡りが悪い
【気滞(きたい)】
イライラ、怒りっぽい

気が足りない
【気虚(ききょ)】
疲れやすい

生命エネルギー

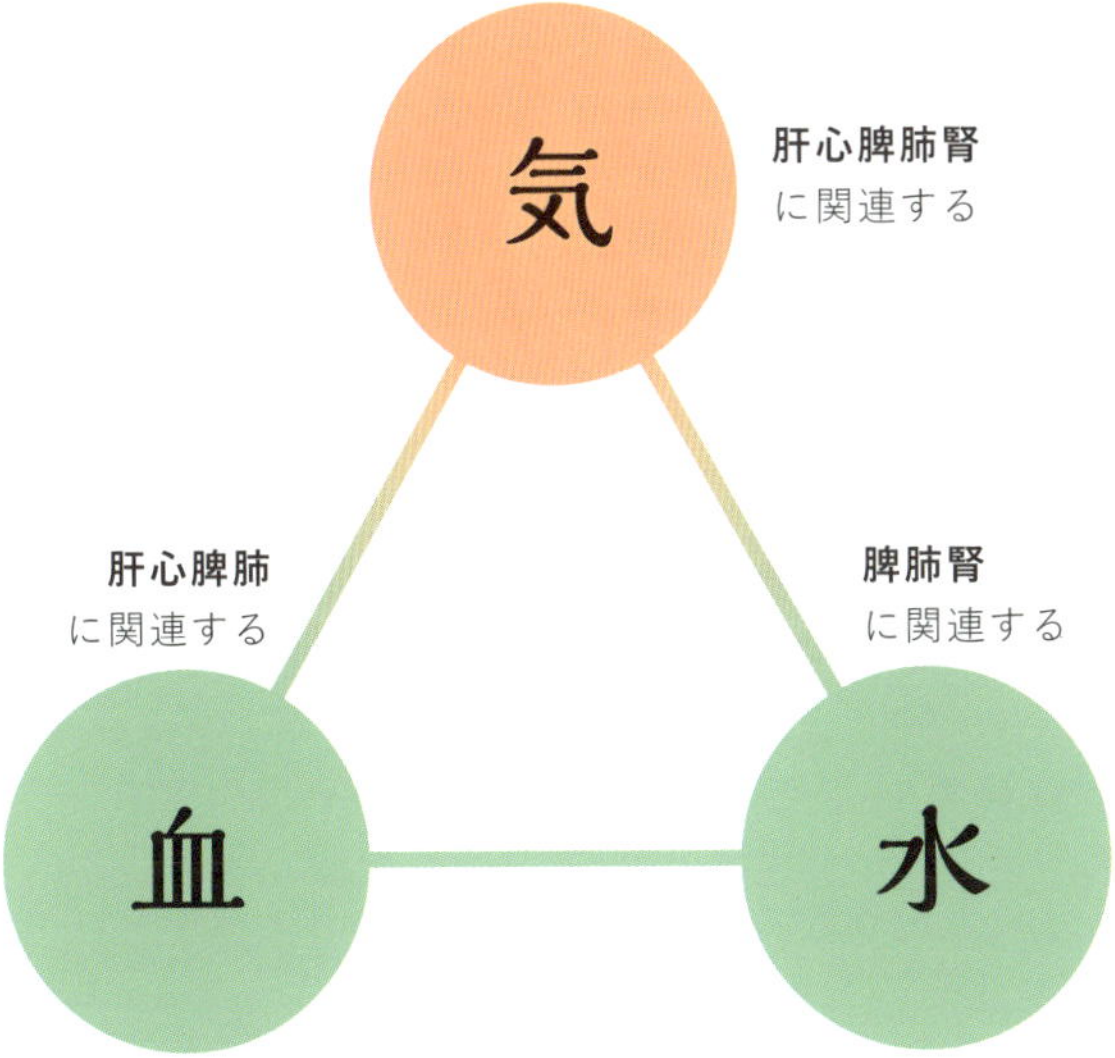

血液や栄養物資

体内の水分、体液

血が足りない
【血虚(けっきょ)】
めまい、立ちくらみ

水が足りない
【水不足(みずぶそく)】
のぼせやすい、乾燥しやすい

血の巡りが悪い
【血瘀(けつお)】
生理痛が重い

水の巡りが悪い
【水滞(すいたい)】
むくみやすい

＼チェックリストと組み合わせて／

「舌診《ぜっしん》」で簡単チェック

58ページのチェックリストの項目には舌の状態の確認があります。舌の診断は東洋医学では欠かせないもので、内臓の状態がすべて出ると考えられています。

数値ではなく、その人にあらわれるさまざまな症状から判断する東洋医学では、4つの方面から診断する「四診《ししん》」という方法で、見て、聞いて、においをかいで、脈をとり、腹診します。この中で舌の診断は特に重要だと考えられています。

脈のとり方はとても難しく、自分で本格的な診断はできませんが、舌の状態は鏡を見れば自分でもわかるチェックポイント。自分や家族の舌にあらわれたサインからその日のコンデションがわかれば、体調管理に役立ちます。

舌診とは

舌には足裏のように内臓の反射区があります。

赤っぽく腫れていないか？　むくんでいないか？　苔の状態は？　などを見ることによって、体の中の状態を知ることができます。毎朝チェックしてみましょう。

赤＝熱、白＝冷え、苔＝消化不良のあらわれです。

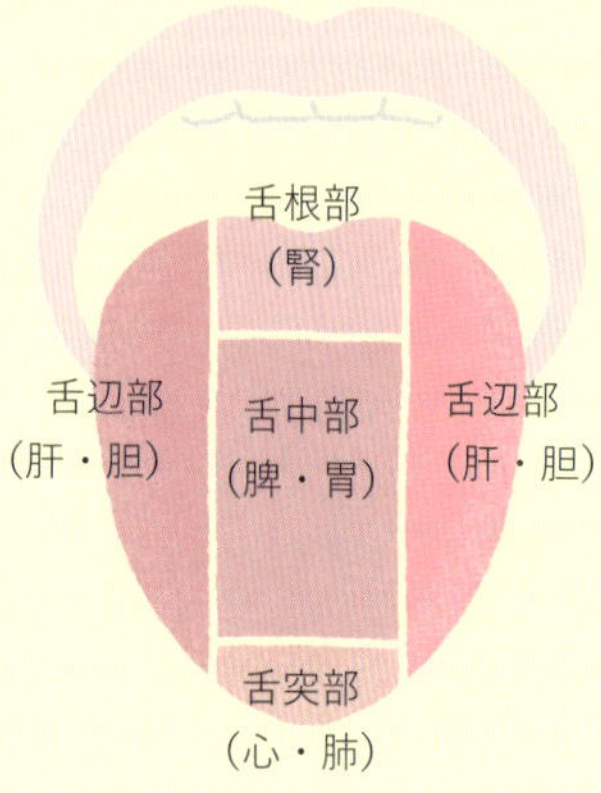

● **舌先は「心」と「肺」**

赤っぽい、できものができていると心に負担がかかっていたり、熱を帯びているなどの症状のあらわれ。

● **舌の縁は「肝」と「胆」**

ストレスなどでイライラしているときは縁だけ赤くなる。歯の跡がつくのはむくみの証。

● **舌の中央は「脾」と「胃」**

食べすぎで消化不良のときは白い苔が多くあらわれる。食べすぎで胃が荒れているときは亀裂ができる。

6タイプやその他の舌

健康な舌は、淡い赤色で舌苔は薄く白い状態です。

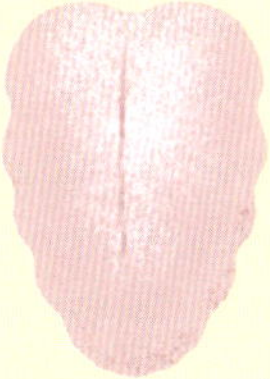

気虚

色は白く、うっすら苔がある。ぽってりしていて縁に歯の跡もついている。

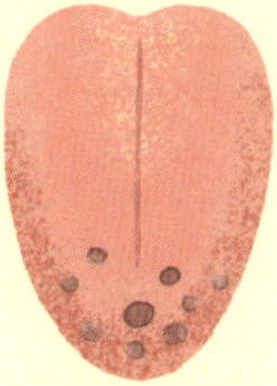

気滞

縁が赤みをおびていて、中心に白や黄色っぽい苔がある。点状の隆起や赤い斑点ある。

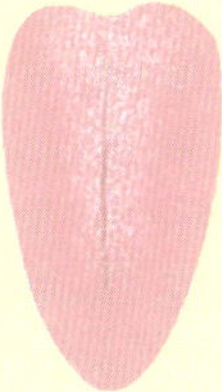

血虚

舌の色が薄ピンクで、少しやせて細くなっている。

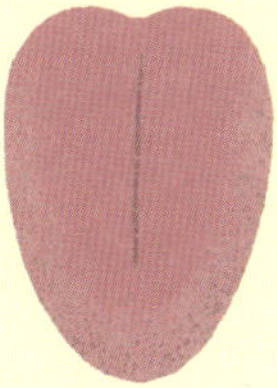

血瘀

舌が全体的に青黒っぽい。また、舌の裏の静脈が青黒く膨張している。

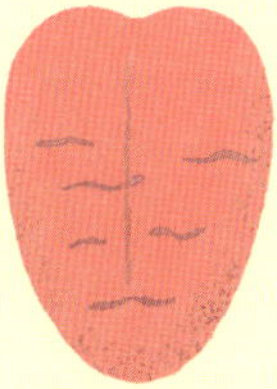

水不足

全体的に赤く、舌苔は少ない。表面に裂け目のような様子も見られる。

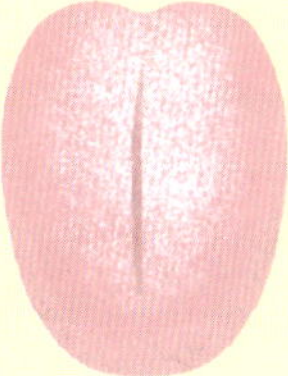

水滞

大きくはれぼったい様子が見られる。厚く粘り気がある苔がついている。

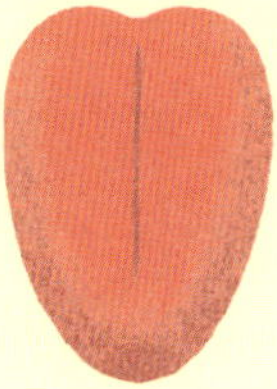

紅舌

全体的に赤い。熱が体にこもってしまっている状態。

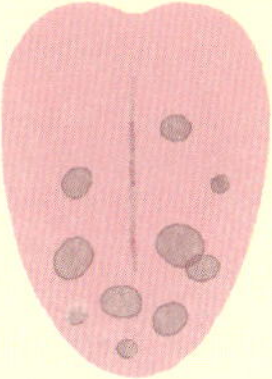

剥落《はくらく》

苔の一部がはがれている。水分不足の悪化や胃の機能や免疫力の低下。

気血水の体質診断チェックリスト

「気血水」のすべての項目で当てはまるものにチェックをつけて、その合計を記入しましょう。「気血水」とは東洋医学の基本となる「陰陽」のバランスを体の仕組みに置き換えたものです（詳しくは40ページ）。「気」が足りているか、巡っているか。「血」が足りているか、巡っているか。「水」が足りているか、巡っているか。これらの点をチェックすることによって、今のあなたの体の「気血水」の状態を確認します。

＊各項目の舌の診断は、前のページをご覧ください。

気

【気虚《ききょ》】…気が足りない

1	よく疲れやすいと感じる	□
2	顔色が青白い	□
3	食欲があまりない、胃がもたれやすい	□
4	便秘、下痢を繰り返す	□
5	かぜを引きやすい	□
6	冷えやすい	□
7	よく息切れをする	□
8	汗が出やすい	□
9	やる気が起きない	□
10	舌の色が白く苔も白い	□

合計　　個

【気滞《きたい》】…気の巡りが悪い

1	よくイライラする	□
2	ため息をつくことが多い	□
3	喉がつまったような感じがする	□
4	不安感、うつになりやすい	□
5	生理不順	□
6	お腹が張る	□
7	ゲップが多い	□
8	咳が出る	□
9	体に痛みがあり、痛む場所が変わる	□
10	舌の両端が赤く、苔もうっすらある	□

合計　　個

水

【水不足《みずぶそく》】…水が足りない

1	のぼせる、ほてりやすい	□
2	口、喉がよく渇く	□
3	便が固い、出にくい	□
4	尿が少ない	□
5	ドライアイ	□
6	寝汗をかく	□
7	肌や髪が乾燥している	□
8	顔色が赤い	□
9	声がかれる	□
10	舌の色が赤く、苔があまりない	□

合計　　個

【水滞《すいたい》】…水の巡りが悪い

1	むくみがある	□
2	胃腸の調子が悪い	□
3	めまいと吐き気がよく起こる	□
4	頭が重い	□
5	痰が出やすい	□
6	体がだるい、重いと感じる	□
7	体が冷えやすい	□
8	関節痛がひどい	□
9	下痢をしやすい	□
10	舌はぽってりしていて暑い、べとべとした苔がある	□

合計　　個

血

【血虚《けっきょ》】…血が足りない

1	めまい、立ちくらみがある	□
2	顔色が白い、悪い	□
3	動悸がする	□
4	抜け毛、爪が割れやすい	□
5	無月経、または量が少ない	□
6	疲れ目	□
7	爪の色が青白い	□
8	夢をよく見る、不眠	□
9	胃腸虚弱	□
10	舌の色が白く、苔も白い	□

合計　　個

【血瘀《けつお》】…血の巡りが悪い

1	眼の下にクマができている	□
2	シミ、そばかすが多い	□
3	よく肩がこる	□
4	顔色が悪い、唇の色が浅黒い	□
5	生理痛がひどい、量が多い	□
6	血管が浮き出ている	□
7	手足が冷える	□
8	針で刺されたような痛みがある	□
9	目が充血している	□
10	舌は暗い赤、舌下静脈が太く腫れ上がっている	□

合計　　個

6タイプの診断の仕方

58〜59ページのチェックリストの結果をグラフにしましょう。

点が一番高いものが、あなたのタイプです。

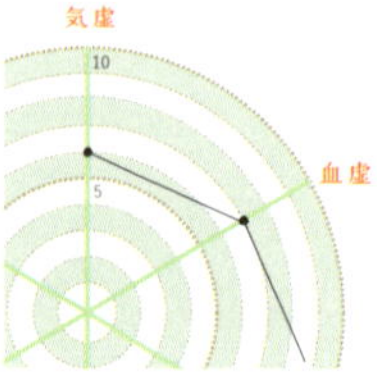

記入の仕方

６つのチェックリストの合計点（１〜10点）を記入して点同士を結び、折れ線グラフを作成します。

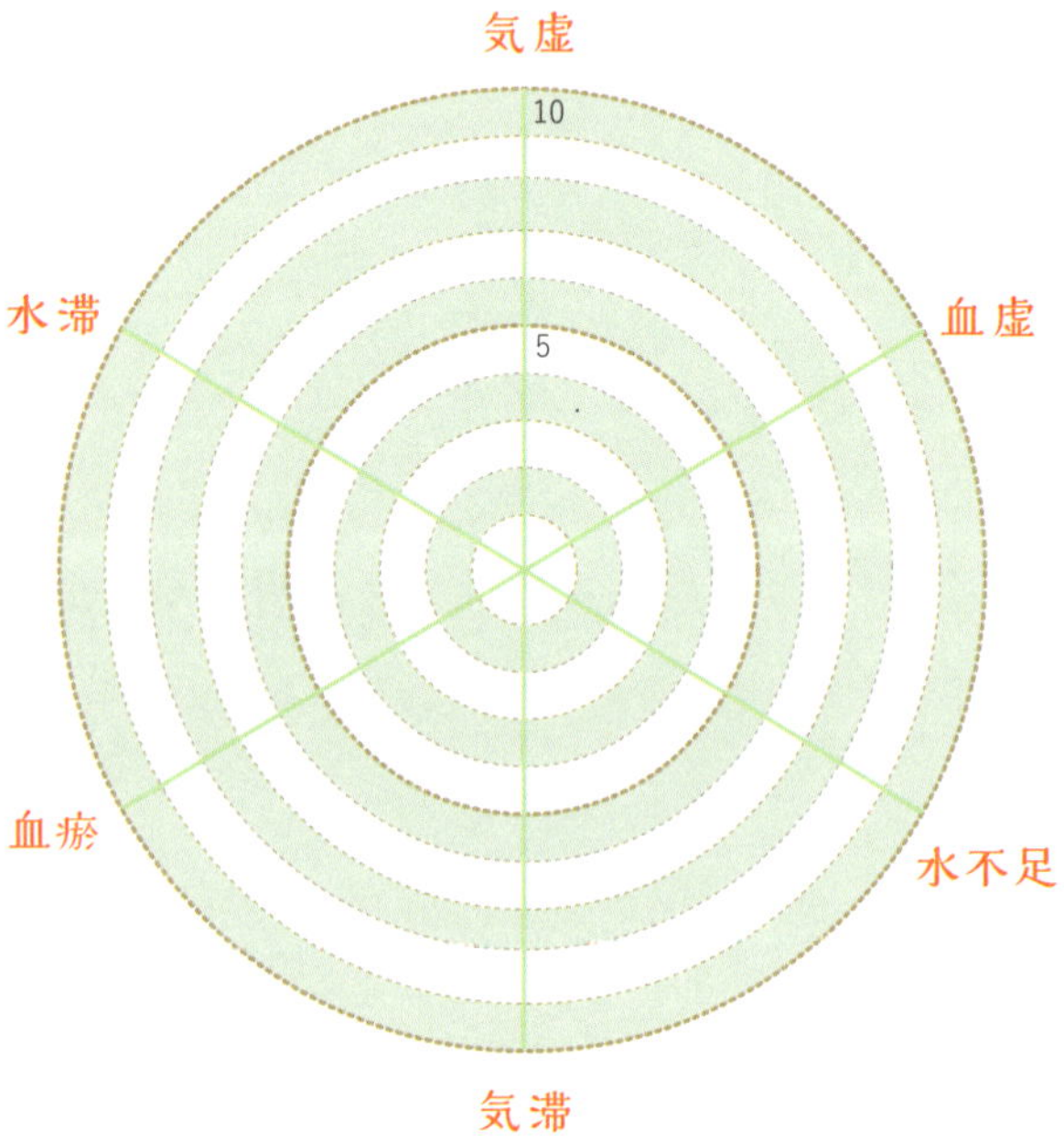

各タイプの説明は、62~67ページにあります。この結果は、今の体の状態をあらわしているため、6カ月おきにチェックしましょう。

▷定期チェックのための書き込み用のグラフは230ページ

記入例と見方

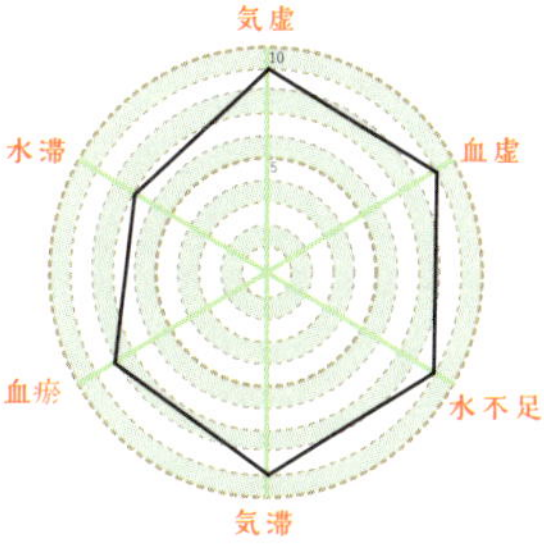

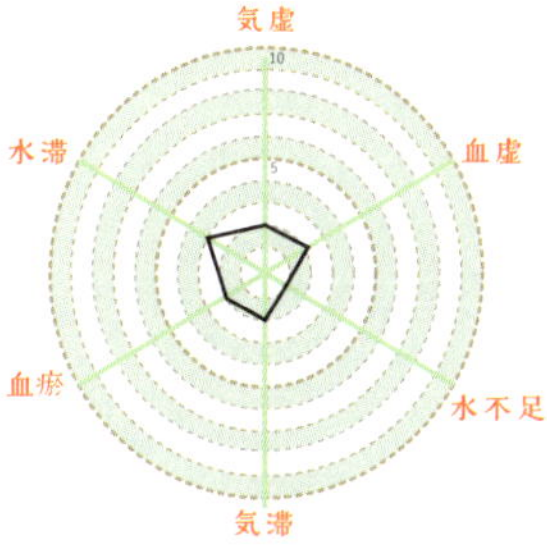

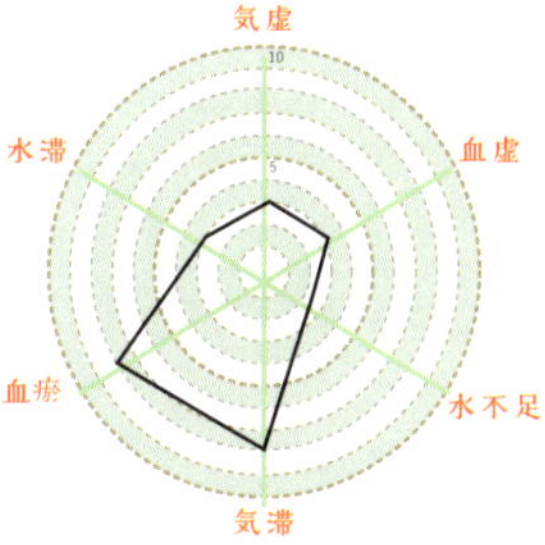

● 大きく全体的

気虚血虚水不足タイプ。それぞれに症状が出て、かなりバランスを崩している状態。疲れが長引く、内臓の状態がかなり悪いことを示しています。

● 小さく全体的

水滞タイプだが、どのタイプにもあまり当てはまらず、円が小さいのは症状が特にない状態。バランスがよいことを示しています。

● 2つにまたがる

気滞血瘀タイプ。気の巡りが悪いと血の巡りも悪化する。血が足りない【血虚】の場合でも、血瘀になりやすい。

実証と虚証

漢方には「補虚瀉実（ほきょしゃじつ）」という言葉があります。これは足りないものは補い、必要でないものは取り除く。これこそが東洋医学の基本であり、薬膳も同様に考えます。

「実証」は体に余分なものがある状態。「虚証」は、必要なものが足りない状態。

漢方では体力や抵抗力が充実している人を「実証」。体力がなく、弱々しい感じの人を「虚証」に分け、それ以外は中間ととらえます。そして、症状だけでなく、こうしたタイプで分けて、処方の際に虚証の方には特に強い薬を出さないように診断しているのです。

気血水の6タイプの診断では、【気虚】【血虚】【水不足】が「虚証」、【気滞】【血瘀】【水滞】が「実証」にあたります。ただ、気血水のタイプ診断は、今の体の状態をチェックするためのものですので、タイプ診断の結果は、それが体質かどうかまでは判断できません。それぞれ補虚寫実で改善していきますが、体の状態は移り変わるため、6カ月おきを目安にチェックをおすすめします。もし「虚証」の状態が続くなど慢性化している場合は生まれつき体質も「虚証」であると考えることができます。

実証…体力がある／筋肉質／声が大きい／便秘ぎみ／暑がりなど

虚証…体力がない／華奢／声が小さい／下痢しやすい／寒がりなど

タイプ別症状と養生ポイント

気《き》虚《きょ》タイプ…気が足りない

説明

疲れやすく冷えやすい。

＊「気」が足りないと巡りも悪くなって、【気滞】も生み出す。それにより「血」も「水」も代謝できなくなり、「気」だけでなく、「血」、「水」すべてに影響が出る場合もあります。

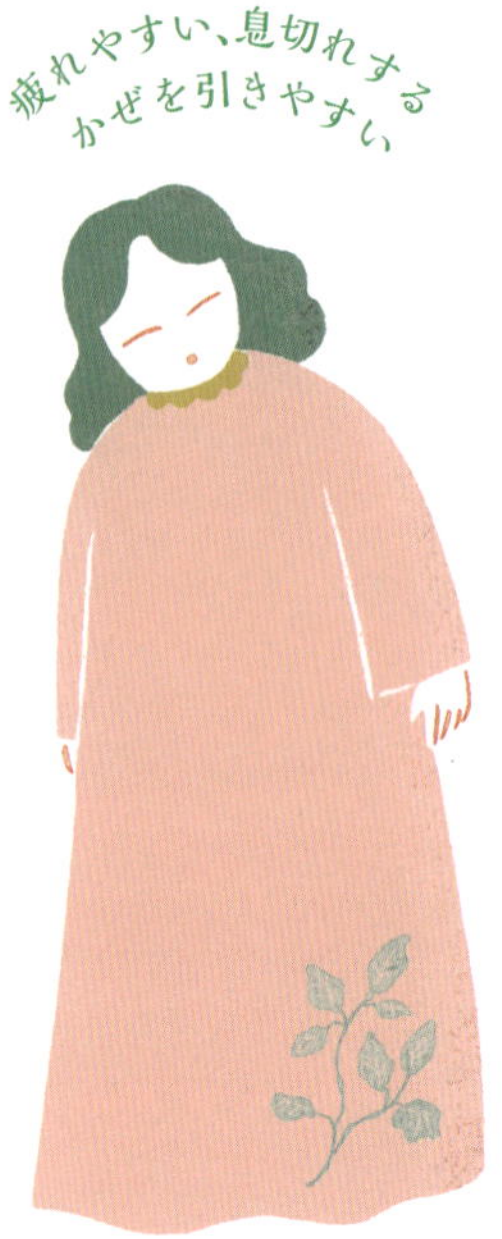

症状

気（エネルギー）の不足／疲労感／冷え／免疫力低下／めまい／かぜを引きやすい／胃腸虚弱／軟便／下痢

気虚をケアする食材

高麗人参／なつめ／山芋／豆類／芋類／穀類／餅／はちみつ／かぼちゃ／しいたけ／じゃがいも／甘酒／味噌

控えたほうがよいもの

汗をかきすぎるとより疲れやすくなるため、唐辛子やシナモン、ねぎ、しょうがなど発汗作用のある辛いもの。

養生ポイント

頑張りすぎずゆっくり休む。消化のよいものを食べるように心がけて、胃腸の調子を整えるようにします。

気《き》滞《たい》タイプ…気の巡りが悪い

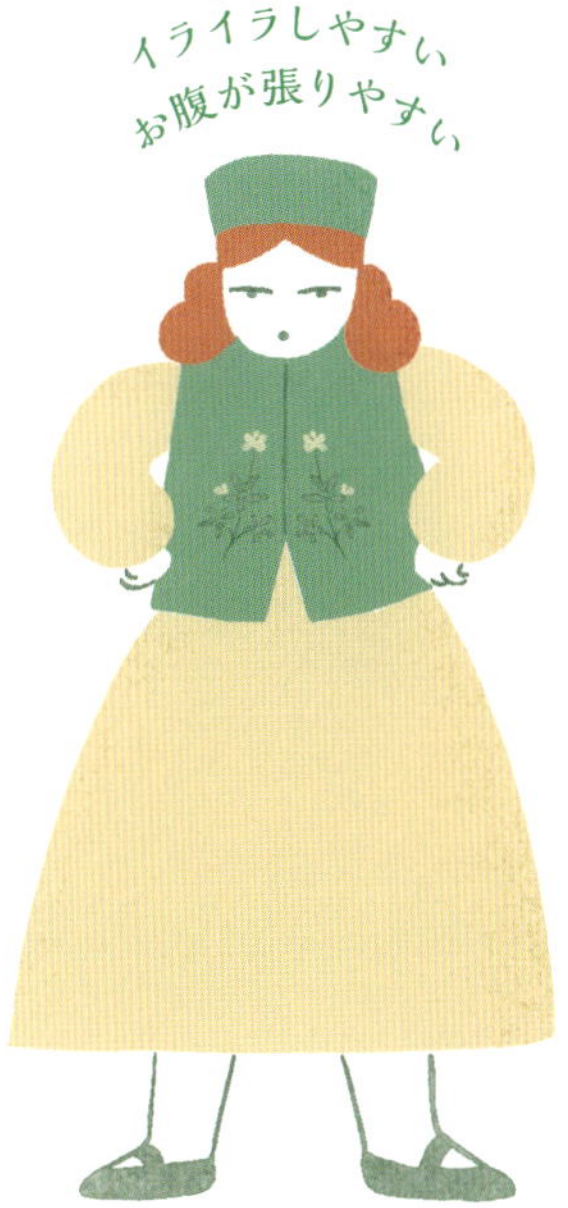

説明

イライラしやすく生理痛の症状が重い、肩が凝りやすい。

＊「血」や「水」が巡らないため、【瘀血】や【水滞】にもなりやすい。

症状

イライラ／ため息／便秘／喉や胸が詰まった感じ／月経不順（ストレスによる）／胃腸虚弱

気滞をケアする食材

しそ／パクチー（香菜）／蕎麦／ピーマン／グレープフルーツ／みかん／ジャスミン茶／スパイス類

控えたほうがよいもの

味の濃いもの、唐辛子など辛いものは気が上がってしまいがちなので控えましょう。また、げっぷなどしやすい方は芋などお腹が張りやすいものも注意。

養生ポイント

こころが安定するよう、リラックスを心がける。食べ物は消化がよいもので、香草類やハーブなど香りのあるものも加えるとよい。香りのあるものは気の巡りをよくし、消化を促進してくれる働きがあります。

血虚《けっきょ》タイプ…血が足りない

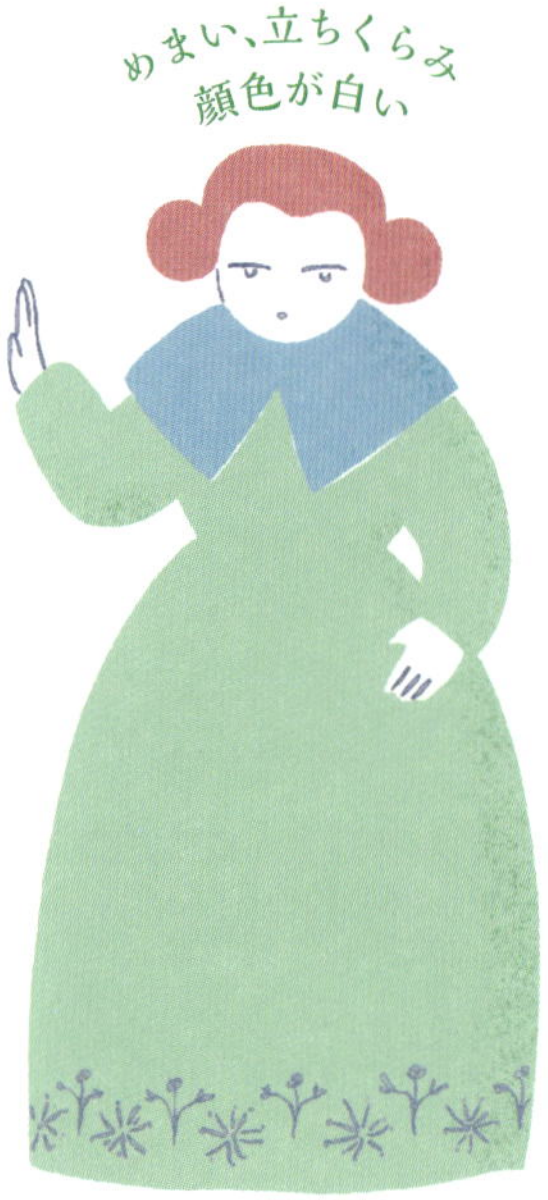

説明

貧血、髪や肌に艶がない、爪が割れやすい。目がショボショボ。不安感のある方もこのタイプ。
＊【血瘀】の症状も併発しやすい。

症状

顔色が白い／唇色が淡い／めまい／疲れやすい／月経周期が不安定／動悸／息切れ

血虚をケアする食材

なつめ／レバー／きくらげ／金針菜《きんしんさい》／黒米／ほうれん草／にんじん／ライチ／黒ごま／アーモンド／プルーン

控えたほうがよいもの

【気虚】タイプ同様に、唐辛子やねぎといった発汗作用があるものは必要な栄養分も逃してしまうので注意。砂糖を使った甘すぎるものも「血」の巡りが悪くなります。

養生ポイント

黒や赤い色の「血」になる食材を食べるようにする。考えすぎ、目の酷使も血虚の原因になるので、ゆったりとする時間をもつように心がけます。

血《け》瘀《つお》タイプ…血の巡りが悪い

説明

肩こり、生理痛、生理経血の色が黒い、ほてって乾燥しやすく髪や肌に艶がない。しみ、そばかす、子宮筋腫などにもかかりやすい。

＊イライラしやすく【気滞】の症状も併発しやすい。さらに「水」の代謝も悪く【水滞】にもなりやすい。

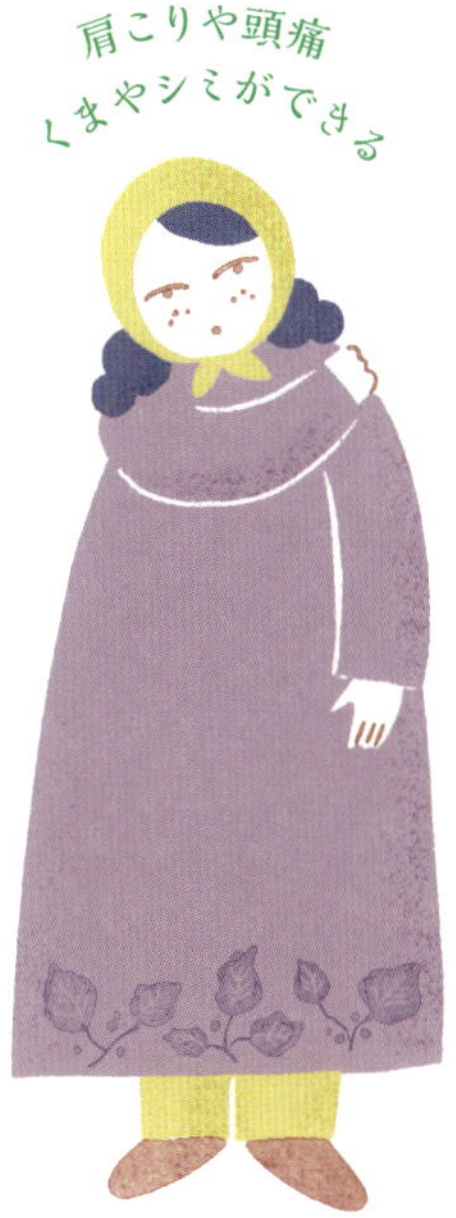

症状

顔色のくすみ／シミの増加／体の同じ場所が痛む／皮膚が乾燥する／月経痛がひどい／経血に塊がある／経血の色が紫や黒みがかっている

血瘀をケアする食材

玉ねぎ／黒きくらげ／紅花／トマト／セロリ／小松菜／ターメリック／にら／菜の花／春菊／黒米／黒豆

控えたほうがよいもの

バターや生クリームなど特に動物性の脂っこいものや、唐辛子など発汗しすぎるものは血をドロドロにしてしまうので控えましょう。

養生ポイント

血がすっきり巡るように、脂っこい、辛い、味が濃い、冷たいものの食べすぎ、飲みすぎに気をつける。また、体を冷やさないようにします。

水不足《みずぶそく》タイプ…水が足りない

説明

喉の渇き、肌や唇が乾燥しやすく、便秘にもなりやすい。

＊ほてりの原因にも。栄養が足りないと血も足りず【血虚】や【気虚】にもなりやすい。

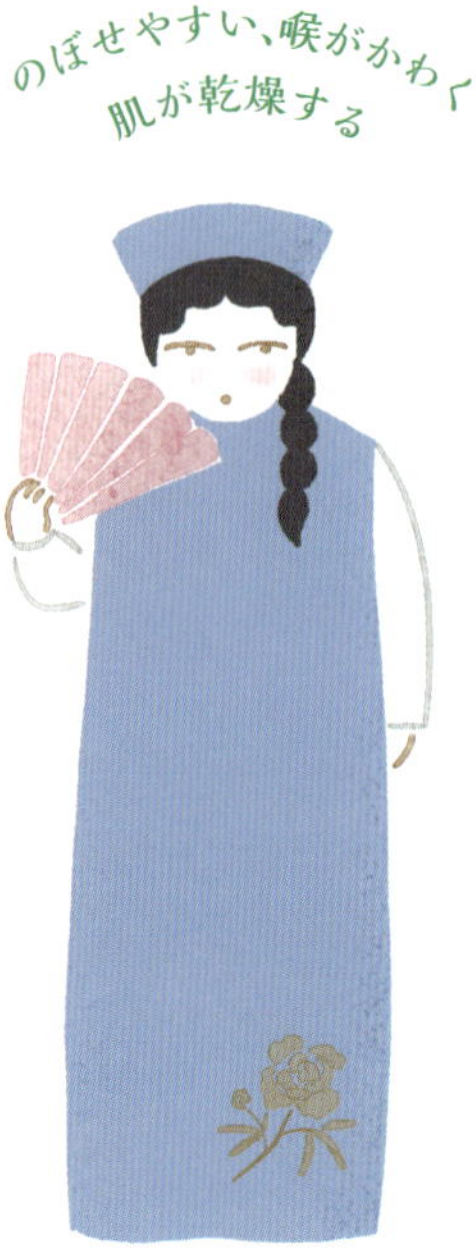

症状

口、唇の乾燥／皮膚がカサカサして艶がない／喉が渇く

水不足をケアする食材

くこの実／白きくらげ／梨／山芋／はちみつ／れんこん／トマト／豆腐／オリーブオイル／オクラ／きゅうり／豆乳／牛乳

控えたほうがよいもの

利尿効果が高いお茶やコーヒーの飲みすぎに注意。発汗作用のある唐辛子やシナモンなどは体の必要な水分を外に逃してしまうので控えましょう。

養生ポイント

食事は辛いもの、熱いものは控えて、果物、野菜をたくさんとり、あっさりした味の食べ物、汁気の多いものを食べるようにする。

水滞《すいたい》タイプ…水の巡りが悪い

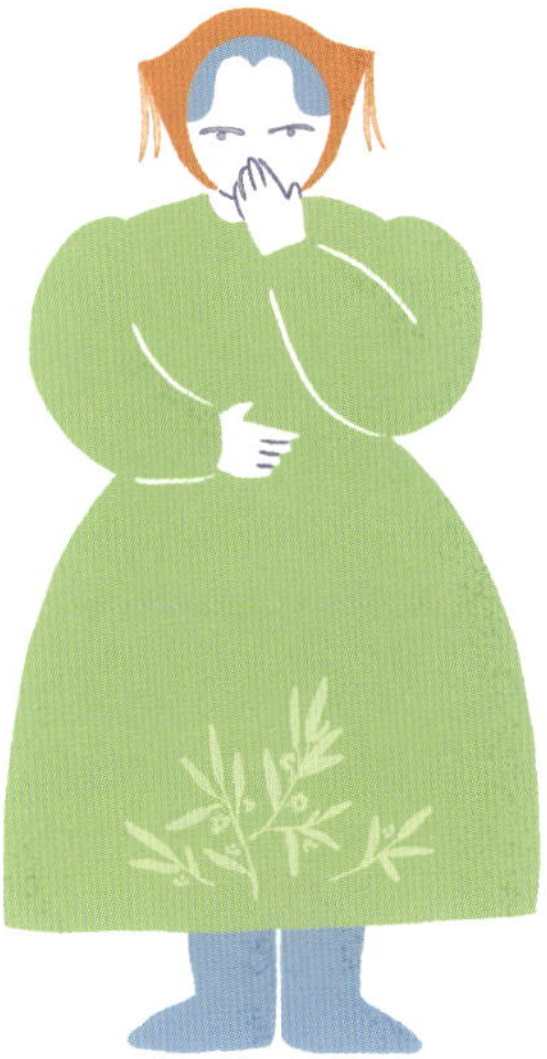

説明

むくみやすく冷えやすい。「水」が滞って停滞しすぎると痰（水が滞って固まってしまったもの、粘り気のある濃厚な水液）になり、原因不明のめまいなども。

＊「血」の巡りや「気」の巡りも滞りやすく、【気滞】【血瘀】にもなりやすい。

症状

むくみ／めまい／倦怠感／食欲不振（脾気の低下）／下痢

水滞をケアする食材

はと麦／小豆／もやし／とうもろこし／にんじん／しょうが／しそ／きゅうり／海藻類／貝類

控えたほうがよいもの

砂糖がたっぷり入ったものは湿を生み出すため控えましょう。冷たいものや消化の悪いものも控えましょう。

養生ポイント

脂っこいもの、味の濃いものは控えて、腸の機能を高めましょう。むくみやすい方は、多少発汗するような適度な運動で「水」の代謝を上げるようにする。

＼ 養生をはじめる第一歩 ／

6タイプ診断の実例集

これまで多くの方々の体質チェックをしてきており、その結果と養生法の実例を参考にご紹介します。

血虚血瘀タイプ
（60代女性）

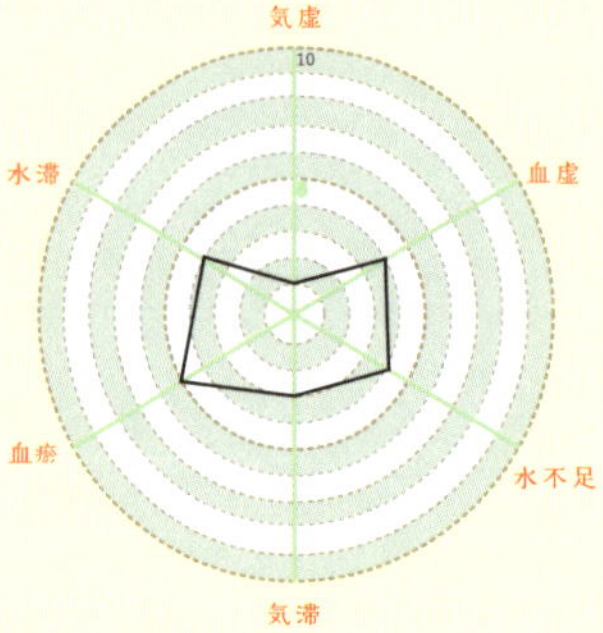

60代をすぎて陰虚＝「血」、「水」が少なくなっている顕著な例。【血虚】だと【血瘀】を、【水不足】だと【水滞】を引き起こします。育児後も仕事を続け、プライベートも充実していて気力は高いが、陰不足で肌や髪がとても乾燥している状態。血虚と血瘀で肌の色もくすんでいる。

【養生法】
60代からは少量でも栄養の高い動物性のものも加え、内側からしっかり「気血水」を補います。「血水」を補うレバーや手羽先、潤いによい白きくらげ、「血」を巡らせる玉ねぎなどをとるようにアドバイス。

気虚水不足タイプ
（40代女性）

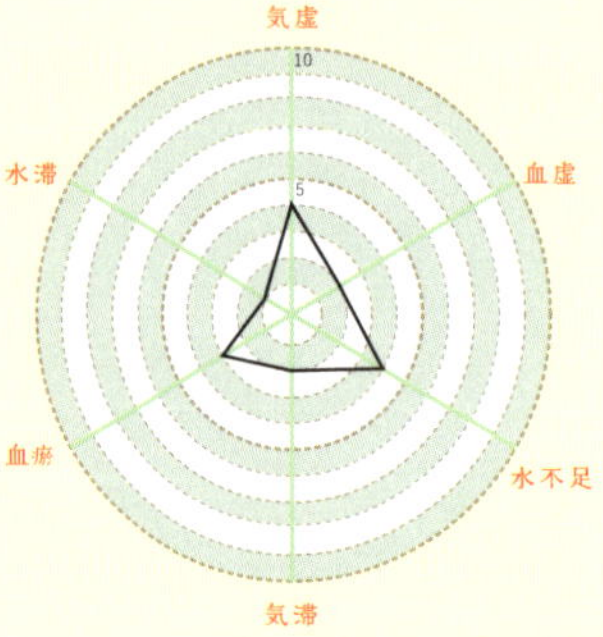

仕事と家庭の両立を頑張るワーキングウーマン。さほどバランスが悪いわけでもないものの、日々の忙しさが「気」の不足にあらわれている。よく動きパワーはある方だからこそ、「気」や「水」を消耗しやすく「血」の巡りにも影響します。それにより、肌や髪の乾燥が目立つ症状も見られる。

【養生法】
豆腐などエネルギー源のたんぱく質と水分を補うものがおすすめ。水分不足にも気をつけて休息することも心がけます。乾燥が強い場合はオクラなどネバネバして潤いのあるものをとるとよいです。

気虚気滞タイプ
（30代後半女性）

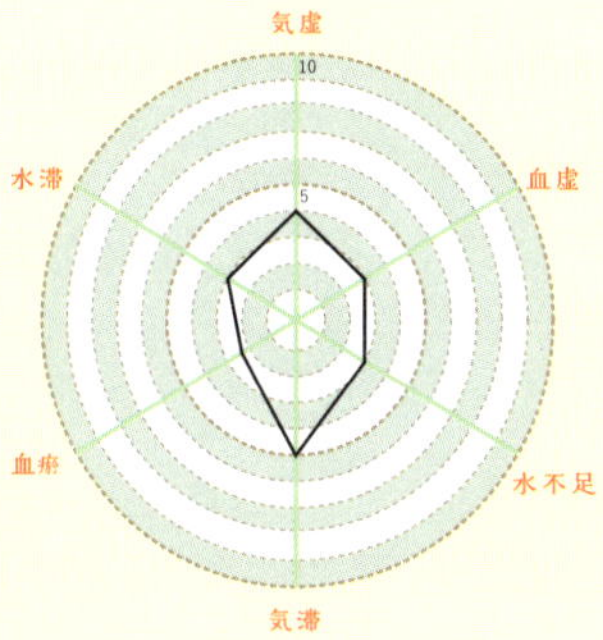

30代後半で仕事もノリに乗って日々忙しくされている方。またイライラしているとのこと。まだ若く元気そうですが、気虚気滞の状態。仕事を優先しすぎて食生活がおろそかになっていると思われる。

【養生法】
普段から野菜中心とのことで、もう少し「気」を補う豚肉や鶏肉なども食べるように、さらに外食でも参鶏湯や親子丼など動物性のものも取り入れるようにアドバイス。ストレスには「気」をゆったりさせるジャスミン茶やミント茶などでリラックスを心がけます。

水滞タイプ
（40代前半女性）

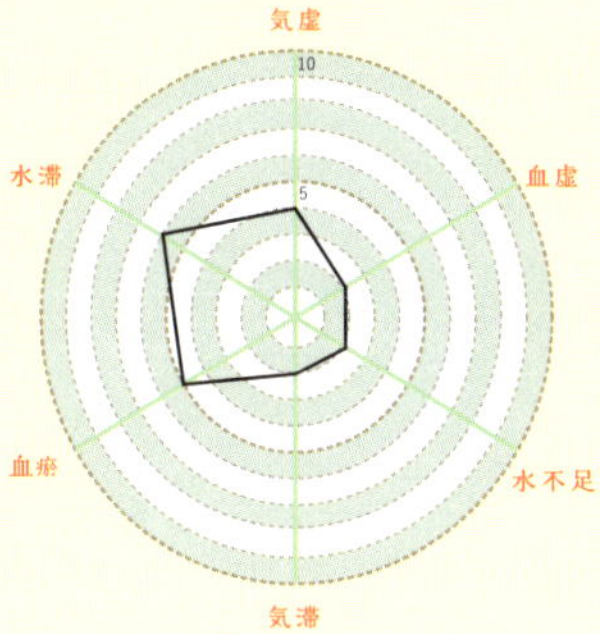

ぽっちゃりしていて色白の水太りタイプ、普段からむくみやすく、冷えやすい、イライラもするとのこと。体質的なものもあると思われますが、「水」をためこみやすく、それが全体の巡りを悪化させる原因に。

【養生法】
「水」の代謝、「血」の巡りをよくするために発汗作用のあるしょうがやシナモン、よもぎなどをすすめたところ、よもぎ蒸しなども平行して行い、かなり下半身のむくみなどが軽減。引き続き、「水」をため込まないように、少しの運動も心がけるようにとアドバイス。

水不足タイプ
（50代後半女性）

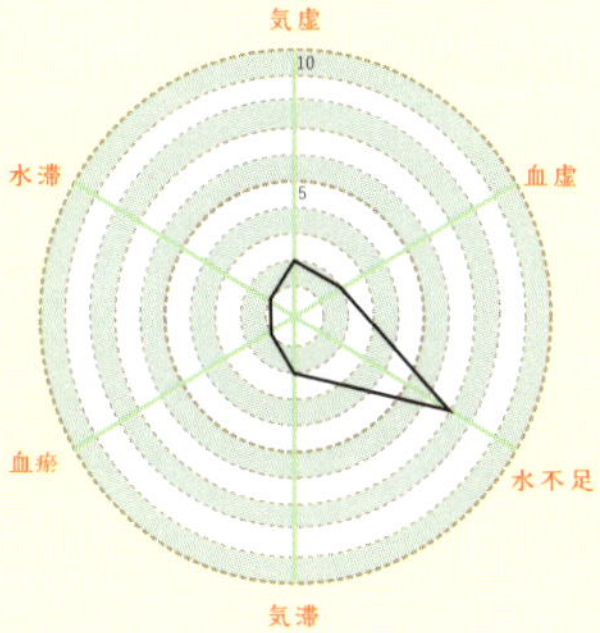

他の部分はとてもバランスがよいのに突出して「水」が不足している。食事には気をつけていますが、辛いもの好きで、汗をかきやすいタイプ。「水」をとりきれていない状態。

【養生法】
汗には水分だけでなく体の栄養やエネルギーも含まれているので、水分補給だけでは補いきれません。辛いものを少し控えて、スープやお鍋など、水分の多いお料理も定期的に食べ、潤いによい白ごまやアボカドなども一緒に食べるようアドバイス。

Column 参

体質チェックで丸わかり？
あなたのライフスタイルが反映される

体質チェックをしていただき結果をみると、その方のライフスタイルや嗜好などがよくわかります。

大概の方は元気そうなのですが、実は血瘀だったり、気滞だったり、気虚だったりと隠れた体のサインがあらわれます。

先日も見た目は元気そうな30代女性の体質チェックの結果をみて、

「あなた、ごはんを食べてないでしょ？」と聞いてみたら、

「なんでわかるんですか？」とびっくりされました。

いつも忙しくて夜の11時にその日はじめてのごはんを食べたり、ビールでお腹一杯になっただけのときもあったとのことでした。働き盛りの30代、仕事も忙しく食べる暇もあまりないかもしれません。でも、40代、50代を元気で過ごすためには体の状態を早く知り、若いうちからケアをしてもらいたいと思います。

また、ほかにも水不足や血瘀の方がいて、「辛いものがお好きですよね？」と聞いたらまさにその通りでした。辛いものを食べすぎて何のケアもしないと水不足になったり、血がドロドロして巡らないという状況にもなります。血瘀だと肌がくすみ、シミの元にもなってしまいます。

体質チェックは「気」「血」「水」の今の状態があらわれます。それは食べすぎ、食べなさすぎ、偏食といった食生活から、疲れやストレスの状況など、そのときの生活習慣そのものなのです。

それがずっと続くと体質的なものとなってしまいます。だから定期的にチェックして、未病のときに改善していきましょう。

3章

１００の不調別
薬膳と漢方薬の処方

薬膳のはじめ方と気をつけること

この章の113ページからは、不調別に薬膳や漢方薬の対処法を紹介します。薬膳で日々のケア、ちょっとした不調には漢方薬も併用。2つの「いいとこどり」で上手に体とつき合っていくために、それぞれの注意点を説明します。

薬膳による食養生では、自分の状態を知り（58ページ）、季節によって食べるべきもの、控えるべきものに気をつけて普段の食事に組み込みます。

食材の組み合わせは、バランスが大事です。栄養不足にならないように、野菜を中心としながら動物性のものと、植物性のたんぱく質をしっかり取り入れます。エネルギー源となる炭水化物もちゃんと摂取するように心がけましょう。腹八分目を目安に、バランスよく食べることが肝心です。

薬膳を実践するうえで、3つの気をつけたい点があります。

ここに注意！ 薬膳の3つの要点

- 注意1　ひとつの食材だけをずっと食べてよいわけではない
- 注意2　どんな食べ方でもよいわけではない
- 注意3　よい食材でも急激にとりすぎてはいけない

これらについて、次のページから順に説明していきます。

☑食材はバランスよくが基本

注意1 ひとつの食材だけをずっと食べてよいわけではない

季節も体調も日々変わるため、同じものをずっと食べ続ける、あるいは効能が強いものさえ食べればよいわけではありません。

例えば、高麗人参や健康食材としてよく知られるバナナ、トマトなどは体によいとわかると思いますが、**誰にでも、いつでもよいわけではありません。**

高麗人参は疲れにとてもよい薬であり食材でもありますが、効能が強く体をよく温めます。だから真夏の暑い日に、のぼせやすい方が疲れたからといって食べてしまったら、ますますのぼせてしまいます。

高麗人参はどちらかというと【虚証タイプ】（61ページ）の方に合った食材。そして組み合わせる食材が体を冷やすものだと高麗人参の効果を半減してしまいます。

そしてバナナ、トマトは体を冷やすグループの食材。

バナナは栄養価が高く、食べやすいのでとてもよい食材ですが、南国のフルーツのため、冷えを改善したいという方は少し控えるべきです。トマトもみずみずしい水分やビタミンはいつでも必要なものと思われますが、真冬に冷たいサラダとして食べるのはやはりおすすめできません。血の熱を下げる野菜のため春から夏が一番おすすめの野菜で、つまり旬とも連動しています。栄養素ももちろん大切ですが、**栄養バランスのための食事と、症状を緩和し、予防する薬膳では違う部分もある**ということを理解してください。薬膳では適材適所、症状に合った食材選びと組み合わせが何より大切です。

食べ物は薬ほど効能が強くないため、あまり効果が期待できないと思われるかもしれませんが、病気ではないときに強い効能のものを体に取り入れたら逆に負担になってしまいます。

またひとつの食材だけから摂取するより、同じような効能のものを組み合わせることで効果もプラスアルファになっていきます。これは漢方薬の調合と同じ考え方で、よい効能のもの同士を組み合わせることで、相乗効果やそれ以外の諸症状にも対処していくことができます。

薬食同源、食べ物にもそれぞれ効果があります。うまく組み合わせてバランスを整えていくこと。それにより身近な食べ物でも十分体調を整え、体質を改善していけます。

ただ、食べ物の効能はゆるやかなので、1回食べればすぐに効くわけではありません。日々の養生やケアが何より大切です。旬を楽しみつつ、無理をせずに体調管理をしていきましょう。

注意2　どんな食べ方でもよいわけではない

薬膳では、食材は基本的に生で食べることをあまりおすすめしていません。

特に野菜は少し熱を加えたほうが食べられる量も増え、消化もよくなります。効率的に効能をとり込むためには、何より消化力が大切なので、固いものはしっかり煮込んで食べやすく。繊細なもの、香りがよいものはさっと火を通す程度で、薬膳茶なども活用するとよいでしょう。

手軽でおすすめの調理法は、お粥《かゆ》、スープ、薬膳茶、蒸し料理など。漢方薬のように生薬をコトコト煎じたエキスには効能がしっかり入っており、栄養や効能を逃がさず食べるためには、基本的には流れ出た栄養も丸ごと食べられる煮物やスープがおすすめの調理法です。まとめると、

▼**冷たい状態は避けた方がよい**

冷蔵庫でキンキンに冷えたものをそのまま食べることは特に控え、生で食べるよりも少し温めて食べるほうが消化もよくなります。

▼**体にやさしいのは気候に合わせた調理**

季節によってさっぱりしたものがよい、温かく煮込んだもののほうがよいなど、そのときの気候に合わせて調理するとさらに体想いの薬膳になります。

☑あたたかく消化のよい調理法で

▼調味料は控えめに、でも無理をせず

食材の持つ「味」が効能のため調味料は控えめにして、塩で少々味をつけるのが一般的ですが、毎日の食事では飽きてしまうのでメリハリをつけながら美味しく作ることを心がければ十分です。

▼〝○○カット〟のような極端な制限は必要ない

薬膳はよくある健康レシピのように、糖質や油分カットといった特定の成分を制限するものではありません。例えば、白砂糖も絶対だめ、というものではなく、それぞれの効能を必要なときによくとるようにして、必要がないときはあまりとらないようにします。ひとつめの注意点でもお話しましたが、「これさえ食べればよい」というような誰にでも万能な食べ物はありません。むしろ、その人その人で体調が異なるため、各人のバランスに合った食材を選ぶことが何よりも大切です。

例えば、玉ねぎ酢などの健康レシピが流行りましたが、誰にとってもその効能がよいわけではありません。ひとつの栄養素を毎日それだけ食べていては逆にバランスが悪くなります。季節、体調、症状に合わせて食材を変えていく必要があるのです。

おすすめの調理法と簡単レシピ

栄養を丸ごととれて簡単な、お茶、スープ、蒸し料理のレシピを紹介します。レシピについては、104ページも併せてご覧ください。

お茶

かぜのときにおすすめの薬膳茶

しょうが紅茶

紅茶にしょうがのすりおろしを小さじ1ほど入れるだけ、早く体が温まり、じんわり汗をかくことで余分な熱が放出され、初期のかぜには効果的。しょうがは漢方のかぜ薬にも使われています。

スープ

むくみにおすすめの薬膳スープ

もやしとあさり入りのスープ

砂出ししたあさりを鍋に入れ水200ccともやしをひとつかみ、そして塩昆布をひとつまみ入れて沸騰させたら完成。あさりのお出汁と塩昆布だけで十分味が整う、とっても簡単でおいしい薬膳スープです。

あさりは肝機能にもよく水の代謝を促します。もやしも利尿効果があり二日酔いのスープとして韓国でも飲まれています。

蒸し料理

疲れたときにおすすめ

アスパラの豚肉巻きにんにくソース

豚肉はビタミンB2、アスパラもアスパラギンが含まれていますが、東洋医学的にも豚肉とアスパラは疲労回復によい食材、ポン酢に、にんにくのすりおろしとごま油を少し入れるだけで簡単なソースに。

アスパラを豚肉で巻いて蒸す（セイロやレンジ）だけですが、ボリュームアップにもなりヘルシーで食べやすいやわらかさになります。蒸し料理は栄養を逃さないのでおすすめの調理法です。

注意3　よい食材でも急激にとりすぎてはいけない

●量の目安

食材は、漢方薬のように1日3食に分け、無理なく続けることが大切ですが、必ず1食に取り入れなくとも、1日のトータルバランスで考えれば大丈夫です。

必要量も食材によって変わります（とりすぎ注意なものは、80ページの食材の表をご覧ください）。

例えば、クコの実は1日大さじ山盛り1程度、ごまも大さじ1程度。

私は美容と健康のためにクコの実をほぼ毎日とりますが、朝ヨーグルトにかけたり、薬膳茶としてお湯に入れるなど山盛り1杯程度にしています。よい成分でもとりすぎれば、栄養素や効能が過剰になってしまいます。

小さなものは大さじ1程度、大きなものはひとつかみ、かさばるものは両手で持てる程度が1日の目安です。

例えば、ごまは大さじ1程度、なつめは1～2個、黒きくらげのような乾燥しているものは3～5g程度。野菜などはひとつかみ程度が基本で、菜の花ならば1日2分の1把《わ》、トマトなら1～2個、セロリは2分の1本程度、普段の予防のための食事であれば野菜などは栄養学と同様の感覚で大丈夫です。

☑適量で続けることが大事

●頻度の目安

症状がなく、予防目的であれば季節によい身近な食材などを中心に、その季節の間は週に3、4日は定期的に食べるようにします。

しかし、体質改善では3カ月以上は続けないと効果があらわれません。

私の薬膳教室では、はと麦を半年食べ、目の縁によく出てくる老人性イボが取れたという方や、プーアール茶を3カ月ほど毎日飲んで中性脂肪値が減った方、山芋を半年間、毎日食べて不定期だった生理がきたという方、1年通じて定期的になつめを食べるようになり、貧血がかなりよくなった方、低体温で35度台だった方が1年薬膳料理教室に通い、36度台になって冷え性がかなり緩和されたなど、続けることで体質や症状がちゃんと改善した方たちがいます。

何か気になる症状があるのであれば、しっかり同じものを週に3回程度を目安に、3か月以上続けてとらないと効果はあらわれません。

それに加え、普段の養生は365日同じものを食べてよいわけではなく、季節や天候、自分の体調に合わせて食材を変えていくことが大切です。

急な発熱など具合が悪くなったときに対処する場合は、初期かぜならしょうが茶やしょうが粥《かゆ》などで1日様子を見てみましょう。症状が落ち着いたら普段の養生食に戻ります。ただし、改善しなければ医師や薬局に相談してください。

養生に効く　おもな食材の一覧

113ページからの不調別の解説では、次のような食材を紹介しています。
※文献によって食性などが異なります。

● **食性とは**

体を温める、冷やす性質。程度によっても違い、辛い唐辛子は熱、そのままでも食べられるしょうがは温になります。薬膳で使うものは効能がゆるやかでないと食べにくく、お腹を壊してしまうこともあるため、温か涼、またはどちらでもない平性のものを基本的に使います。

平性のほとんどは主食となる穀類、芋類、豆類。それらを中心に、季節や症状ごとに温性か涼性のものを組み合わせます。

温熱《おんねつ》 体を温める、血行をよくするなど
寒涼《かんりょう》 体を冷やす、解毒、炎症を抑えるなど
温《おん》 しょうが、くるみ、ねぎ、かぼちゃなど
平《へい》 米、サツマイモ、山芋、大豆など
涼《りょう》 蕎麦、トマト、きゅうりなど

● **五味とは**

それぞれの効能となる味。薬食同源、食べ物もそれぞれ味を持っているから効能があると考え、生薬もすべてこの五味と、左で説明した食性で分類されています。

味の効能を知れば、どんな効能があるか少し検討がつくため、知っておくことが大切です。

酸《さん》 気や汗を引き締める…レモン／梅など
苦《く》 熱を下げる、解毒…にがうり／お茶など
甘《かん》 疲れをいやす、痛みを軽減…芋類／穀類等
辛《しん》 発散発汗、新陳代謝、気血を巡らせる…しょうが／ねぎなど
鹹《かん》 老廃物を外に出す、水の代謝を促す…海藻／貝類など

	食材名	食性	五味	効能	注意、備考
あ	アーモンド	平	甘	咳を鎮める、便秘改善、脳を活性化	1日4、5粒を目安に
	赤米	平	甘	食欲不振、貧血、血の巡りの改善、疲労回復	
	あさり	寒	甘 鹹	体の熱を冷ます、むくみ、イライラ改善、水の代謝改善	
	明日葉	寒	鹹 微 苦	血の巡り、熱を鎮める、喉の痛み、むくみ改善	
	小豆	平	甘 酸	利尿作用、毒素排出、むくみ、血の巡り改善	
	アボカド	涼	甘 酸	便秘改善、疲労回復、美肌	

食材名	食性	五味	効能	注意、備考
アロエ	寒	苦	体を潤し便秘、ほてり改善、高血圧の予防・改善	
あわび	平	甘鹹	陰を補う、眼精疲労改善、体の熱を冷ます、イライラ、ほてり、不眠改善	
いか	平	鹹	陰を補う、月経不順改善、精神安定	いか墨は血行促進、瘀血改善（沖縄では産後の回復食）
いちご	涼	甘微酸	体を潤す、イライラ改善、消化力を高める	
いちじく	平	甘	体を潤す、空咳を鎮める、便秘改善	
いわし	温	甘鹹	氣、血を補う、動脈硬化、高血圧、血の滞り改善、老化対策	
いんげん豆	平	甘	氣を補う、胃腸機能を高める、水分代謝、暑気あたり改善	
ウーロン茶	涼	苦甘	脂による消化不良改善、肥満対策、利尿作用	
うずらの卵	平	甘	氣を補う、健脳、虚弱体質改善、精神安定、不眠、めまい改善	
うど	温	辛苦	水分代謝改善、体にたまった湿を排出、関節痛や神経痛、腰痛などの痛み改善	
うなぎ	平	甘	氣、血を補う、耳鳴り改善、老化対策、関節痛改善	
梅	平	渋酸	喉の渇き改善、胃腸機能を高める、吐き気を止める、下痢、便秘改善、汗を止める	
うるち米・白米	平	甘	氣を補う、胃腸機能を高める	
枝豆	平	甘	氣を補う、水分代謝、むくみ改善	
えのきだけ	微寒	甘鹹	氣を補う、胃腸の働きを高める、便秘改善	

	食材名	食性	五味	効能	注意、備考
	えび	温	甘鹹	気を補う、足腰の冷え改善、血行促進、母乳不足改善、補腎	
	オクラ	平	甘苦	疲労回復、陰を補う、消化力を高める、便秘改善	
	オレンジ	涼	甘酸	気の巡り改善、消化促進、口の渇き、二日酔い改善	
か	カカオ	平	苦甘	気を補う、血流改善、水分代謝をよくし尿を出しやすくする、強心作用	
	牡蠣（かき）	平	甘鹹	陰を補う、血を補う、気持ちを落ち着かせる、不眠改善	
	柿	寒	甘渋	体の熱を冷ます、咳止め、下痢止め、二日酔い改善	
	かつお	温	甘	気を補う、血を補う、胃の働きをよくする、老化予防	
	かぼす	寒	甘酸	食欲不振・消化不良の改善、痰を出しやすくする、二日酔い改善	
	かぼちゃ	温	甘	気を補う、疲労回復、息切れの改善、胃腸機能を高める	美肌によいビタミンACEが豊富
	カモミール	涼	甘辛微苦	体の熱を冷ます、気持ちを落ち着かせ不眠やイライラの改善、関節痛の軽減	
	からし	温	辛	寒さをとり胃腸機能の改善、痰を出しやすくする、鼻づまりの改善	
	カルダモン	温	辛	消化不良、食欲不振、吐き気の改善	
	菊花	微寒	辛甘苦	かぜによる炎症症状、喉の痛み、頭痛、イライラ、目の充血改善	
	きゅうり	涼	甘	体の熱を冷ます、水の代謝改善、利尿作用	

食材名	食性	五味	効能	注意、備考
キャベツ	平	甘	胃腸機能を高め胃痛・消化不良の改善、疲労回復	
牛肉	平	甘	気、血を補う、疲労回復、筋力をつけ足腰の衰えの改善	
杏仁（きょうにん）	平	甘	咳止め、便秘、肌荒れ改善	生薬は苦い北杏仁（苦杏仁）
きんかん	温	酸甘辛	気の巡り、胃もたれや食欲不振の改善、痰を出しやすくする	
金針菜（きんしんさい）	涼	甘	体の熱を冷まし、血を補い巡らせる、気持ちを落ち着かせ不眠の改善	
ぎんなん	平	甘苦渋	体を潤し空咳や喘息、おりものや頻尿改善	食べすぎは中毒症状のおそれあり、5 歳以下は与えない
金木犀	温	辛	寒さをとり消化不良、胃痛、気の巡り、梅核気（喉のつまり感）の改善	
クコの実	平	甘	血に栄養を与える、肝機能、腎機能を高める、目の働きをよくする、シミ対策、美肌	1 日大さじ1 杯を目安に
くちなし	寒	苦	熱や炎症を下げる、解毒、目の充血をとる、体の熱を冷まし心を落ち着かせる、イライラ改善	漢方処方で長期服用は禁忌
栗	温	甘	腎機能を高める、腰膝の衰えの改善、胃腸機能を高める、尿もれ予防	
グレープフルーツ	寒	甘酸苦	気の巡り、胃もたれ、二日酔い、気滞証の改善	
黒きくらげ	平	甘	気、血を補う、便秘、不正出血、血の巡り改善	消化不良になりやすいため食べすぎ注意
黒ごま	平	甘	腎機能、肝機能を高める、血を補う、体を潤す、白髪対策	1 日大さじ1 杯が目安

	食材名	食性	五味	効能	注意、備考
	黒砂糖	温	甘	体を温め胃腸機能を高める、食欲不振、血流の改善	
	黒米	温	甘	胃腸機能を高める、腎機能を高める、血流、目のかすみ、耳鳴り改善、老化対策	
	黒豆	平	甘	血流を改善、腎機能を高める、水の代謝改善、老化対策	
	葛粉	涼	甘 辛	体の熱を冷まし、頭痛など熱タイプのかぜの初期症状の改善、体の潤いを作る	
	くるみ	温	甘	腎機能を高める、腰痛・足腰の衰え改善、記憶力アップ	1日3、4粒が目安
	桑の実	寒	甘 酸	腎機能を高める、体の熱を冷まし体を潤す、血を補い白髪・目の疲れ改善	
	玄米	涼	甘	気を補う、胃腸機能を高める、便秘改善	消化が悪いため胃腸の弱い方はお粥などにする
	紅花（こうか）	温	辛	血の滞りによる月経痛・無月経・産後の腹痛改善	効能が強いため1回ひとつまみ程度、月経過多の人や妊婦、高血圧の方は使用禁止
	紅茶	温	苦 甘	体を温める、血、気の巡りをよくする、口の渇き改善	
	高麗人参	微温	微苦 甘	気を補う、疲労回復、病後の体力回復、食欲不振の改善、精神安定、肺の機能を高める	高血圧、妊娠後期の方は控える
	ゴーヤ	寒	苦	暑気あたり改善、吹き出物・腫物の解毒、目の充血改善	
	小松菜	平	甘	血流の改善、胃腸機能を高める、体を潤す、便秘、イライラ改善	

	食材名	食性	五味	効能	注意、備考
	ごぼう	涼	苦	便秘改善、体の熱を冷ます、熱による皮膚のかゆみや腫れ物の改善	
	昆布	寒	鹹	体の熱を冷ます、水の代謝改善、しこりなど硬いものを柔らかくする	
さ	さくらんぼ	温	甘酸	胃腸を温め胃腸機能を整える、気を補う、むくみ改善	
	鮭	温	甘	気血を補う、胃腸機能を高める、疲労回復、血流改善、美肌	
	さつまいも	平	甘	胃腸機能を高める、気を補う、便秘改善	
	里芋	平	甘辛	むくみ改善、胃の機能を調整、消化促進	
	さば	温	甘	気血を補う、胃腸機能を高める、血流改善、疲労回復	
	山査子(さんざし)	微温	酸甘	消化促進、血の滞り、月経痛の改善	
	山椒(さんしょう)	温	辛	体を温める、消化促進、胃腸機能を高める、気の巡り、月経痛の軽減	
	しじみ	寒	甘鹹	体の熱を冷ます、肝機能を高める、余分な湿を尿として排出	
	しそ	温	微苦	発汗、気の巡り改善、胃腸機能の調整、解毒、胃のムカムカ改善	
	シナモン	温	辛甘	発汗、体全体を温める、血の巡りをよくする、関節痛の軽減	
	ジャスミン	温	辛微甘	気の巡り改善、抗うつ、胃腸機能を高める、気持ちを落ち着かせる	
	春菊	平	辛甘	イライラを鎮め肝機能を高める、目の充血を改善、痰を出やすくし肺を潤す	

	食材名	食性	五味	効能	注意、備考
	白ごま	平	甘	便秘、皮膚の乾燥改善、体を潤す	1日大さじ1杯が目安
	白きくらげ	平	甘 淡	体を潤して熱を冷ます、空咳や口の渇きを改善、胃腸機能を高める、美肌	
	じゃがいも	平	甘	胃腸機能を調整、便秘改善、気を補う、胃腸機能を高める	
	しょうが	温	辛	悪寒を伴うかぜの初期症状の改善、発汗、体を温める、吐き気や咳を止める	
	すいか	寒	甘	体の熱を冷ます、暑気あたり予防、喉の渇き、むくみ改善	すいかは天然の「白虎湯」とも言う
	すずき	平	甘	肝腎機能、胃腸機能を高める、むくみ改善、血を補う、めまい、耳鳴り改善	
	すっぽん	平	甘	陰を補う、血の滞り改善、腎機能を高める、疲労回復、老化対策、美肌	
	セロリ	涼	甘 辛	体の熱を冷ます、血流改善、イライラなど精神安定	
	蕎麦	寒	甘	気を鎮める、消化促進、胃腸機能を改善、消化促進、おりもの改善	
た	ターメリック（姜黄）	温	辛 苦	血の滞り、気の巡り改善、月経痛軽減、むくみ、関節痛改善	日本では一般的に姜黄をウコンと呼ぶ
	大豆	平	甘	胃腸機能を高める、疲労回復、気を補う、むくみ改善	
	大根	涼	辛 甘	消化促進、むくみ改善、胃腸機能を調整	
	たこ	寒	甘 鹹	気を補う、血を補う、腰膝の衰えの改善、肌のコラーゲンを増やす、美肌	
	卵	平	甘	体を潤す、血を補う、めまい・痙攣を鎮める、胃腸機能を高める、産後不調の改善	

	食材名	食性	五味	効能	注意、備考
	玉ねぎ	温	甘辛	気の巡り、むくみ解消、胃の機能を高める、血流を促進する	
	たら	平	鹹甘	気を補う、血を補う、胃腸を温め機能を高める、むくみ改善	
	陳皮（ちんぴ）	温	辛苦	気の巡り改善、胃腸機能を高める、むくみ改善、痰を出しやすくし咳止め	陳皮とはミカンの皮を1年以上乾燥させたもの
	唐辛子	熱	辛	体を温める、食欲・消化促進、むくみ改善	辛すぎるものは胃腸を痛めるので控えめに
	冬瓜	涼	甘淡	体の熱を冷ます、水の代謝、むくみ改善、イライラを取り除く、暑気払い	
	豆乳	平	甘	疲労回復、体の熱を冷ます、むくみ改善、体を潤す、喉の痛み軽減	
	豆腐	涼	甘	体を潤す、体の熱を冷ます、炎症を鎮める、胃腸機能を高める	
	とうもろこし	平	甘	胃腸機能を調整、利尿作用、むくみ改善	ひげが生薬で利尿効果が高い
	トマト	涼	甘酸	体を潤す、喉の渇きを止める、胃腸機能を高める、消化促進、体の熱を冷ます、暑気払い、肝機能を調整する、イライラ改善	
	杜仲（とちゅう）	温	甘	肝機能、腎機能を高める、腰膝の衰え、頻尿、不正出血改善、胎動安定	
	鶏肉	温	甘	お腹を温める、気を補う、胃腸機能を高める	
な	なす	涼	甘	体の熱を取り除く、血流改善、利水、胃腸の機能を高める	
	なつめ	温	甘	気血を補う、胃腸機能を高める、精神安定	1日3粒で医者いらずと言われているが、1日1、2粒程度が目安

	食材名	食性	五味	効能	注意、備考
	納豆	温	甘	気を補う、胃腸の働きを高める、血の巡り改善	現代ではナットウキナーゼが血栓予防によいとされる
	梨	涼	甘 酸	口の渇き、咳止め、肌荒れ、喉の痛み改善	
	にら	温	辛 甘	体を温める、足腰の冷え、血流改善、冷えの月経痛軽減	
	にんじん	平	甘	胃腸の働きを補う、目の乾燥の緩和	
	にんにく	温	辛	体を温める、血行促進、冷えによる腹痛や下痢の改善	
	ねぎ	温	辛	寒気を伴うかぜの初期症状、冷え性、気血の巡り改善	
は	麦芽（ばくが）	平	甘	食べすぎ、胃やみぞおちのつかえ、食欲不振改善	
	白菜	平	甘	体の熱を鎮め、口の渇きを改善、利尿作用、便秘改善、胃腸の働きを高める	
	パクチー	温	辛	体を温め発汗させる、気の巡り、消化を助ける、解毒	
	蓮の実	平	甘 渋	心の機能を正常にする、不眠改善、精神安定、下痢やおりもの、尿漏れの改善	
	パセリ	涼	辛	血を補う、消化促進、気を巡らせる、解毒	
	はちみつ	平	甘	胃腸の働きを補う、体を潤す、便秘改善、咳止め、殺菌作用	
	八角	温	辛	体を温める、気を巡らせる、胃の働きを整える	

食材名	食性	五味	効能	注意、備考
はと麦	涼	甘淡	むくみ改善、胃腸の機能を整える、体の熱を冷ます、美肌、関節痛対策	お米1合に対し、大さじ1程度、生薬名ヨクイニン
バナナ	寒	甘	体の熱を冷ます、潤す、デトックス、便秘改善	
パパイヤ	平	甘	胃腸の機能を整え健やかにする、むくみ改善、母乳の出をよくする	
ハブ茶	微寒	甘苦鹹	目の充血をとる、めまい、疲れ目、肝機能、便秘改善	生薬名は決明子（けつめいし）
パプリカ	平	甘	気を巡らせる、胃腸の調子をよくする、イライラ改善	
はも	寒	甘	胃腸の働きを補う、むくみ改善、関節の痺れなどの軽減	
薔薇（マイカイカ）	温	甘微苦	気の巡り、血の巡り、血の滞り改善、体を温める	薔薇の1種。お茶の場合は1回2、3個が目安
ピーマン	平	辛甘	イライラ軽減、気の巡り、食欲アップ	
ひじき	寒	苦鹹	血を補う、むくみ改善、白髪予防	
羊肉	熱	甘	体を温める、胃腸の働きを整える、腎の働きを補う、足腰を温める	
びわ	涼	甘酸	咳、しゃっくり止め、胃もたれ改善	
プーアール茶（熟）	温	甘苦	脂っぽいものを食べた際の消化を助け、胃もたれを改善する、新陳代謝アップ	微生物発酵させたもの
プーアール茶（生）	寒	甘苦	むくみ改善、デトックス	
フェンネルシード	温	（甘）辛	体を温める、気を巡らせる、胃腸の張りや痛みを軽減する	

	食材名	食性	五味	効能	注意、備考
	豚肉	平	甘鹹	体を潤す、腎、血を補う、疲労回復	
	豚の心臓	平	甘鹹	血を補う、心の働きを整える、不眠改善、精神安定	心を補うために心を食す「以蔵補臓」
	ぶどう	平	甘酸	気、血を補う、水の代謝、疲れをいやす、目の疲れの改善、むくみ改善	
	プルーン	平	甘酸	血を補う、腎機能を補う、血の巡り改善	
	ブロッコリー	平	甘	腎機能を高める、胃腸の機能を整える、疲れをいやす、老化対策	
	ほうれん草	涼	甘	血を補う、熱を冷ます、体を潤す	
	ほたて	平	甘鹹	陰を補う、腎を補う、肝機能を正常に保つ、ほてり、耳鳴り改善、精神安定	
ま	まぐろ	温	甘	気血を補う、疲労回復、体を温める	
	松の実	温	甘	体を潤す、咳を鎮める、便秘改善、老化対策	
	みかん	涼	甘酸	気の巡り改善、消化促進、口の渇き改善	みかんの皮は陳皮
	三つ葉	平	辛甘	気の巡り改善、痰を出しやすくする、解毒を促す	
	ミント	涼	辛微甘	初期かぜの体内の熱を冷ます、喉の痛み、頭痛、気の巡り、イライラ改善	
	もち米	温	甘	胃腸機能を高める、汗を抑える、体を温める、母乳不足、疲労改善	
	桃	温	甘酸	体を潤す、血流改善、咳を鎮める、肌荒れ、便秘改善	
や	山芋	平	甘	気を補う、腎機能、肺機能を高める、消化促進、老化対策	

	食材名	食性	五味	効能	注意、備考
	ゆず	涼	甘酸	気の巡り改善、胃腸機能を高める、咳を鎮める	
	湯葉	平	甘淡	肺機能を高める、胃の働きを改善、痰を出しやすくする、汗を抑える	
	百合根	平	甘微苦	体を潤す、空咳を鎮める、気持ちを落ち着ける、不眠改善	
	ヨーグルト	平	甘酸	体を潤す、便秘予防、乾燥による皮膚のかゆみを抑える	
	よもぎ	温	苦辛	体を温める、月経痛や不正出血、水の代謝改善	
ら	らっきょう	温	辛苦	冷え、胸痛、動悸、気血の巡り改善	
	龍眼（りゅうがん）	温	甘	気血を補う、気持ちを落ち着ける、胃腸機能を高める、不眠改善	高血圧の方、のぼせやすい方は控える
	緑茶	涼	苦甘	熱を冷ます、体を潤す、頭痛改善、利尿作用、目の働きをよくする、解毒	
	緑豆（もやし）	寒	甘	体の熱を冷ます、二日酔い、暑気あたり改善、利尿作用、解毒	緑豆はあずきよりひと回り小さい豆で、もやしよりも解毒効果が高い
	レバー	温	甘辛	肝機能、腎機能を高める、血を補う、目の働きをよくする	鶏レバーは食べやすいのでおすすめ
	レモン	涼	甘酸	熱を冷まして体を潤す、消化不良改善、疲労回復、つわり改善	レモンの皮は気の巡り、消化促進
	れんこん（生）	寒	甘	血の巡り改善、熱を冷まして体を潤す	
	れんこん（熟）	平	甘	胃腸機能を高める、血を補う、下痢改善	
	ローズマリー	温	辛	気持ちを落ち着ける、血流改善、胃腸機能を高める、不眠改善	

	食材名	食性	五味	効能	注意、備考
わ	わかめ	寒	鹹	痰を出しやすくする、水の代謝改善、体の熱を冷ます、便秘改善	
	わさび	温	辛苦	胃腸の冷え、水の代謝、鼻づまり改善	

発酵食品

食材名	食性	五味	効能	注意、備考
甘酒	温	甘	疲労回復、体を温める、血の巡り改善、消化促進、冷え改善	
酒	温	甘辛苦	気と血の巡り改善、体を温める、関節痛の軽減	
酒粕	温	甘辛	気を補う、血の巡り、消化促進、体を温める	
酢	温	酸苦	血の巡り改善、消化促進	
みそ	温	甘鹹	お腹を温める、疲れを補う、胃腸機能を高める	
みりん	温	甘	胃腸機能を整える、体を温める	

調味料

食材名	食性	五味	効能	注意、備考
オリーブオイル	平	甘渋苦	喉の痛み改善、皮膚の乾燥対策	
こしょう	熱	辛	お腹を温める、食欲不振、消化促進	
ごま油	涼	甘	肌の乾燥、便秘改善	
しょうゆ	寒	鹹	熱を下げる、解毒	
塩	寒	鹹	熱を下げる、血を浄化、解毒	

私のゆる薬膳

私も毎日必ず薬膳料理を作っているわけではありません。薬膳の考えは頭に入れながらも、忙しい毎日の中で頑張りすぎず、できることをやっています。

毎日のルーティン

- ＊ 朝は1杯の白湯から。朝ごはんは消化によく温かいものを基本に。でもパンやシリアルも週に2回ぐらいは食べます
- ＊ 季節ごとによいものは必ず冷蔵庫にストック。時間のあるときに保存食も作ります（例えば黒きくらげのきんぴら、白きくらげのシロップ煮など→P110）
- ＊ 薬膳茶でちょい足し薬膳。寒い日は紅茶にシナモンや目がしょぼしょぼしているときや喉が痛いときは菊花茶など

1日にちょい足しゆる薬膳1 week

※春の例：「肝」によいもの、すっきりしたものを心がけます。【　】内は薬膳の食材

● 月

朝：少し寒かった日。朝は冷凍ごはんでパパっと薬膳粥。【山芋、くるみ、クコの実】のみトッピング

昼：冷凍うどんで葛粉でとろみをつけた【しょうが】うどん

夜：【セロリ】入り餃子と野菜のナムルとあさりのスープ

● 火

朝：たまにパン食／トーストと目玉焼きとフルーツ

昼：外食で【参鶏湯《さむげたん》】。**外食でもできれば体によいものを選ぶ**

夜：会食でイタリアン。**季節の野菜を選ぶ**

● 水

朝：シェントウジャン（鹹豆漿）／【クコの実、くるみ】で**潤いもアップ**

昼：外食で蕎麦

夜：和食／【菜の花のおひたしとあさり】の味噌汁に鶏の照り焼き。**春の養生を意識しながら簡単レシピ**

● 木

朝：ヨーグルトに【クコの実、くるみ、桑の実】トッピング。**アンチエイジングも欠かさず**

昼：自宅で軽くおにぎりと味噌汁

夜：台湾風の【薬膳スープ】と豆腐料理。**週に一度はベジの日に**

● 金

朝：ヨーグルトと果物で簡単に

昼：打ち合わせで外食

夜：「一週間お疲れ様」の気持ちで軽くワインに合うもの

● 土

週末は食べたいもの+季節の野菜をたっぷりと蒸し野菜で

● 日

夜に【菜の花とあさりのパスタ】、【トマトスープ】など。**イタリアンだけど薬膳で**

漢方薬のはじめ方と気をつけること

漢方薬の特徴や入手方法は？

113ページからの各症状別の養生法では、薬膳による食養生を基本としていますが、かぜなどの急な症状や、薬膳だけでは効果が出ないときなどに頼りたい漢方薬も紹介しています。日本の薬膳や漢方は、もととなった中医学に沿って、診断や薬も中国のものも学ぶことが基本になっていますが、体質体調、気候に合わせた養生が大切だと定義づけられているため、**日本人の体質に沿った食材選び、養生法を主軸にしています。**薬膳と同様に気をつけることの説明の前に、まずは、日本の漢方薬について知っておきましょう。

●漢方薬の特徴〈1〉―西洋薬との違い

西洋薬は人工的に化学合成して作られ、大抵ひとつの有効成分で作られ、血圧を下げたり、熱を取ったりするなど、ひとつの症状に即効性があります。

一方、漢方薬は天然自然の原料（生薬）を用いた薬で、2種類以上の生薬を一定の割合で組み合わせて作られます。副作用がないわけではありませんが、体にとって負荷が少なく、複数の有効成分が含まれているため、ひとつの漢方薬でさまざまな症状に効くのも特徴です。

漢方薬に使われる生薬

漢方薬の原料（生薬）は、植物や、動物、鉱物など天然自然のものの薬効がある部分を加工（切る、蒸す、乾燥など）したもので、次のようなものがあります。

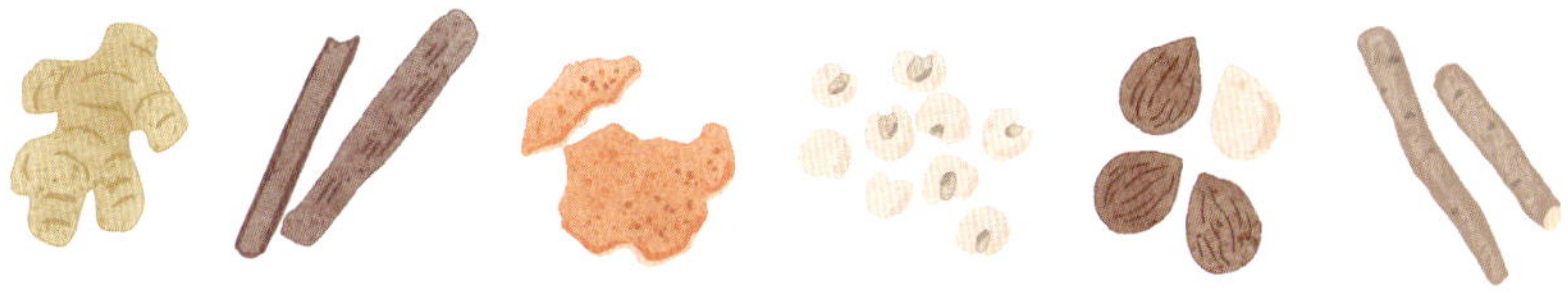

＊ **生姜**（しょうきょう）…かぜ薬などに配合。食べ物の「しょうが」の生薬名。

＊ **桂皮**（けいひ）…かぜ薬に配合。スパイスとしてとても身近なシナモンとほぼ同様のもの。

＊ **陳皮**（ちんぴ）…温州みかんの皮、気の巡りの薬として、また咳止めやかぜ薬に配合。しっかり乾燥したものを指す。

＊ **はと麦**（はとむぎ）…ヨクイニンと呼ばれる生薬。イボ取りの薬として皮膚科で処方されるほか、リウマチの薬にも配合。食べ物では、雑穀米やはと麦茶などがある。

＊ **杏仁**（きょうにん）…咳止めの生薬。厳密には苦（く）杏仁という甘くない杏仁の方が薬として使われており、甘い杏仁は甜（てん）杏仁と言われ、杏仁豆腐に使われる。

＊ **芍薬**（しゃくやく）…植物の芍薬の根が生薬として使われ、貧血や冷え性の方など女性の血の巡りの症状によく配合されている。

「漢方のような薬膳」の誤解

たまに「漢方がたくさん入った薬膳」という言葉を聞きますが、東洋医学における日本の漢方医学を意味する「漢方」が入ったというのは間違い、「漢方薬」が入ったという言い方がまだましですが、これも間違いです。

漢方薬は2種類以上の生薬を一定の割合で組み合わせたものを指しますので、たとえば葛根湯や麻黄湯などそれらがすべて入ったものになってしまいます。

「漢方薬でも使われているような食材」という言い方が正解です。

● 漢方薬の特徴〈2〉─中医学との違い

日本漢方（漢方）は飛鳥時代（中国の隋、唐の時代）に遣唐使としておもむいた際に日本に持ち帰った中国の医学（中医学）を参考に、日本人の体質に沿い、診断もわかりやすくするなど独自に進化したものです。漢方は医学の名前で、漢方薬は処方されたその薬を指します。

中医学と日本漢方では重視する診察法の違い（日本は腹診、中国は脈診）や、扱う薬や量なども違います。日本は処方する生薬の種類や量も少なく、強い薬をあまり出しません。そもそも体質が違うため、かかりやすい病気も違います。

● 漢方薬の特徴〈3〉─種類や入手の仕方

日本で現在製造販売が承認されている漢方処方は294処方（一般用漢方製剤）、一方、医療保険の適用のあるものが148処方（内4処方は医療用のみ）あります。**処方箋が必要な医療用漢方製剤とドラッグストアや薬局で購入できる一般用漢方製剤に分類されています。**

症状に沿ってしっかり治療することを目的に処方してもらうにはやはり医師にかかる必要がありますが、深刻な症状ではない場合、日々の薬膳の助っ人として、ドラッグストアで気軽に買える漢方薬を利用できると心強いと思います。

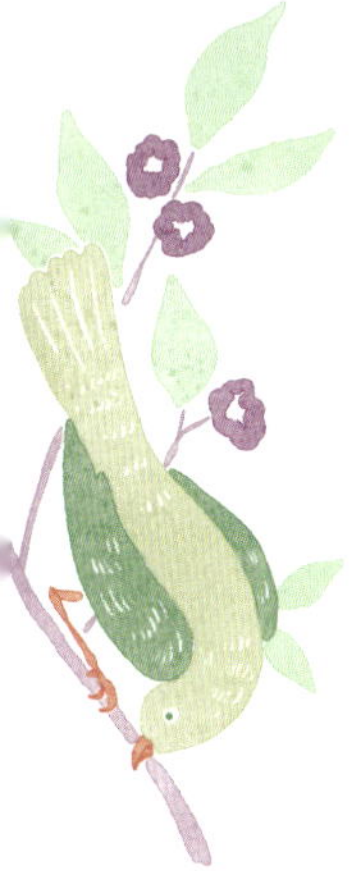

ここに注意！漢方薬の3つの要点

私も薬膳とともに漢方薬について学び、医療登録販売者の資格も取ってからは、ドラッグストアで入手できる漢方薬も活用しています（▽101ページ）。

❖

西洋の薬と同様に、ドラッグストアで手軽に入手できる漢方薬には、かぜ薬から胃薬、何となく不眠が続く、精神的に少し不安感が強くなったときの精神的な薬、直接的な体の症状の薬など本当に役立つ薬が数多くあります。

それらはもちろん病院に行くほどでもないときに使うものですが、そうすることで未然にちょっとした症状をくいとめることができ、病気を悪化させることも少なくなります。

まずは、漢方薬を難しそうと思わずに、慣れ親しんでいただき家庭の薬箱に取り入れてみてください。

漢方薬とつき合っていく上で、3つの気をつけたい点があります。

- 注意1　漢方薬はすぐに効くもの、そうでないものがある
- 注意2　ひとつの症状に対し当てはまる漢方薬はひとつではない
- 注意3　薬によって服用の仕方が違う

これらについて次のページから順に説明していきます。

☑薬膳との併用や長所を知る

注意1 漢方薬はすぐに効くもの、そうでないものがある

普段の養生や、ちょっと喉が痛い、熱が出そうといった初期症状までは薬膳や薬膳茶で対処することが可能です。でも、病院に行くほどではないものの、熱が出た、お腹が痛いなどすぐに改善したい症状がある場合、漢方薬に頼ってみることをおすすめします。

漢方薬はかぜ薬など即効性があるものと、効能があらわれるまでに2週間から3カ月ほどかかる薬があります。これらはおもに体質改善の薬です。**漢方においで長年の体質や慢性的な症状は、強い薬で表面的な症状を打ち消すのではなく、しっかり原因に向き合い、体調を見ながら時間をかけて直していかなければいけないからです。**

また、自分の体質に合った薬を服用することが大切で、そうでないと効果があらわれにくくなります。こうした特性は、副作用が少ないという長所であることも理解しておきましょう。

もちろん病院に行けるときは、そうしてください。ドラッグストアで手に入るのは基本的にゆるやかな薬効のものが多いため、症状が重い、薬の効果を感じられない場合は医者にかかることが大切です。

☑体質ごとに
合う薬も
違ってくる

注意2 ひとつの症状に対し当てはまる漢方薬はひとつではない

症状が同じでも体質によって選ぶ漢方薬が違います。体力が比較的ない方、ある方、などの注意書きがあります。それは強い薬か弱い薬かの違いをあらわしていますので、注意が必要です。

本書では体質の違いで例えば次のような注意点があり、体質別に薬を紹介しています。

▼**胃の弱い方**…強い薬は控えます。同様に高齢の方、幼児も同じです。

▼**暑がりの方**…血行がよくなる薬は、のぼせやすくなってしまうため注意が必要。服用する場合は医師に相談しましょう。

▼**冷え症の方**…利尿の薬などは体を冷やしやすいので気をつけましょう。

❖

症状別に紹介している漢方薬はあくまで一般的な例として症状に沿った漢方薬を2、3取り上げています。ドラッグストアで売っているもののほか、医師の処方が必要なものがあります。最初は自分の体調に合うかどうか、しっかり漢方薬局や医師に相談して試すことをおすすめします。

注意3 薬によって服用の仕方が違う

食後の服用が多い西洋薬と違って、漢方薬は食前、食間に飲むように指示されているものが多くあるため、服用のタイミングに注意しましょう。体への負担が少ないとは言え、胃腸に負担がかかるものは食後になっており、処方箋を確認してから飲むようにしてください。また、**漢方薬を2種以上飲む場合や西洋薬も飲んでいる場合は、必ず医師や薬剤師に確認してください。**

▼**エキス製剤**…（顆粒のものや液体のもの）液体のものはそのまま、顆粒のものはできるだけ温かいお湯でゆっくり飲みます。

▼**丸薬**…温かいお湯で飲みます。

▼**軟膏**…漢方でも軟膏薬もいくつかあります、代表的なものは紫雲膏、火傷の妙薬で家にストックしておくのをおすすめします。

▼**湯剤**（煎じ薬）…生薬自体が刻まれてブレンドされているものは、1日分ごとに処方されているので、1日分を600ccの水で30分〜50分かけて煮出して半分位まで煎じたものを1日3回に分けて飲みます。1回目は温かいうちに3分の1の量をゆっくり飲み、残った分はビンなどに入れて冷所に保存し、飲むときに少し温めてから飲みます。

☑服用の仕方、タイミングに注意

私のストック ドラックストアの漢方薬

私はドラッグストアでも買える漢方薬を自宅に10種以上ストックしており、参考までに一部をご紹介します。かぜ薬や息子のニキビのときの黄連解毒湯など、病院に行くほどでもない症状に役立っています。

＊ **半夏厚朴湯《はんげこうぼくとう》**…少しイライラが続く、または不安感で動悸《どうき》がするときに飲むと気持ちが落ち着きます。私のお守り代わりのお薬一番バッター。

＊ **補中益気湯《ほちゅうえっきとう》**…疲れが長引いていると感じたときに1週間程飲んでみる。

＊ **麦門冬湯《ばくもんどうとう》**…乾燥がひどく空咳がするとき、2、3日続けて飲みます。

＊ **銀翹散《ぎんぎょうさん》**…喉が痛いかぜのお薬。私は喉が弱いので、常備しています。

＊ **紫雲膏《しうんこう》**…火傷のヒリヒリした痛みがすっと消えて早く治ります。

＊ **加味帰脾湯《かみきひとう》**…胃腸が弱く少し不眠気味な方に処方されるもの。少し不眠が続くと思ったら、これを飲むと比較的すっと眠れます。

＊ **六君子湯《りっくんしとう》**…胃の調子がいまいちのとき、2、3日飲んで様子を見ます。

＊ **当帰芍薬散《とうきしゃくやくさん》**…顔のシミが気になったり、貧血気味だと感じたとき、薬膳料理もしっかり食べながら、併用することも。

＊ **五苓散《ごれいさん》**…むくみの薬ですが、二日酔いの頭痛にとてもよく効きます。お酒をよく飲むので助かっています。

サプリメントとの併用は?

サプリは健康維持に飲むもので食品のカテゴリーに入ります。

それならば、食材の代わりにサプリを漢方薬と併用したほうが効率的に思えるかもしれませんが、サプリも西洋薬と同様に例えばある植物などからひとつの栄養素を抽出したものがほとんどなので、ひとつの効能をずっと体に入れることは負担がかかります。体質やそのときの体調に合っているかどうかも気をつけたい点です。

鉄分や亜鉛、ビタミン不足で補給のために一時的に服用するならよいですが、同じ効能のものをずっと続けていいわけではありません。まずは、食事をしっかりとって内臓を動かす、「食べる」ことが免疫力にもつながります。

100の不調別　解説ページの見方

113ページからの症状別の解説について次のような項目で説明しています。

1…【関連する6タイプとその他のタイプ】

6タイプ（60ページ）以外に外的、内的要因による以下のタイプを記載。

陰虚《いんきょ》…体内の陰である「水」と「血」が不足したことによって、ほてりなどの熱っぽい症状があらわれる状態。寝汗、手足のほてりなど更年期や加齢でよく見られる状態。

気逆《きぎゃく》…「気」が逆流する状態。上半身に向かって「気」が逆流するため、突然の頭痛やめまい、動悸、激しい咳、吐き気、嘔吐などの症状が出ます。

寒《かん》…外的要因である気候、天候によってかぜを引き、悪寒などが顕著にあらわれた状態。また内的要因で冷たいもののとりすぎで胃腸が冷えて下痢になるなどがある。

熱《ねつ》…外的要因である気候、天候によってかぜを引き熱が顕著にあらわれた状態。また内的要因で辛いものの食べすぎで胃腸が熱を持ってしまい胃の状態が悪化する。

2…【漢方薬】

症状に合う漢方薬を、処方箋が必要な医療用漢方製剤を含めて紹介しています。記載したものは一般的な処方名となります。症状によって違う処方の場合もあるため、経過が思わしくない場合は必ず医師に相談しましょう。

漢方薬についての注意事項

- 加味逍遙散《かみしょうようさん》、加味帰脾湯《かみきひとう》など、くちなし（山梔子）が配合されているものは長期服用は避けてください。
- 八味地黄丸《はちみじおうがん》は五車腎気丸《ごしゃじんきがん》で代用できます。
- 芍薬甘草湯《しゃくやくかんぞうとう》には、甘草《かんぞう》（グリチルリチン酸）が多く含まれ、個人差がありますが、時として低血症を来たし、偽アルドステロン症（顔や手足のむくみ、体重増加、脱力感、嘔気など）やミオパチーを起こす副作用がありますので長期服用する場合は医師に相談しましょう。

東洋医学における原因や
対処法など

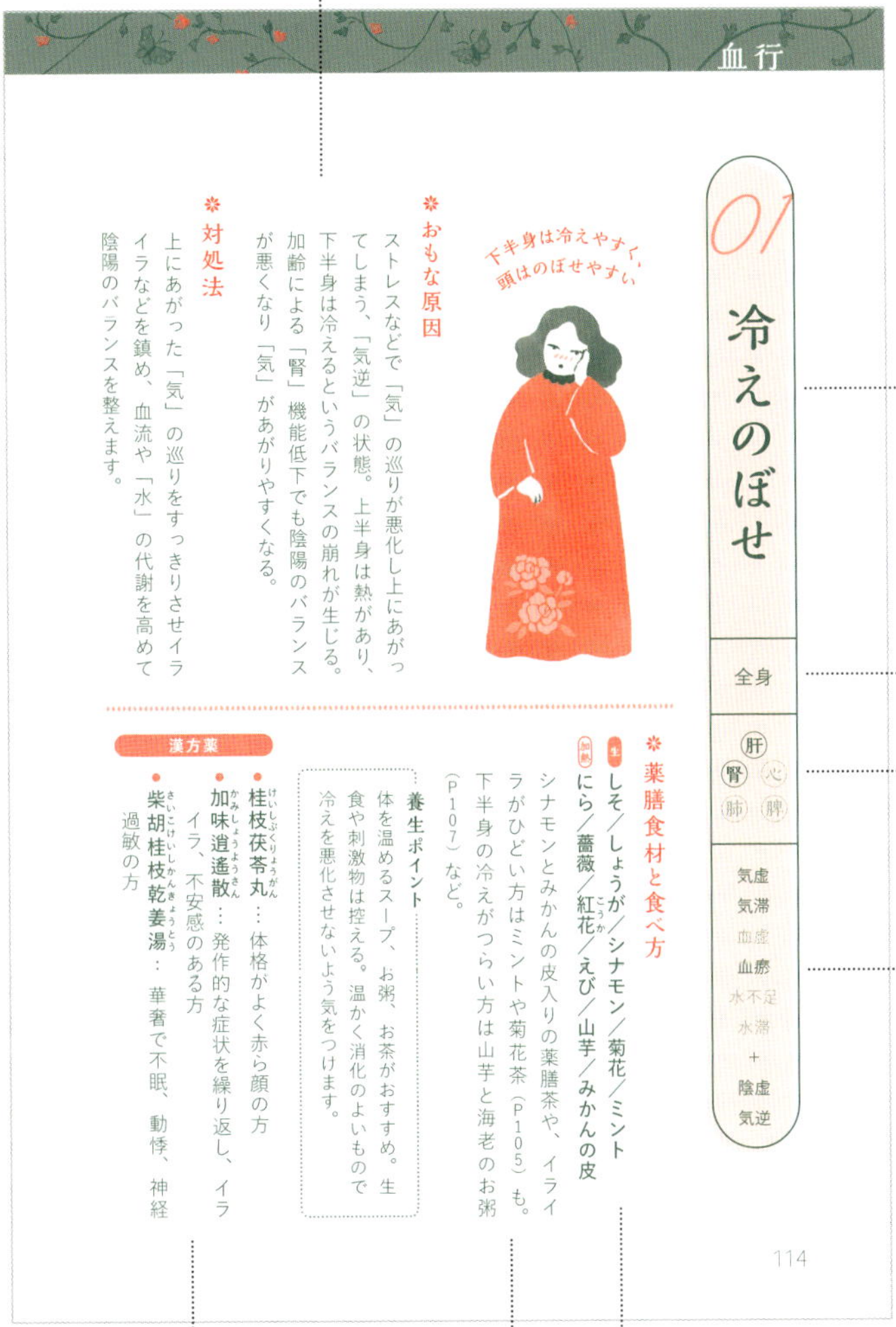
血行

01
冷えのぼせ

全身

肝 心 脾 肺 腎

気虚
気滞
血虚
血瘀
水不足
水滞
＋
陰虚
気逆

✽おもな原因

ストレスなどで「気」の巡りが悪化し上にあがってしまう、「気逆」の状態。上半身は熱があり、下半身は冷えるというバランスの崩れが生じる。加齢による「腎」機能低下でも陰陽のバランスが悪くなり「気」があがりやすくなる。

✽対処法

上にあがった「気」の巡りをすっきりさせイライラなどを鎮め、血流や「水」の代謝を高めて陰陽のバランスを整えます。

✽薬膳食材と食べ方

生 しそ／しょうが／シナモン／菊花／ミント

加熱 にら／薔薇／紅花《こうか》／えび／山芋／みかんの皮

シナモンとみかんの皮入りの薬膳茶や、イライラがひどい方はミントや菊花茶（P105）も。下半身の冷えがつらい方は山芋と海老のお粥（P107）など。

養生ポイント

体を温めるスープ、お粥、お茶がおすすめ。生食や刺激物は控える。温かく消化のよいもので冷えを悪化させないよう気をつけます。

漢方薬

- 桂枝茯苓丸《けいしぶくりょうがん》…体格がよく赤ら顔の方
- 加味逍遙散《かみしょうようさん》…発作的な症状を繰り返し、イライラ、不安感のある方
- 柴胡桂枝乾姜湯《さいこけいしかんきょうとう》：華奢で不眠、動悸、神経過敏の方

114

【症状名】
巻末232ページからの症状別索引からも調べられます。

【体の部位】

【関連する五臓】

1

2

お茶、お粥、スープ、つくりおきレシピは104~111ページを参照。

「生」はそのまま食べられる食材ですが、火を通したほうが消化吸収はよくなります。

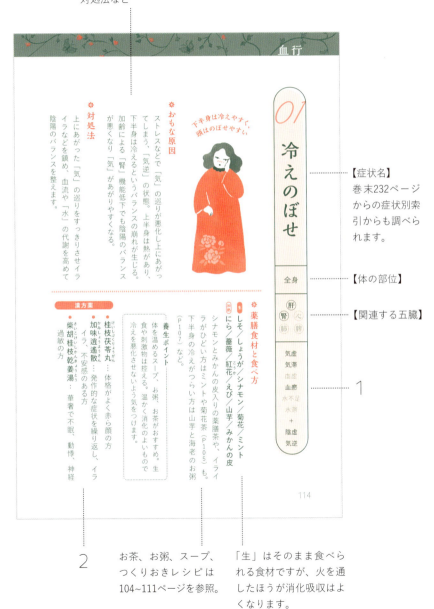

お茶

薬膳 基本のレシピ

お湯をカップ1杯程度そそぎ、2、3回お湯を足して飲んだり、400ccほどのお湯をティーポットに入れて作りましょう。中国茶器では蓋碗で中身をせき止めて飲みます。

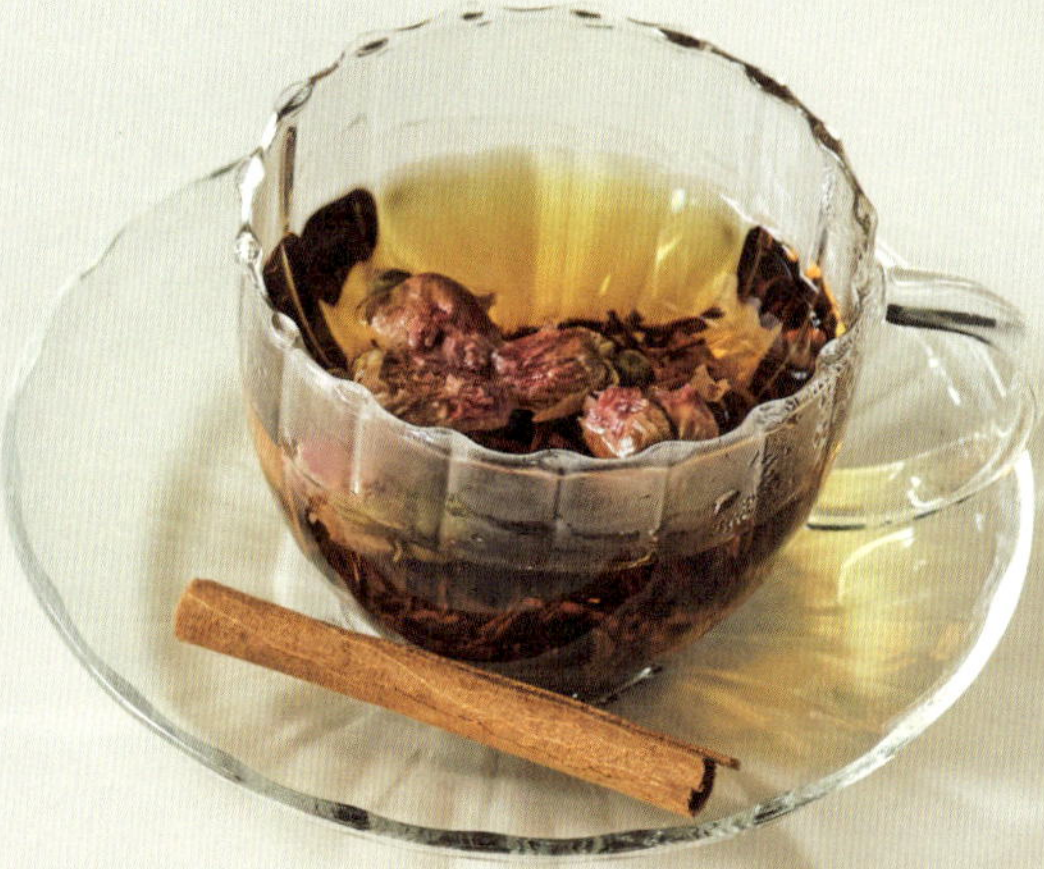

手足の冷えなどに

薔薇とシナモン入りの紅茶

（1人分）

薔薇（マイカイカ）茶…3、4粒
シナモン…約1/2本
紅茶の茶葉小さじ1をグラスに入れてお湯をそそぐだけ。

「気持ちもほぐれるリラックスタイム」

(左)

PMSの気分の落ち込みに

しそ入りしょうが茶

(1人分)

しそ…1枚
しょうが…2スライス程(千切り)

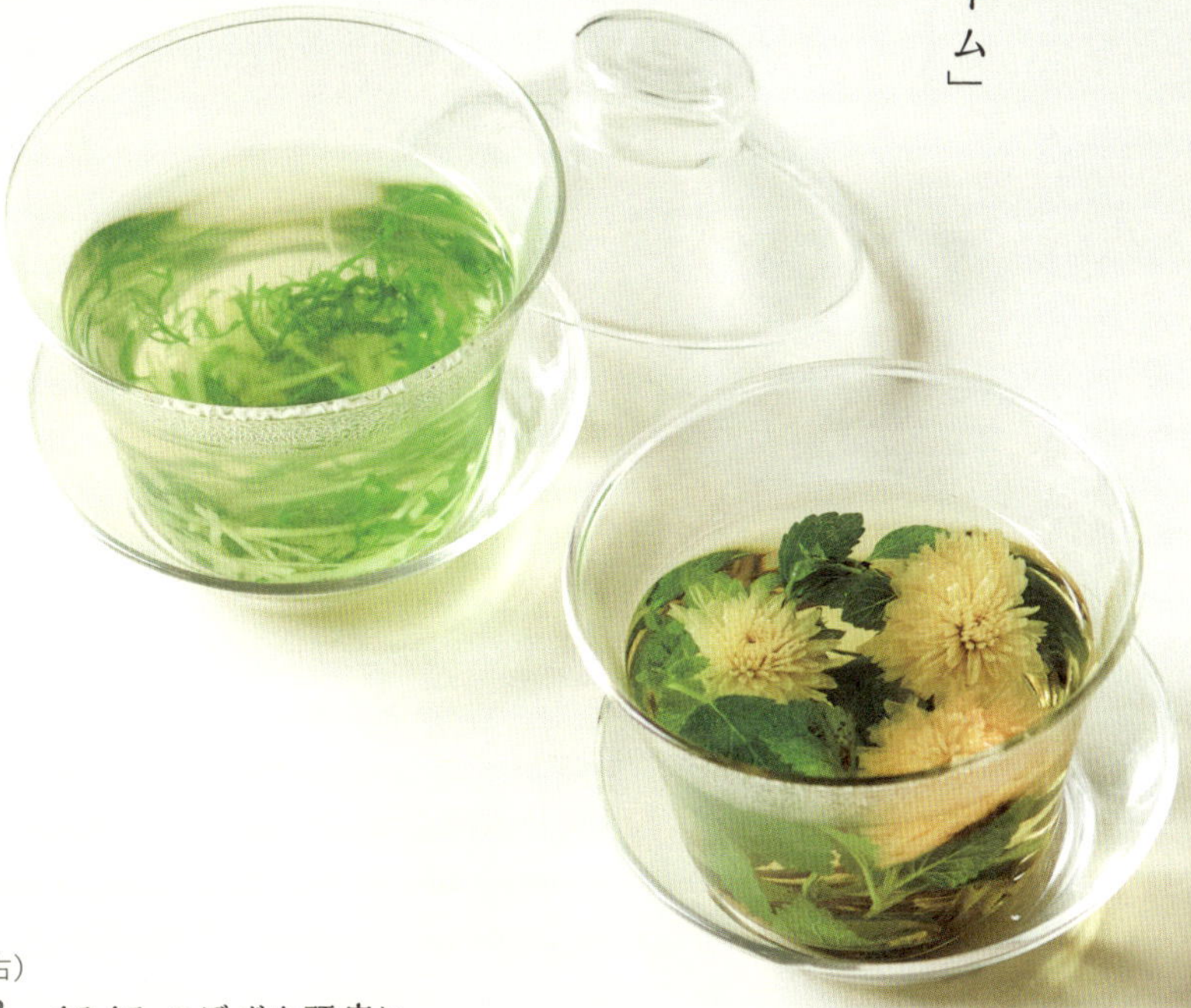

(右)

イライラ、のぼせや頭痛に

菊花とミント入りの緑茶

(1人分)

菊花…2、3個
ミント…ひと掴み
緑茶の茶葉…約小さじ1
緑茶の代わりにお湯だけで飲んでも。
紅茶の茶葉は効き目をダウンさせるためNG。

お粥

消化によく、手軽に作って食べられるお粥は、具材の効能を丸ごと取り入れられ、食欲がないときにもおすすめです。お米からの場合は、水を2倍にして作ります。

むくみの強い方に

小豆とはと麦のお粥

（2人分）

はと麦…15g
小豆…15g
ごはん…お茶碗1杯分
塩少々

小豆とはと麦を水に浸し、30分程下ゆでしてからごはんと水500ccを入れ、さらに20分程煮る。小豆がやわらかくなったら完成。

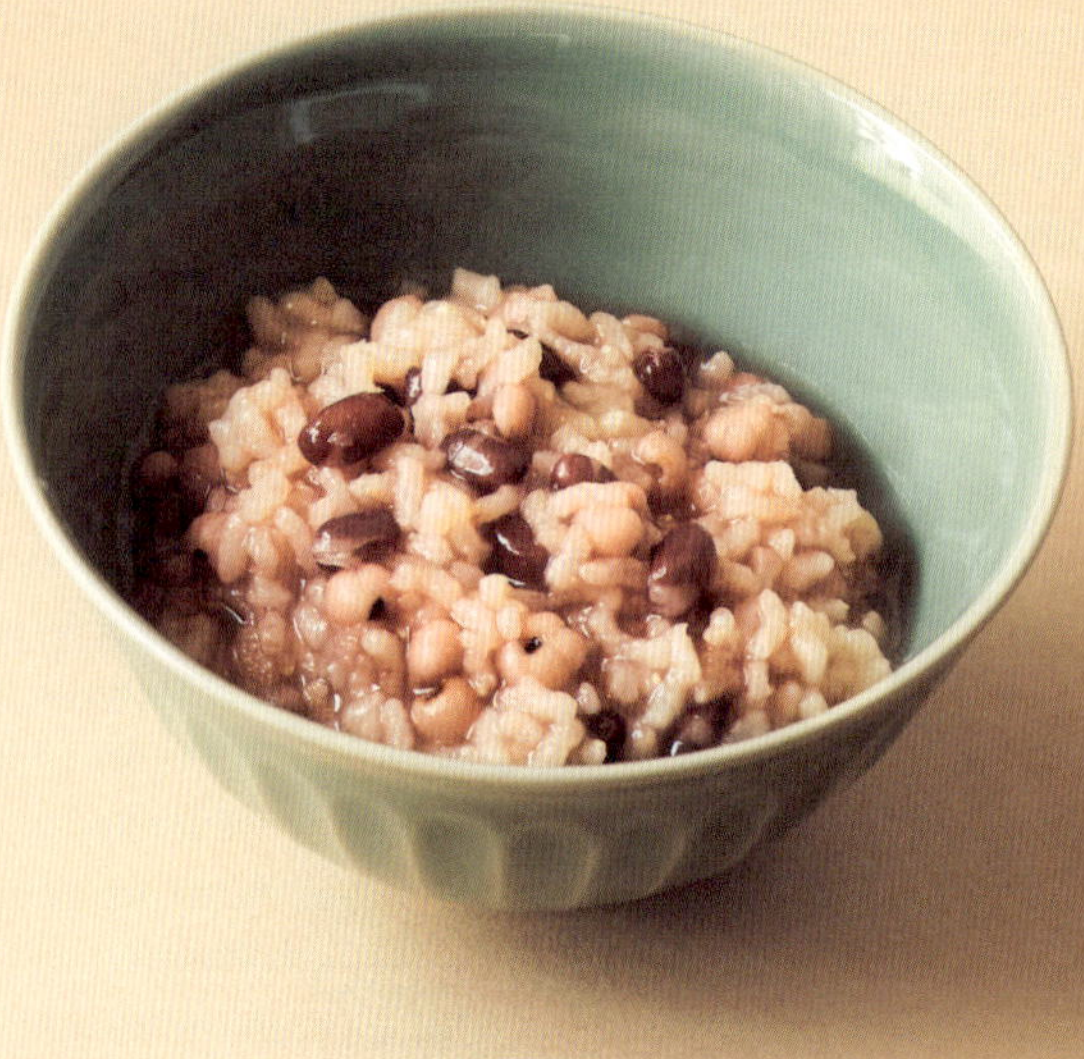

「素材の効能を
やさしい味わいでいただく」

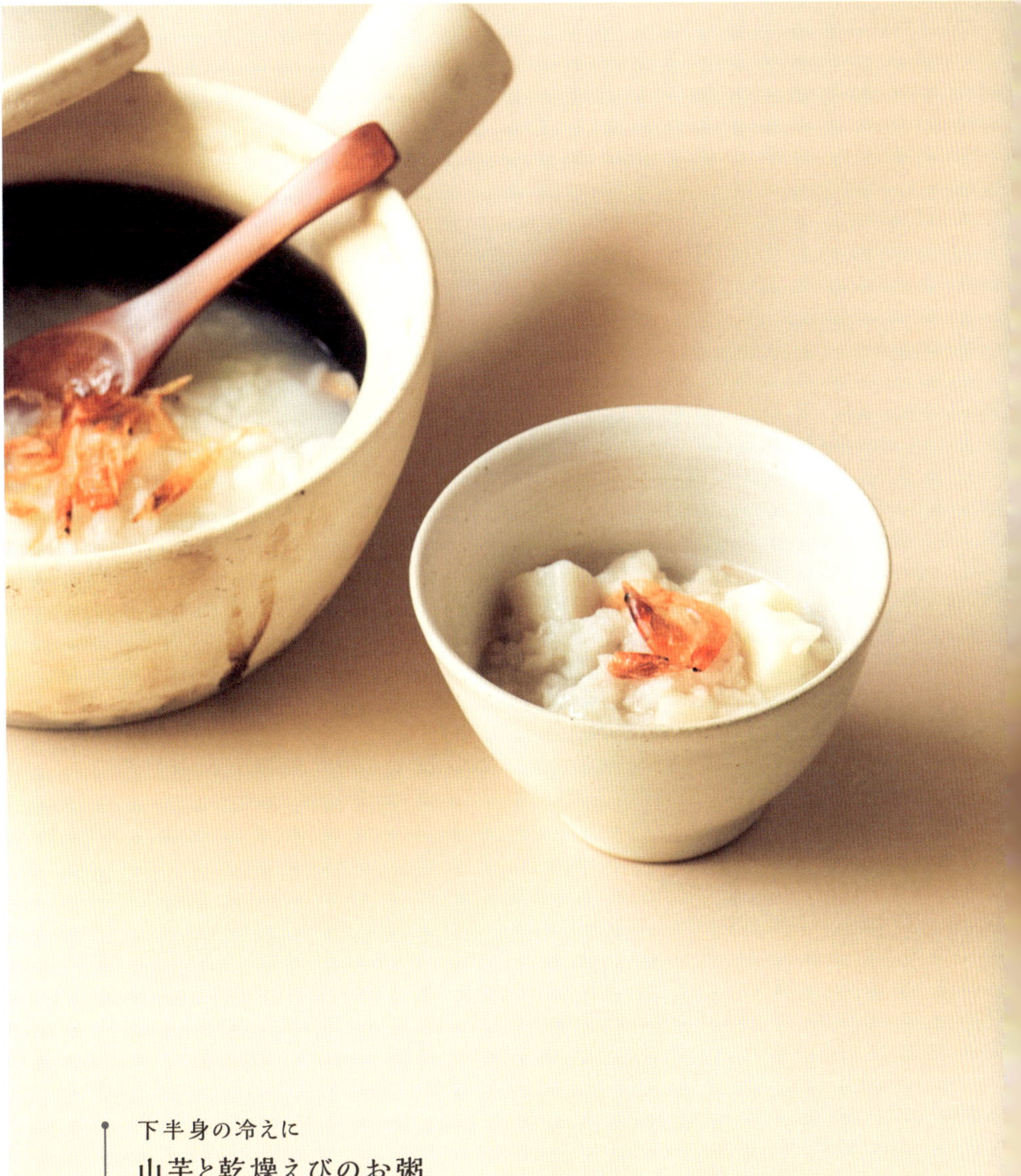

下半身の冷えに

山芋と乾燥えびのお粥

（2人分）

山芋…80g
乾燥えび…約大さじ1
しょうが…5g
ごはん…お茶碗1杯分
山芋は一口大に切り、しょうがは千切りにしたものを鍋に入れ、ごはんと水500ccを加えて20分ほど煮込み、塩で味を調える。
乾燥えびはお好み焼きの具など手頃な市販品を使います。

スープ

お粥と同様に、具材の栄養を丸ごと取り込めます。どれも素材のうま味を引き出しているため調味料はほとんど使いません。

「ヘルシーなのに驚くほどクリーミー」

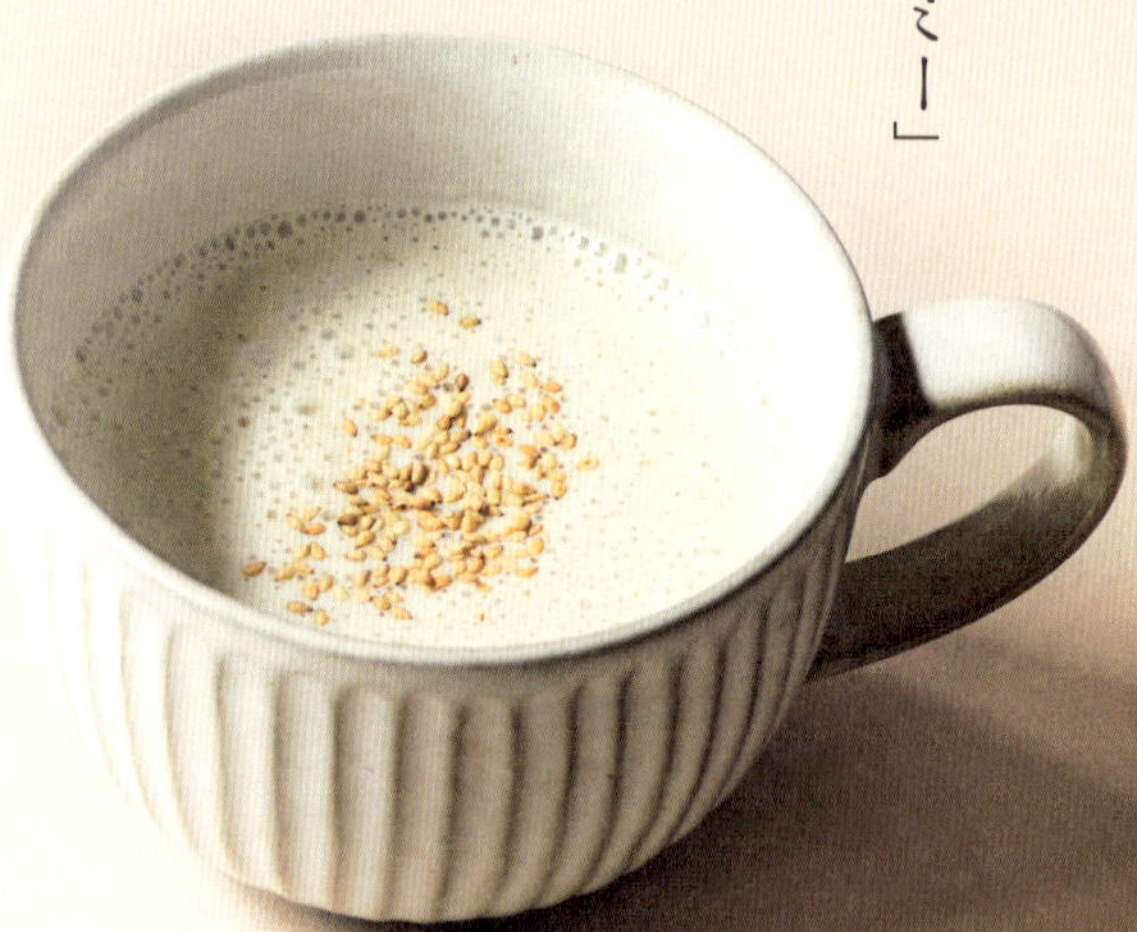

便秘の悩みに

ごぼうと白ごまと豆腐のポタージュ

(2人分)

ごぼう…50g程度　白ごま…大さじ2　豆腐…1/3丁
豆乳…200cc　塩少々　にんにく…小さじ約1/2（すりおろし）
オリーブオイル…大さじ1

①鍋にオリーブオイルを熱し、ごぼうをささがきにしたものを少しこんがりするまで炒める。
②豆乳と白ごま、にんにくを加えて、さっと熱を加えたら豆腐も入れ、ハンドミキサーかミキサーでなめらかになるまでよく撹拌する。仕上げに塩で味を調え、好みで白ごまをふりかける。

「あさりと塩こんぶの
うま味に感動」

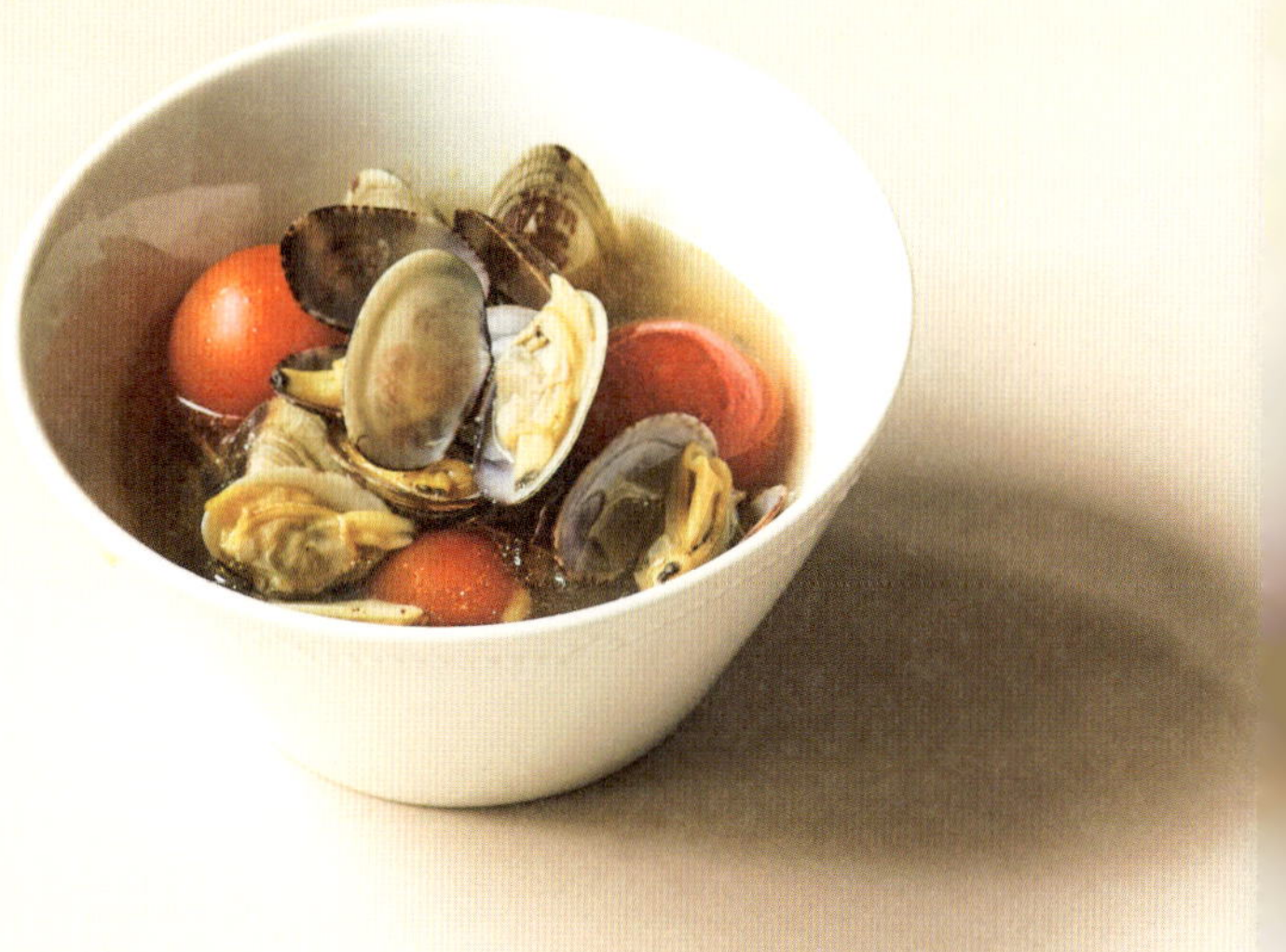

ホットフラッシュに

トマトとあさり入りのスープ

（2人分）

プチトマト…5、6個　あさり…150g　塩昆布…大さじ1
しょうが…千切り少々　ごま油…大さじ1

鍋にごま油を入れ、しょうがの千切りをさっと炒めてから、水500ccと砂抜きしたあさり、プチトマトを入れて5分ほど煮込む。あさりの殻が開いたら塩昆布を入れる。

つくりおき

忙しいときや普段のおかずにもう一品。作りやすい分量のため、好みの分量で作り、冷蔵庫で保存しましょう。保存期間は4〜5日程度が目安です。

「ぷるぷる触感を
冷んやりスイーツで」

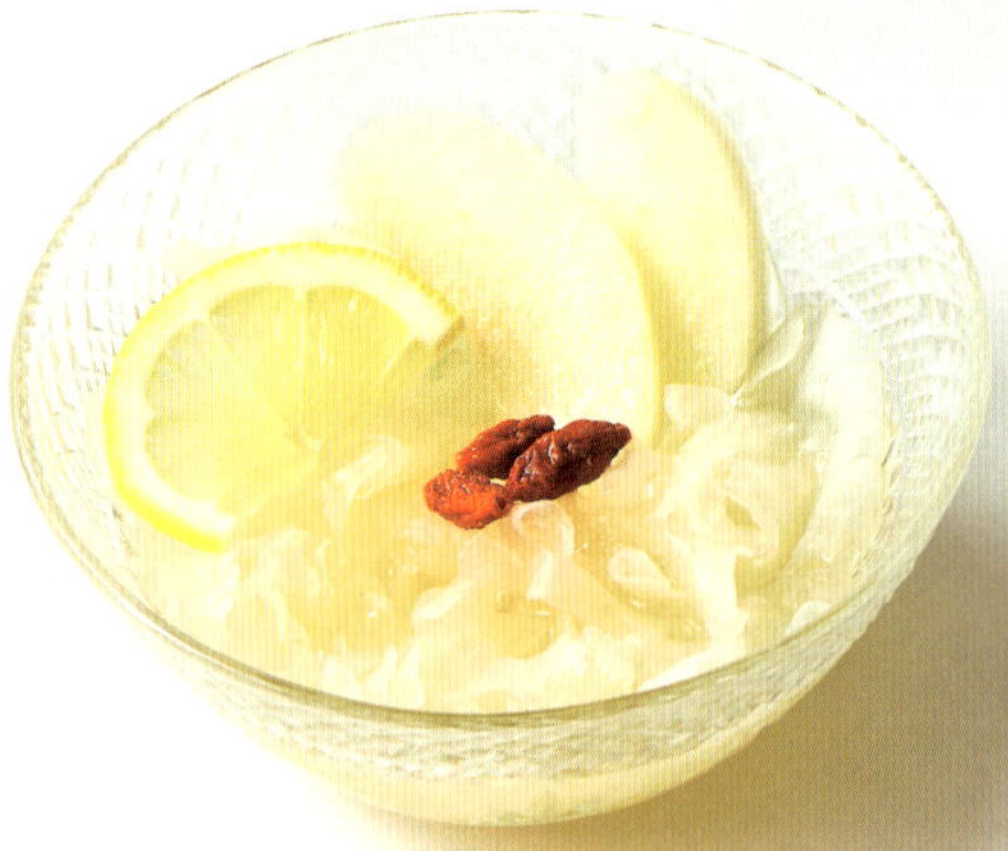

お肌のうるおい対策に

白きくらげのシロップ煮

(4〜6人分)

白きくらげ…15g　はちみつ…大さじ3〜4（または砂糖）

①白きくらげを水に戻してから、大きなものは少し小さく刻んで鍋に入れる。
②水とはちみつを加えて約600ccの水で1時間程煮込む。途中水気がなくなったらひたひたになるまでさらに水を入れて、白きくらげにとろみがついたら完成。
季節ごとのフルーツやクコの実をのせていただきましょう。

「コクのある味が家族に大人気」

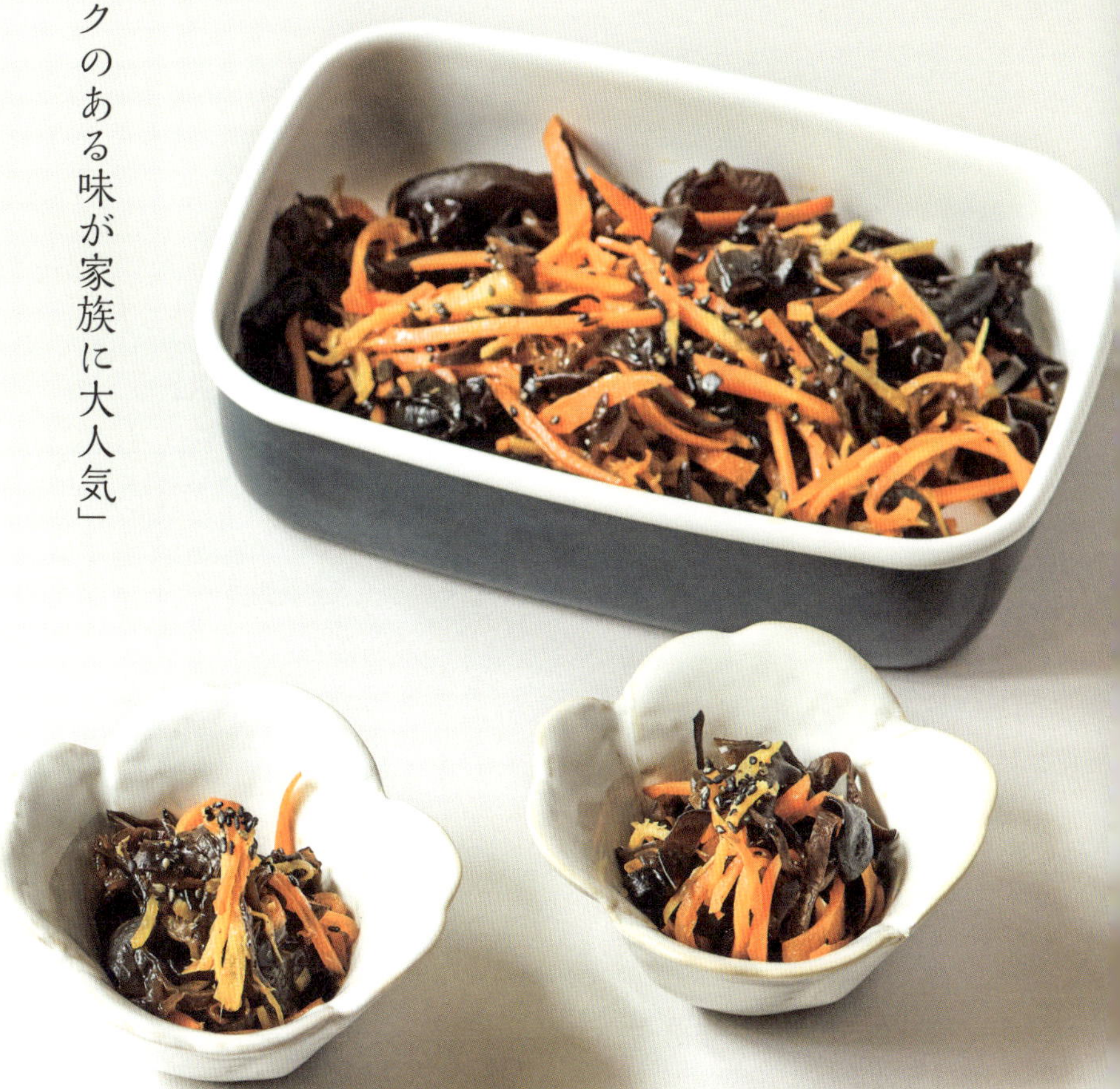

血虚の方に
黒きくらげとにんじんのきんぴら

（4～6人分）

黒きくらげ…15g　にんじん…1/2本　しょうが…20g　しょうゆ…大さじ2
みりん…大さじ1　ごま油…大さじ1

①黒きくらげは水で戻してからさっとゆでて千切りに。にんじんとしょうがは千切りにしておく。
②ライパンにごま油を入れ、しょうがとにんじんを先に炒めてから黒きくらげ、調味料を入れ5分程、水分が少なくなるまで炒める。仕上げに黒胡麻をのせる。

Column
肆

食べるだけではダメ?
普段できる「ながら運動」のすすめ

薬膳だけをやっていれば健康になるわけではありません。
年をとるにつれ筋力の低下は深刻なロコモティブシンドロームにもなりますし、血流や水の代謝、気の巡りにもちょっとした運動が大切です。

毎日8000歩以上歩くのが理想らしいですが、私も無理!

運動は1日に20分程度、じんわり汗をかくぐらいでも大丈夫。ランニングやジムに毎日行かなくてもよいのです。

中国では昔から気功がよいとされています。じんわり汗をかくことで血流や水の代謝を整えます。筋肉にも負荷をかけ、精神統一にもつながりこころのバランスにも貢献します。日本だとラジオ体操でもよいですね。

私が普段やっているのは、日常生活の中でできる「ながら運動」。参考までに紹介します。今は、買い物もネットの注文で家に届けてくれますが、忙しいとき以外はできるだけ体を動かせるとよいですね。できる範囲で代謝アップを心がけましょう。紫外線対策のしすぎでビタミンD不足で骨折する方も増えているようです。朝は太陽の日を少し浴びることも忘れずに。

【ながら運動】

- ☑ 朝晩の歯磨きタイムにスクワットを20回ずつ
- ☑ 買い物時に袋を上げたり下げたりして腕の筋肉アップを
- ☑ 電車ではできるだけ立ってつま先を上下、座るときはひざをしっかりつける
- ☑ 階段は足を高く上げてゆっくりのぼって足の筋力アップ
- ☑ 駅でもできるだけ階段を使って、ちょっとの有酸素運動
- ☑ 椅子に座っているとき、定期的に足を上下にあげさげして太ももと腹筋を鍛える

100の不調別　解説

- 各症状は、更年期など特定の年代で起こりやすい症状があることを踏まえ、同じ症状でも、複数の項目で取り上げているものがあります。
- 予防に重きをおく薬膳は、東洋医学の観点から説明しており、漢方薬はおもに日本でよく使われている薬を取り上げています。
- 100の不調は女性によく見られる不調を取り上げていますが、薬膳や漢方薬の処方は女性特有の症状以外は、女性以外にも適用可能です。
- 文中で使用したおもな用語については、巻末236ページをご覧ください。

01 冷えのぼせ

全身

肝 心 腎 脾 肺

気虚
気滞
血虚
血瘀
水不足
水滞
＋
陰虚
気逆

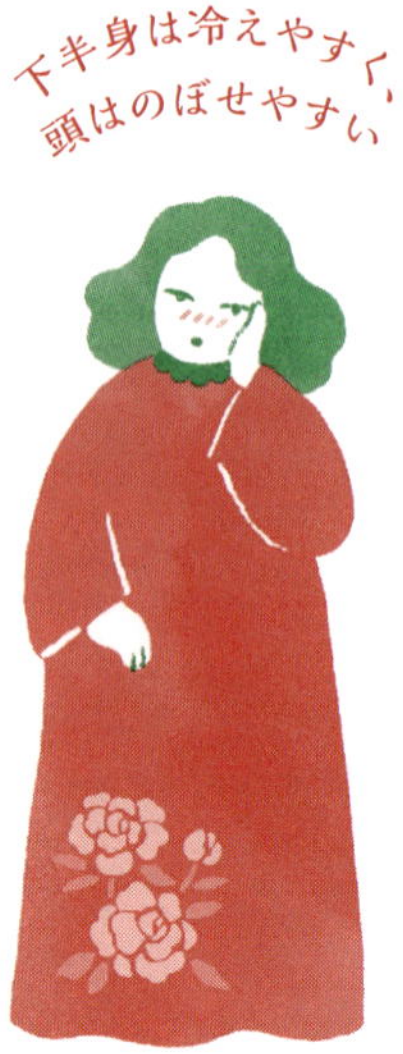

✿おもな原因

ストレスなどで「気」の巡りが悪化し上にあがってしまう、「気逆」の状態。上半身は熱があり、下半身は冷えるというバランスの崩れが生じる。加齢による「腎」機能低下でも陰陽のバランスが悪くなり「気」があがりやすくなる。

✿対処法

上にあがった「気」の巡りをすっきりさせイライラなどを鎮め、血流や「水」の代謝を高めて陰陽のバランスを整えます。

✿薬膳食材と食べ方

生 **しそ／しょうが／シナモン／菊花／ミント**
加熱 **にら／薔薇／紅花《こうか》／えび／山芋／みかんの皮**

シナモンとみかんの皮入りの薬膳茶や、イライラがひどい方はミントや菊花茶（P105）も。下半身の冷えがつらい方は山芋と海老のお粥（P107）など。

養生ポイント
体を温めるスープ、お粥、お茶がおすすめ。生食や刺激物は控える。温かく消化のよいもので冷えを悪化させないよう気をつけます。

漢方薬

- **桂枝茯苓丸《けいしぶくりょうがん》**…体格がよく赤ら顔の方
- **加味逍遙散《かみしょうようさん》**…発作的な症状を繰り返し、イライラ、不安感のある方
- **柴胡桂枝乾姜湯《さいこけいしかんきょうとう》**…華奢で不眠、動悸、神経過敏の方

「肝脾心肺」と関連し、「血」だけでなく「気」の巡り、「水」の代謝も関わる。冷えやストレスなど精神にも影響します。

02 手足の冷え

手足

肝 心 脾 腎 肺

気虚
気滞
血虚
血瘀
水不足
水滞

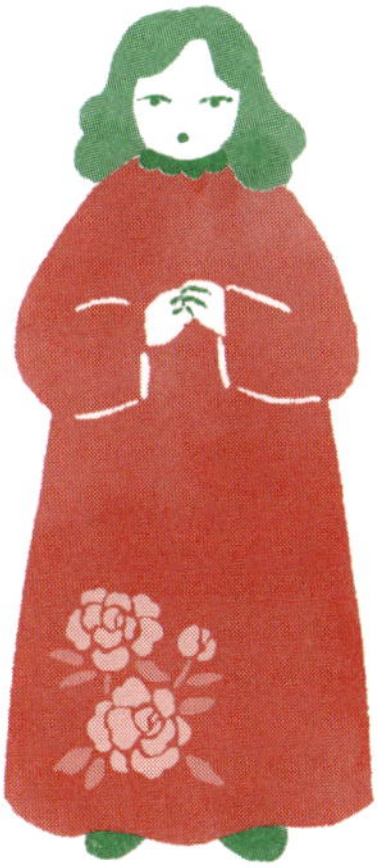

✽おもな原因

体の末端まで血流が届かない状態。虚弱で体の「血」を巡らせる力が低下したことによるものや、「血虚」「血瘀」「気滞」が原因となる。

✽対処法

血流改善には「気」の巡りを高め「血」を巡らせる。「血虚」の方は「血」を補い、「血瘀」の方は「血」を浄化して血行促進を心がけます。

✽薬膳食材と食べ方

生 なつめ／しょうが／シナモン／ベリー類／玉ねぎ

加熱 紅花《こうか》／薔薇／紅茶／にら／レバー

「血」を巡らせる作用があるシナモンと薔薇入りの紅茶（P104）。貧血気味の方はレバーとなつめの甘辛しょうゆ煮（P131）や、にらと玉ねぎの炒め物。

養生ポイント

胃腸虚弱の方は消化のよいものを食べるよう心がけ、冷たいものを控えて、「気血」を巡らせるようにします。

漢方薬

- **当帰芍薬散《とうきしゃくやくさん》**…虚弱でむくみやすく貧血傾向の方
- **当帰四逆加呉茱萸生姜湯《とうきしぎゃくかごしゅゆしょうきょうとう》**…冷えると頭痛や腹痛が起こり、しもやけができる方
- **十全大補湯《じゅうぜんたいほとう》**…貧血傾向、乾燥肌で、食欲がなく疲れやすい方

03 全身の冷え

全身

肝 心 腎 脾 肺

気虚
気滞
血虚
血瘀
水不足
水滞

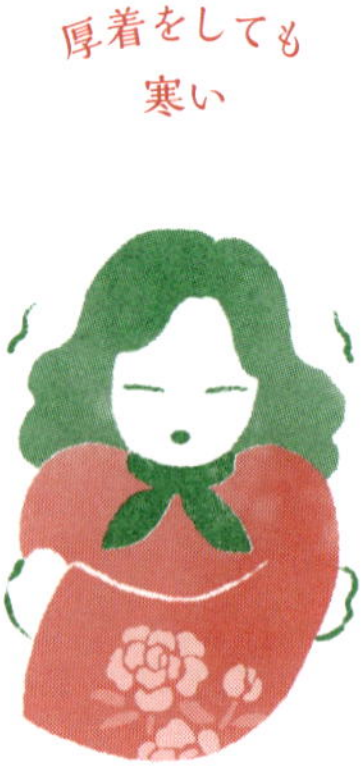

おもな原因

虚弱によるものや、血流不足、代謝の低下、胃腸機能低下により体を温める力が低下して冷えやすくなる。東洋医学では体のエネルギーの元は「腎」にあると考えられています。

対処法

胃腸機能を高めて温かく消化のよいものでしっかり栄養をとり、「気血水」の巡りをよくする。虚弱の方は「腎」によいものも取り入れる。

薬膳食材と食べ方

生 **くるみ／なつめ／シナモンなどスパイス類／柑橘類**

加熱 **高麗人参／薔薇／山芋／紅茶／レバー／ほうれん草／にんにく／しょうが／鶏肉**

エネルギーを高める消化のよいなつめと鶏肉とにんにく入りのスープや、貧血の方には02のレバーとなつめの煮物も。「腎」によい山芋とスパイスを使ったスープなど。

養生ポイント

虚弱の方は胃腸力も弱いことが多く、消化がよく栄養のあるもので体を温めます。高麗人参などの食薬も使って体力の底上げも心がけましょう。

漢方薬

- **十全大補湯《じゅうぜんたいほとう》**…貧血傾向で疲れやすい方
- **真武湯《しんぶとう》**…強い倦怠感、下痢、ふわふわする方
- **人参湯《にんじんとう》**…食欲なく下痢しがちで尿量が多い方

04

高血圧

血液

肝 心 腎 脾 肺

気虚
気滞
血虚
血瘀
水不足
水滞

肩がこる
頭痛がする

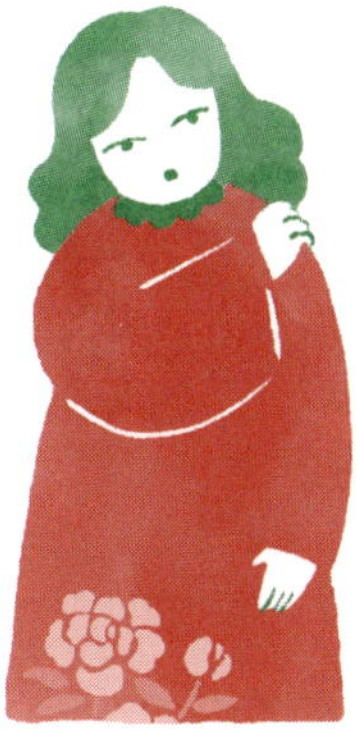

おもな原因

高血圧の原因は遺伝的なものや長年の生活習慣の偏りなど。東洋医学ではストレスなどによる「気」の巡りの低下、「血瘀」によるものや「水」の代謝が悪い「水滞」が原因の場合などがあり、原因に合わせた対処が必要です。

対処法

病院で治療中の方は医師の判断をあおいでください。予防、改善のためには「気」を巡らせ、「血」を浄化し巡らせるものをとり、余分な「水」の排出を考えます。

薬膳食材と食べ方

生 **セロリ／春菊／玉ねぎ／トマト**

加熱 **黒きくらげ／山芋／緑豆もやし／あさり／いわし**

「気」を巡らせるセロリと春菊入りのサラダや、「血」を巡らせる青魚のいわしと玉ねぎのマリネ。「水滞」はあさりと緑豆もやし入りのスープなど。

養生ポイント

脂っこいもの、刺激物を控え、潤いのある食事を心がける。ストレスをためないようにして、香りのあるものを生活に取り入れます。

漢方薬

- **大柴胡湯《だいさいことう》**…体格がよく上腹部が張る方
- **柴胡加竜骨牡蛎湯《さいこかりゅうこつぼれいとう》**…右記に似て神経過敏、動悸のある方
- **黄連解毒湯《おうれんげどくとう》**…赤ら顔で興奮しやすい方
- **釣藤散《ちょうとうさん》**…体格普通、朝に頭痛のある方

05

低血圧

血液

肝　心　腎　脾　肺

気虚　気滞　血虚　血瘀　水不足　水滞

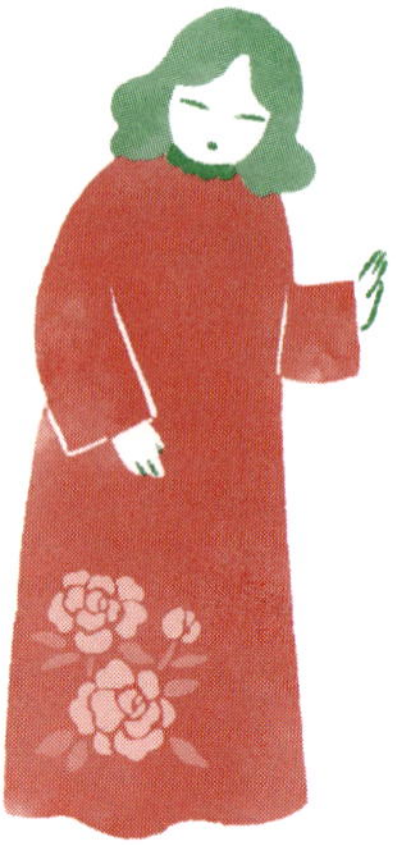

おもな原因

虚弱体質、「血虚」、血行の悪い方、「水滞」による血流不足による。胃腸虚弱でも「血」不足、血流不足になるため、原因に合わせた対処が必要です。

対処法

「心」と「脾」の機能を高めて血流の改善に努めます。貧血の方は「血」を補うものを中心に、胃腸虚弱の方も温かく消化のよいものをとり、しっかり「気血水」のバランスを整える。

薬膳食材と食べ方

生 なつめ／龍眼肉《りゅうがんにく》

加熱 鶏レバー／黒きくらげ／金針菜《きんしんさい》／鶏肉／紅花《こうか》／山芋／はと麦／あさり

貧血の方は02のレバーとなつめの煮物や、金針菜となつめ入りのお茶など。「水滞」の方はあさりとはと麦入りのスープなど。

養生ポイント

冷たいもの、脂っこいものは控える。消化のよいものをとる。

漢方薬

- 苓桂朮甘湯《りょうけいじゅつかんとう》…立ちくらみがある方
- 六君子湯《りっくんしとう》…食欲がなく、胃もたれする方
- 十全大補湯《じゅうぜんたいほとう》…冷え性で貧血傾向の方
- 補中益気湯《ほちゅうえっきとう》…十全大補湯で胃腸障害がでる方
- 真武湯《しんぶとう》…冷え性で、ふらつき、下痢をきたす方

06

貧血

血液

肝 心 脾 肺 腎

気虚
気滞
血虚
血瘀
水不足
水滞

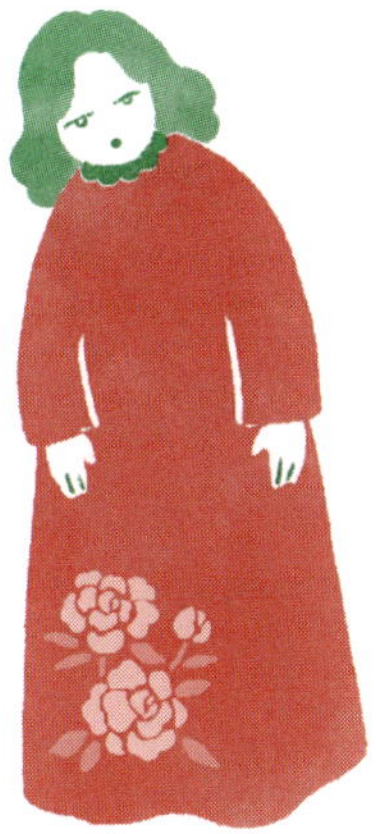

おもな原因

胃腸機能の低下で出血や「血」を生み出すことができずに「血虚」となるほか、生命力の源である「腎」機能の低下によるものなど。「心」機能の低下でも血流不足になる。多くは月経による出血が原因の「鉄欠乏性貧血」。

対処法

胃腸機能を高め、消化のよいもので「血」と「気」を補い、血流を改善します。

薬膳食材と食べ方

生 **なつめ／龍眼肉《りゅうがんにく》／黒ごま／レーズン／クコの実**

加熱 **鶏レバー／まぐろ／赤身肉／ほうれん草／黒きくらげ／山芋／金針菜《きんしんさい》／ベリー類**

貧血の方は02のレバーとなつめの煮物や、クコの実とベリーのジュース煮など。胃腸の調子が悪い方はなつめと牛肉入りのスープでしっかり「気血」を補う。

養生ポイント

消化のよいもので胃腸力を高めて「肝」機能や「腎」機能によい赤いもの、黒いものをしっかりとります。頭や目の使いすぎでも「血」が足りなくなるので、使いすぎに注意。

漢方薬

- **当帰芍薬散《とうきしゃくやくさん》**…冷え性でめまい、むくむ方
- **十全大補湯《じゅうぜんたいほとう》**…食欲不振、疲労倦怠感のある方
- **芎帰膠艾湯《きゅうききょうがいとう》**…慢性の出血で、貧血が強い方

07 イライラ

メンタル

肝 心 脾 腎 肺

気虚
気滞
血虚
血瘀
水不足
水滞
＋
気逆

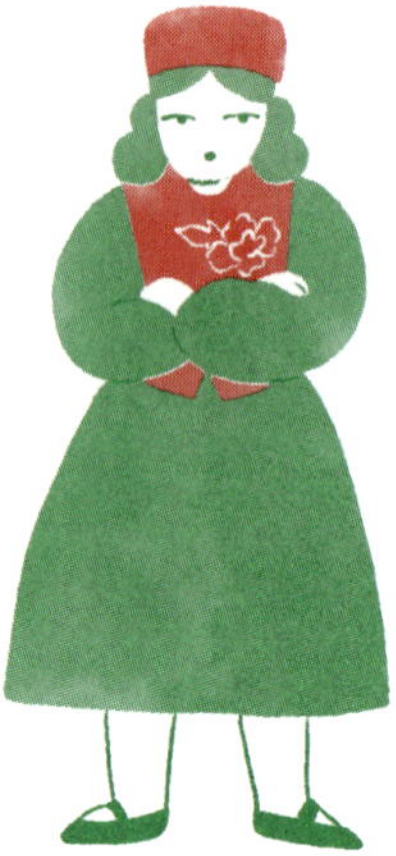

✽おもな原因

ストレスにより「気」の巡りが悪くなり、月経でも経血と関連する「肝」の気が停滞するとともに「血」も停滞し「血瘀」の状態に。悪化すると「気」や「血」が逆流し、イライラしやすくなります。

✽対処法

「血」を浄化し流れをよくするものと、「気」の巡りもよくする柑橘系などで「肝」機能を正常化し、イライラした気分をすっきりさせます。

✽薬膳食材と食べ方

生 **セロリ／ミント／トマト／グレープフルーツ**

加熱 **いか／小松菜／金針菜《きんしんさい》／菊花**

イライラを鎮めるセロリといかのさっぱり炒めや菊花入りミント茶、グレープフルーツ入りのサラダなど。

養生ポイント

脂っこいもの、刺激物など体内に熱がこもるようなものは控える。さっぱりしたもの、潤いのあるものをとるようにし、気持ち的にもリラックスを心がけます。

漢方薬

- **抑肝散《よくかんさん》**…怒りが強く、不眠もある方
- **加味逍遙散《かみしょうようさん》**…発作的なのぼせと、不安感、うつ症状がある方
- **桃核承気湯《とうかくじょうきとう》**…イライラ、のぼせが強く、便秘がちな方

月経には「肝脾心腎」が関連し、「血」の巡りは血流不足だけでなく、ストレスや、「水」の代謝、冷えなども原因になります。

08 倦怠感

全身

肝 心 脾 腎 肺

気虚
気滞
血虚
血瘀
水不足
水滞

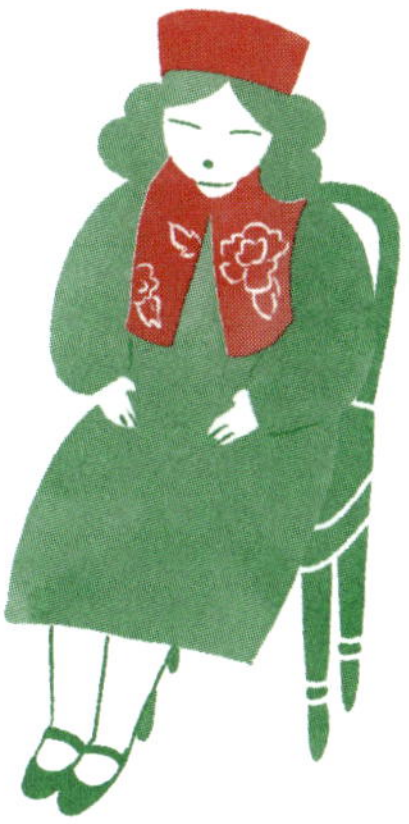

おもな原因

疲労感が続く状態。月経などで貧血気味になることで「血虚」となり、「気」の巡りが悪くなることによってやる気も低下する。

対処法

まずは「血」を補い、「気」の巡りもよくする柑橘系や香草類なども活用して気分を転換し、やる気を高めます。

薬膳食材と食べ方

生 なつめ／ベリー類／ハーブなど香草類

加熱 黒きくらげ／薔薇／鶏レバー／うずらの卵／紅茶

胃腸の調子が悪い方はうずらの卵となつめの香味粥など。貧血気味の方は02のレバーとなつめの煮物やなつめと薔薇入りの紅茶など。

養生ポイント

刺激の強いもの、冷やすものは控えて消化のよいものできちんと栄養をとる。生理中は好きな香りをかいで、リラックスすることも大切です。

漢方薬

- 補中益気湯《ほちゅうえっきとう》…第一選択
- 十全大補湯《じゅうぜんたいほとう》…冷え性で肌が乾燥している方
- 人参養栄湯《にんじんえいようとう》…右記処方に似て、不安、不眠がある方
- 加味帰脾湯《かみきひとう》…不安、不眠、うつ症状がある方

09 気分の落ち込み
月経前症候群（ＰＭＳ）

メンタル

肝 心 脾 肺 腎

気虚
気滞
血虚
血瘀
水不足
水滞

なんだか気持ちが沈む
やる気も起きない

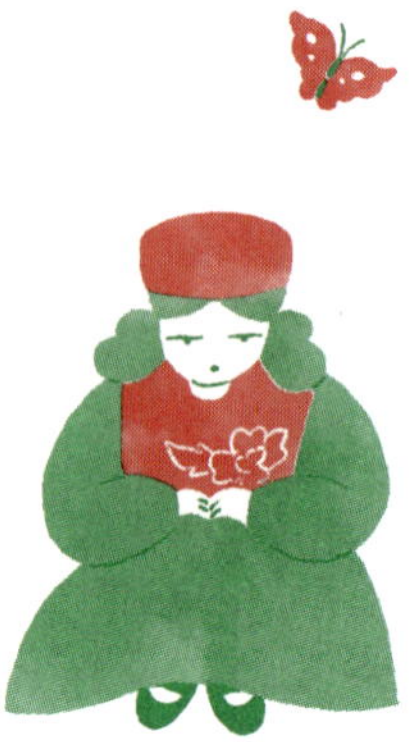

おもな原因

ホルモンバランスの乱れで起こる月経前症候群のひとつ。「気」の巡りと「血」の巡りが精神に連動して、こころのバランスが悪化すると考えます。

対処法

「気」をすっきりさせるものと「血」をきれいに流すもので「気血」の流れを整えます。落ち込みが強い方は発散性のあるもので「気」を巡らせましょう。気分転換することが大切。

薬膳食材と食べ方

生 しそ／きんかん／オレンジ／ピーマン
加熱 黒きくらげ／金針菜《きんしんさい》／青魚／ジャスミン茶／紅花《こうか》／香草類

リラックス効果のあるジャスミン茶や、しそ入りしょうが茶（P105）で気分の発散を。「血」を巡らせる青魚と香草蒸しなど香りのあるもの。

養生ポイント

「気血」の巡りをよくするために脂っこいものや冷たいものは控える。リラックスできるアロマの香りを活用したり、散歩などで少し体を動かして巡りを高めます。

漢方薬

- 加味逍遙散《かみしょうようさん》…発作性ののぼせがある方
- 当帰芍薬散《とうきしゃくやくさん》…冷え性で貧血傾向で華奢な方
- 加味帰脾湯《かみきひとう》…疲れやすく、不眠のある方
- 半夏厚朴湯《はんげこうぼくとう》…喉のつまり感がある方

10 月経前症候群（PMS）
胸の張り、便秘

全身

肝
腎　心
肺　脾

気虚
気滞
血虚
血瘀
水不足
水滞

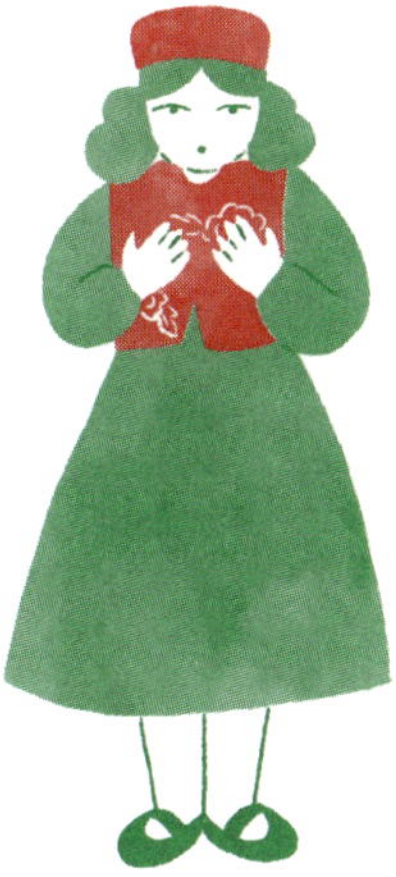

おもな原因

ホルモンバランスの乱れで起こる月経前症候群のひとつ。「気」の巡りが悪くなると「血」の巡りも悪くなる。「気」と「血」の巡りが滞ると鬱滞し、張りやすくなる症状が出やすくなる。乳房が張るほか、肩も凝りやすくなる気滞証のひとつ。

対処法

「気」をすっきりさせるものと「血」をきれいに流すもので「気血」の流れを改善します。

薬膳食材と食べ方

生　しそ／山査子《さんざし》／パセリ／ミント／グレープフルーツ

加熱　青魚など／紅花《こうか》／玉ねぎ／薔薇／紅茶

薔薇入り紅茶に活血作用のある山査子も加えて。イライラしているときにはミントとグレープフルーツのフルーツティなど。

養生ポイント

14と同様に、「気血」の巡りをよくするために脂っこいものや冷たいものは控える。リラックスできるアロマの香りを活用したり、散歩などで少し体を動かして巡りを高めます。

漢方薬

- **当帰芍薬散《とうきしゃくやくさん》**…冷え性でむくみやすく華奢な方
- **桂枝茯苓丸《けいしぶくりょうがん》**…体格がよく、のぼせて赤ら顔の方
- **加味逍遙散《かみしょうようさん》**…イライラ、不安や抑うつ的な方
- **桃核承気湯《とうかくじょうきとう》**…イライラ、のぼせて便秘な方

11 おりもの

子宮

肝　心　脾　肺　腎

気虚　気滞　血虚　血瘀　水不足　水滞

白っぽい
おりものが多い

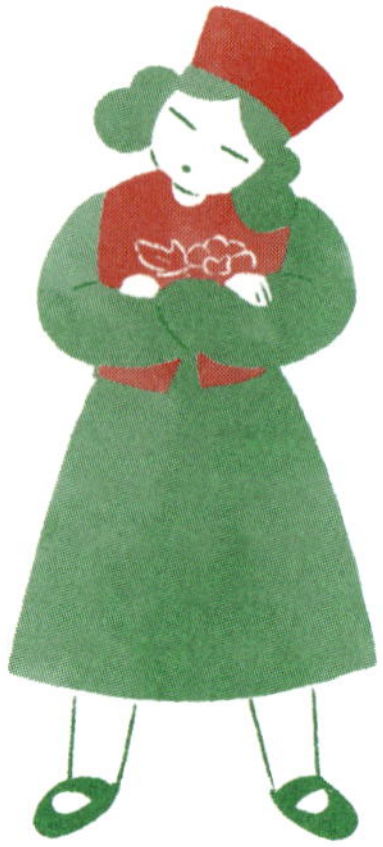

おもな原因

体が冷え余分な「水」が体に多くあるときにおりものが多くなりやすく、「脾」の力の低下により量も多くなります。

対処法

白っぽいおりものは特に冷えからくると考えるため、体を冷やさず、余分な「水」は排出すること。「脾」の力を高め、もれを防ぎ、虚弱の方は「腎」機能によいものもとりましょう。

薬膳食材と食べ方

生　**なつめ／しょうが／くるみ／山芋／シナモンなどスパイス類**

加熱　**はと麦／蓮の実／えび／玉ねぎ／ねぎ／紅茶／薔薇**

体を温めるシナモン紅茶など。胃腸が悪い方は山芋とはと麦としょうがのお粥など。はと麦は余分な湿を取り、胃腸力も高めます。

養生ポイント

体を冷やすもの。消化の悪いものを控える。体を冷やさないように心がけます。

漢方薬

- **当帰芍薬散《とうきしゃくやくさん》**…体格が華奢で冷え、貧血気味の方
- **清心蓮子飲《せいしんれんしいん》**…白色のおりもので、胃腸虚弱で頻尿のある方
- **温経湯《うんけいとう》**…唇が乾燥し、手（掌）がほてる方

12

月経過多

子宮

肝　心　脾　腎　肺

気虚
気滞
血虚
血瘀
水不足
水滞

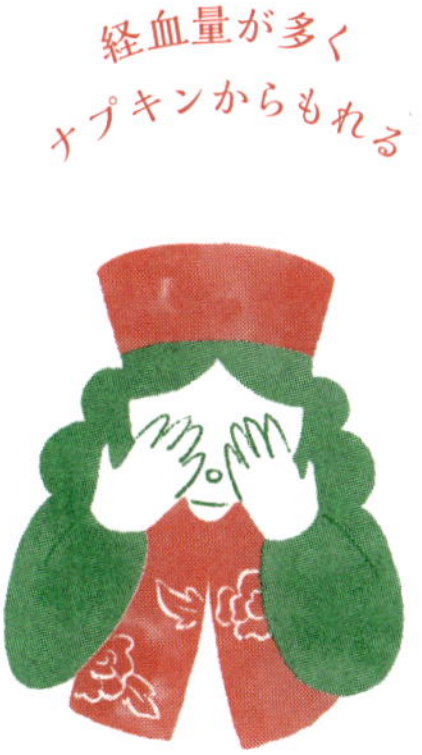

✽おもな原因

経血の量にも関連する「脾」や「肝」の機能低下によるもの。イライラが激しくのぼせやすい方は経血量が増えやすくなる。「血瘀」の方はドロドロした血が多くなります。

✽対処法

「気」を補い、「脾」「胃」の機能を高め、「気血」の滞りを改善する。子宮筋腫などでも出血が多くなる。出血がひどい、続く場合は必ず婦人科を受診してください。

✽薬膳食材と食べ方

生 **なつめ／トマト／セロリ／しそ／グレープフルーツ／ミント**

加熱 **金針菜《きんしんさい》／紅花《こうか》／よもぎ**

よもぎは止血効果がある生薬のため、なつめとよもぎ入りのお茶など。イライラがひどい方はグレープフルーツとミント入りのサラダなど熱を浄化させるものをとる。

養生ポイント

刺激物は避け、消化のよいもので疲れをためこまないよう、リラックスも心がけましょう。あまりにも経血量がひどく日常に支障がある場合は、受診が必要です。

漢方薬

- **帰脾湯《きひとう》**…胃腸虚弱で、不安感、うつ傾向の方
- **芎帰膠艾湯《きゅうききょうがいとう》**…出血量が多く、貧血のある方
- **温清飲《うんせいいん》**…軽くのぼせて経過が長い方

13 不正出血

子宮

肝 心 脾 肺 腎

気虚
気滞
血虚
血瘀
水不足
水滞

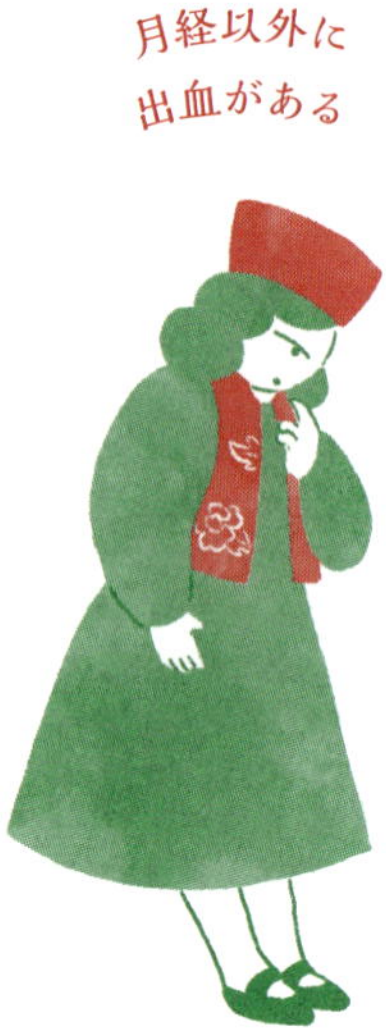

✽おもな原因

不正出血は、イライラなどのストレスや偏食により「血」に熱が加わって出血しやすくなる。また「脾」の力の低下も原因と考えます。

✽対処法

イライラする「瘀血」タイプの方は「血」を浄化し、熱を下げる。胃腸虚弱の方は「気」の力と「脾」の力を正常にして保つ力を高めます。

✽薬膳食材と食べ方

生 トマト／セロリ／しそ／グレープフルーツ／ミント

加熱 よもぎ／菊花／山芋／はと麦／蓮の実

のぼせやすい方は「血」を浄化するグレープフルーツやミント。「脾」の調子が悪い方は蓮の実と山芋のお粥。

養生ポイント

消化のよいものをとる。「血瘀」の方も出血しやすいので血流がよくなるものを選びます。出血が長引く、多いときは他の病気の場合もあるため必ず病院で受診してください。

漢方薬

- **帰脾湯《きひとう》**：胃腸虚弱で疲労感が強く、不眠の方
- **桂枝茯苓丸《けいしぶくりょうがん》**：体格がよく赤ら顔の方
- **当帰芍薬散《とうきしゃくやくさん》**：冷え性でむくみやすい方

14 月経過少

子宮

肝 心 脾 肺 腎

気虚 気滞 血虚 血瘀 水不足 水滞

月経の日数が少ない

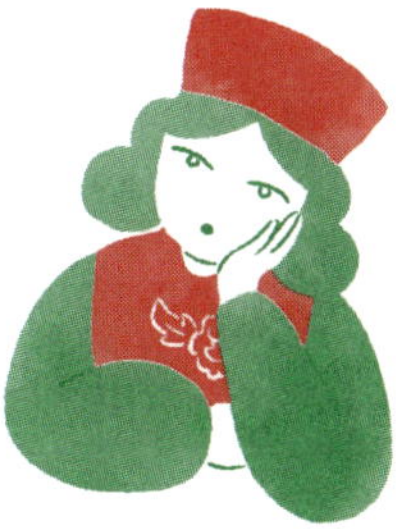

❋おもな原因

「血虚」や「気」の巡りの低下、冷えなどにより「血」の巡りが弱まった状態。胃腸虚弱での栄養不足や睡眠不足、先天的虚弱でも月経異常が起こります。

❋対処法

消化によいものをとり、「気」と「血」をしっかり補う。冷えがある方は温性の食材で血流を改善します。

❋薬膳食材と食べ方

生 なつめ／龍眼肉《りゅうがんにく》／黒ごま／レーズン／クコの実／シナモン

加熱 鶏レバー／まぐろ／赤身肉／ほうれん草／黒きくらげ／山芋／金針菜《きんしんさい》

貧血の方は02のレバーとなつめの煮物など。冷えのある方はシナモン入り紅茶。胃腸虚弱の方は山芋となつめのお粥など。

養生ポイント

刺激物や消化の悪いものは控える。体を冷やさないように、「血」を補う食材をしっかりとる。

漢方薬

- **当帰芍薬散《とうきしゃくやくさん》**…冷え性でむくみやすい方
- **補中益気湯《ほちゅうえっきとう》**…倦怠感が強く食欲もない方
- **四物湯《しもつとう》**…冷え性で貧血傾向にあり、乾燥肌の方
- **十全大補湯《じゅうぜんたいほとう》**…四物湯に似るが倦怠感が強い方

15

吐き気

内臓

肝　心　脾　腎　肺

気虚
気滞
血虚
血瘀
水不足
水滞

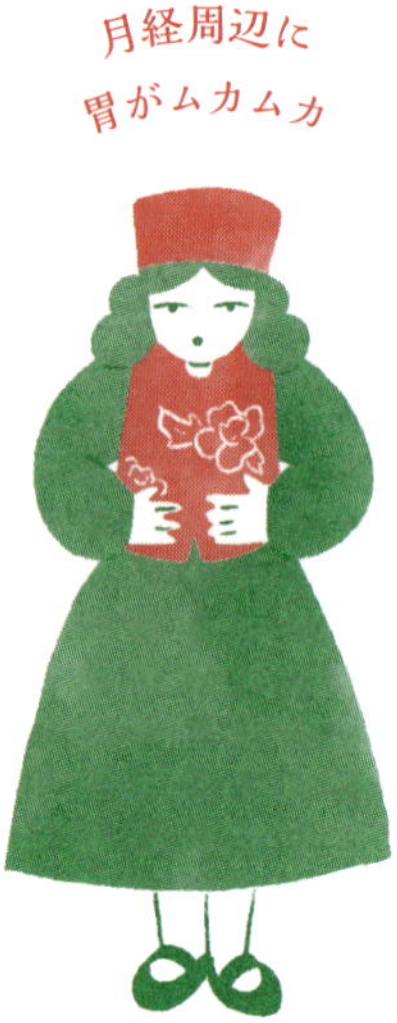

おもな原因

月経のストレスや不安により、「気」の巡りや「血」の巡りが低下し、消化機能にも影響する。「肝」の異常は「脾」にも影響があります。「水」の代謝不良にもよる。

対処法

「気血水」の巡りを改善し、胃腸機能を高める。むくみやすい方は「水」の代謝も心がけます。

薬膳食材と食べ方

生 **なつめ／しょうが／しそ／みかんの皮／大根／柑橘類**

加熱 **はと麦／もやし／あさり／金針菜《きんしんさい》**

ムカムカしたときは無理に食べず、しょうが茶などを飲む。しょうがは胃のムカムカを予防する働きがあります。むくむ方はあさりともやし入りのスープ（P77）を。

養生ポイント

ホルモンバランスの崩れで精神的にも不安定になりやすいためリラックスを心がける。消化のよいものをとり、好きな香りのものを合わせるなど工夫しましょう。

漢方薬

- **小半夏加茯苓湯《しょうはんげかぶくりょうとう》**… 一般的
- **半夏厚朴湯《はんげこうぼくとう》**… 不安が強く、気分が落ちこむ方
- **呉茱萸湯《ごしゅゆとう》**… 冷え性で頭痛を伴う方

16 月経痛

子宮

肝
腎　心
肺　脾

気虚
気滞
血虚
血瘀
水不足
水滞

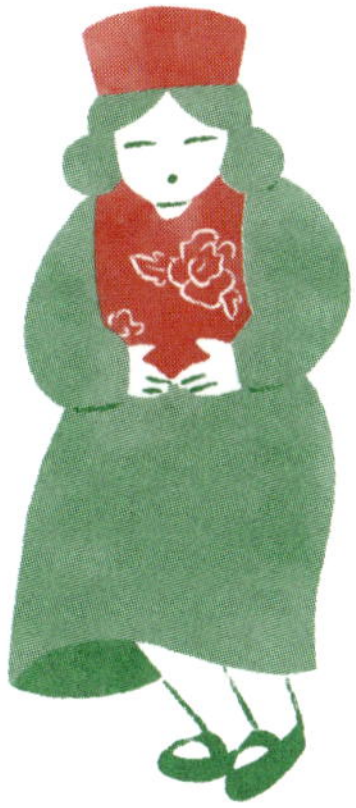
お腹が痛い、重い

✽おもな原因

「血」が鬱滞することにより痛みが出ると考えられる、「血瘀」の症状のひとつ。冷えや「気」の巡りの低下などが原因。「不通則痛」＝巡らないと痛みが出る。

✽対処法

冷え対策をして血流を改善する。「気血水」を巡らせる食べ物を取り入れるようにして、鬱滞を改善します。また適度な運動を心がけ、座りっぱなしにならないように注意。

✽薬膳食材と食べ方

生　しそ／柑橘系／シナモン

加熱　紅花《こうか》／青魚／にら／玉ねぎ／よもぎ／薔薇／紅茶

「血」を巡らせる薔薇入り紅茶や、玉ねぎとにらのマリネや青魚のカレー炒めなど。

養生ポイント

脂っこいもの、味の濃いものは控えましょう。冷えの場合は消化がよく温かいスープなど。痛みが強いときは他の病気の場合もあるため無理せず病院を受診してください。

漢方薬

- 当帰芍薬散《とうきしゃくやくさん》…冷え性で、むくみやすい華奢な方
- 桂枝茯苓丸《けいしぶくりょうがん》…体格、血色がよく、のぼせる方
- 桃核承気湯《とうかくじょうきとう》…桂枝茯苓丸に似るが、痛みがさらに強く便秘傾向のある方
- 芍薬甘草湯《しゃくやくかんぞうとう》…頓服として用いる

17 月経不順

子宮

肝 心 腎 脾 肺

気虚
気滞
血虚
血瘀
水不足
水滞

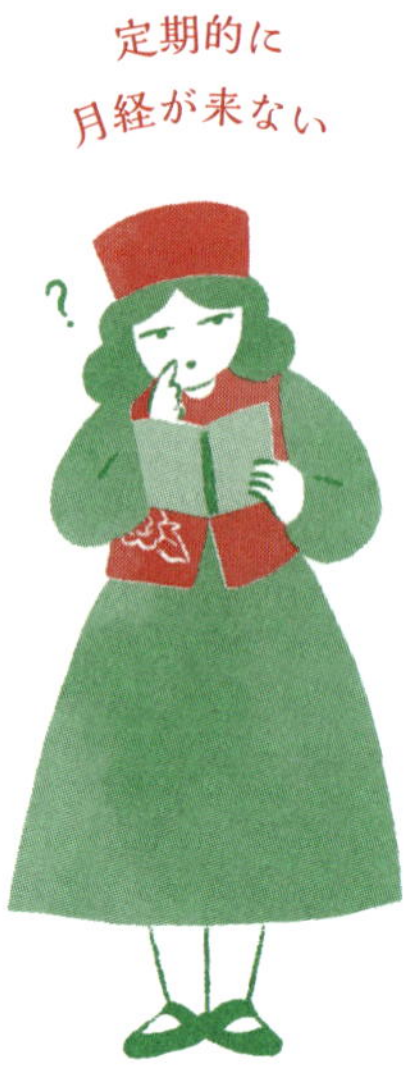

おもな原因

不規則な生活やストレスなどによりホルモンバランスも乱れ月経不順をきたす。「気」や「血」が停滞することで生じると考える。「血虚」や生命力の源、生殖活動に関連する「腎」機能の虚弱による原因も。

対処法

「血虚」の方は「血」を補い、「気」の巡りや「瘀血」を取り除き血流を改善。イライラしやすい方は「血」を浄化するものを、虚弱の方は「腎」機能を補うものを積極的にとります。

薬膳食材と食べ方

生 **なつめ／しそ／クコの実／セロリ／くるみ／グレープフルーツ**

加熱 **鶏レバー／牡蠣《かき》／黒きくらげ／山芋**

ストレスが多い方はセロリとグレープフルーツのサラダなど。「血虚」は02のレバーとなつめの煮物、「腎」機能には牡蠣と山芋のポタージュ。

養生ポイント

冷たいもの、刺激物は控える。栄養があり消化のよいものを心がけます。無理をしないこと、ゆっくりできる時間ももつようにしましょう。

漢方薬

- **当帰芍薬散《とうきしゃくやくさん》**：冷え性で、華奢でむくやすい方
- **温経湯《うんけいとう》**：唇が乾燥し、掌が熱い方
- **桂枝茯苓丸《けいしぶくりょうがん》**：体格よく、のぼせて赤ら顔の方

養生レシピ「貧血」

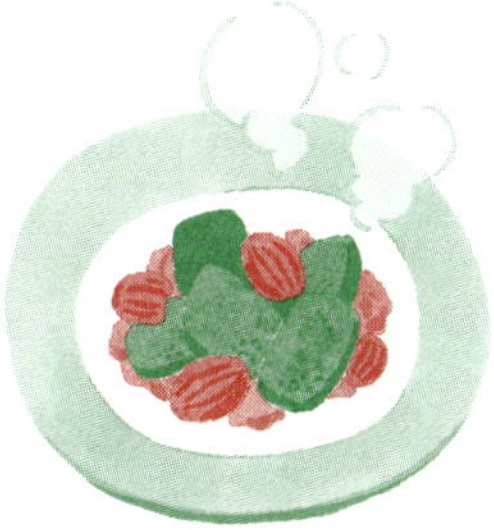

レバーとなつめの甘辛しょうゆ煮

✦ 効能…補血、疲労回復、精神安定、不眠改善など

【材料】(約2人分)

食材	レバー…100g　なつめ…2、3個 しょうが…10g
調味料	しょうゆ…大さじ3　みりん…大さじ3 砂糖…大さじ2　酒…大さじ2

【作り方】

1 レバーをきれいに下処理し、さっと湯通ししてから鍋に入れる。

2 なつめの種を取ったものと、しょうがの千切りも1に入れる。

3 調味料を2に入れ、水を100cc加え、中火で汁気がなくなるまで煮込む。

※寒いときは砂糖を黒砂糖に変更。

おすすめポイント

タレが少なくなるまで煮込むとホクホクに。レバーが苦手な方にもおすすめ。

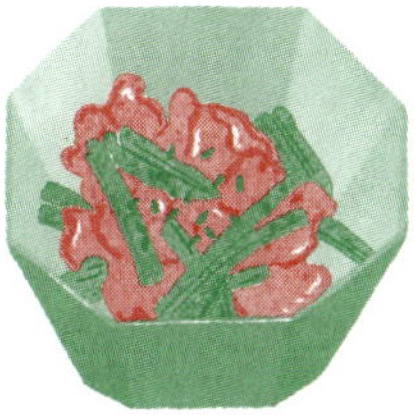

黒きくらげとほうれん草の和え物

✦ 効能…補血、「血」を浄化、イライラ改善

【材料】(2人分)

食材	黒きくらげ(乾燥)…5g ほうれん草…½束
調味料	黒ごま…大さじ1 しょうゆ…小さじ1　砂糖少々

【作り方】

1 黒きくらげ(乾燥)を水に戻してからお湯で1、2分ゆで、細く刻む。

2 ほうれん草もさっとゆでて、5cm程に切る。1と合わせる。

3 黒ごまをすりつぶし、調味料を合わせる。

おすすめポイント

つくりおきもできるので便利。黒きくらげは食物繊維も豊富なので便秘がちな方にも◎。

18

不妊

子宮

肝　心　脾　肺　腎

気虚
気滞
血虚
血瘀
水不足
水滞

1年以上
妊娠しない

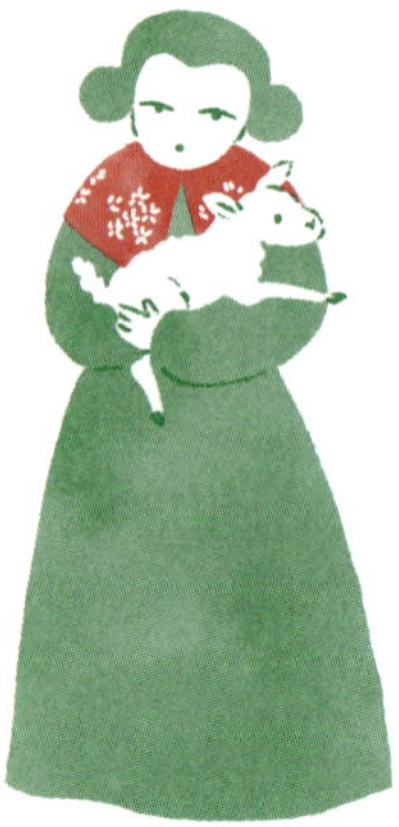

おもな原因

冷え、貧血やストレスなどによる「気」の巡りの低下や「血瘀」、「水滞」などで起きる代謝低下や「脾」「胃」の機能低下などが原因のひとつに。また東洋医学では生殖機能は「腎」機能と関連すると考えます。

対処法

「気血水」の代謝を改善する。「気血水」の源となる「脾」の機能を高め、生殖機能を司る「腎」機能を向上して、心身共バランスを整えることを心がけます。

薬膳食材と食べ方

生 なつめ／くるみ／しょうが／柑橘系／シナモン

加熱 よもぎ／大豆／黒米／山芋／牡蠣《かき》／レバー

「血虚」の方は02のレバーとなつめの煮物や、冷えの方はよもぎとシナモン入りのお茶。「腎」機能には山芋と牡蠣のお粥。ストレスには柑橘や香草類。全体のバランスを考えましょう。

養生ポイント

消化の悪いもの、脂っこいもの、冷たいものは避けて、血がきれいに巡るように心がける。ストレスをためこまないように、適度な運動も取り入れてみましょう。

漢方薬

- **当帰芍薬散《とうきしゃくやくさん》**…第一選択。本来冷え性で、むくみやすい方に特によい
- **温経湯《うんけいとう》**…右記処方が無効な方
- **六君子湯《りっくんしとう》**…食欲がなく、胃もたれする方

「肝脾腎」が関連。妊娠・出産、不妊は過程ごとにケアが異なります。
「気血水」のバランスが何より大切。

19 つわり

内臓

肝 心 脾 肺 腎

気虚
気滞
血虚
血瘀
水不足
水滞
＋
気逆

妊娠初期のムカムカ

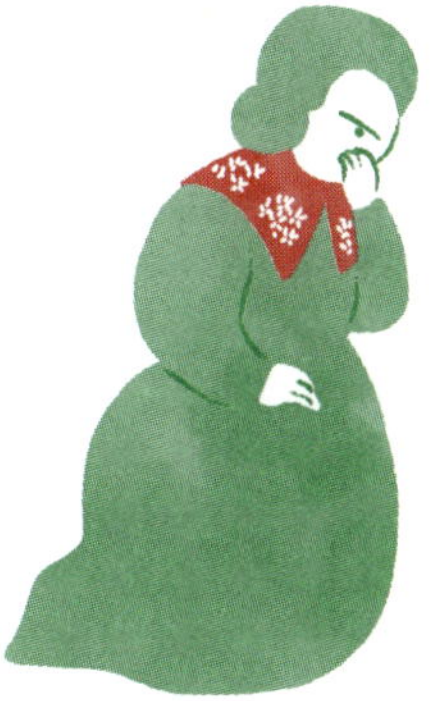

おもな原因

妊娠のストレスや不安による「気」の巡りの低下や「気逆」。血流が子宮に集まることで消化力が落ち、胃腸がムカムカしやすくなる。上にある症状は六腑の「胃」の不調。

対処法

胃腸機能を高め、「気」の巡りを改善するとともに、「血」の巡りを改善する。大根など「気」を下げる働きのあるものをとるようにすることで、吐き気を軽減します。

薬膳食材と食べ方

生 **しょうが／大根／なつめ／柑橘類／セロリ／しそ／甘酒**

加熱 **蕎麦**

吐き気止めに効果があるしょうがを使って、しそとしょうが入りのお茶、栄養価の高い甘酒にしょうがを入れたものなど。また「気」を下げ、消化促進によい大根蕎麦など。

養生ポイント

吐気があるときは、好きな香りの香草類や柑橘類などを料理に使い、食べやすく。しょうがは吐気止めにもよいので、しょうがを効かせた参鶏湯（サムゲタン）などもおすすめ。

漢方薬

- **小半夏加茯苓湯**《しょうはんげかぶくりょうとう》：一般的に使用
- **半夏厚朴湯**《はんげこうぼくとう》：不安が強く、うつ傾向の方
- **人参湯**《にんじんとう》：右処方が無効な方。唾液が多い方。

20 妊娠中のむくみ

子宮

肝 心 腎 脾 肺

気虚
気滞
血虚
血瘀
水不足
水滞

足がパンパン

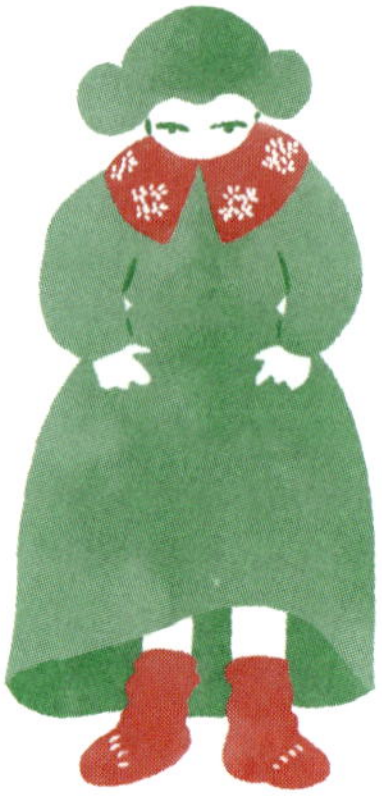

おもな原因

「気水」の巡りが低下し、「水」の代謝に関連する「腎」、「肺」、「脾」などが、子宮に圧迫されていることで体全体の「水」の代謝が低下する。その他、血流不足や冷えなどが原因。

対処法

「水」の代謝を司る「脾」、「肺」、「腎」の機能を高めて余分な「水」を排出する。体を冷やさないよう心がけます。

薬膳食材と食べ方

生 **しょうが／なつめ／シナモン**

加熱 **玉ねぎ／ウーロン茶／海藻類／黒豆／小豆／はと麦／山芋／緑豆もやし／あさり**

利尿効果のある小豆とはと麦のお粥やあさりともやし入りのスープなど。冷えのある方はしょうがとシナモン入り紅茶、疲れがとれない方は山芋となつめのお粥など。

養生ポイント

妊娠後期は体を温めすぎるとのぼせやすいため、冷えのある方もじんわり汗をかく程度のしょうが茶などに。血流が悪いとむくみやすくなるため、適度な運動で代謝を上げましょう。

漢方薬

- **当帰芍薬散《とうきしゃくやくさん》**…第一選択
- **柴苓湯《さいれいとう》**…右記処方が無効で尿量が減少する方（妊娠中毒症の予防が報告されている）

21

産後うつ

メンタル

肝 心 脾 肺 腎

気虚
気滞
血虚
血瘀
水不足
水滞

産後の落ち込み、不安感

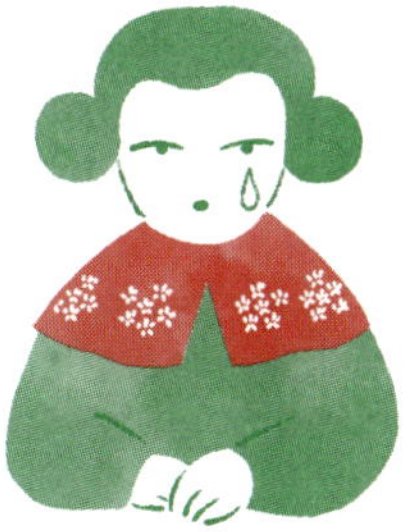

✼おもな原因

出産で大量の出血による「血虚」や疲れによる「気虚」、巡りの低下による。不眠や不安、イライラも併発。「肝」機能の悪化で胃腸の機能も低下しやすくなり、食欲不振にもなる。

✼対処法

何より体をいたわることを第一に、「血」を補うもの（補血）で精神を安定させる。リラックス効果のあるものでこころのバランスを整えます。

✼薬膳食材と食べ方

生 **なつめ／オレンジ／クコの実／しそ**

加熱 **鶏レバー／黒きくらげ／ほうれん草／陳皮《ちんぴ》／百合根／ひじき／蓮の実**

疲れに鶏肉と山芋のお粥や、「血」を補う02のレバーとなつめの煮物。精神を安定するなつめ入り紅茶や蓮の実としそのお粥など。

養生ポイント

産後はとにかくしっかり休息をとり、栄養をきちんととることを第一にする。育児で食事をする時間がないときは、具沢山のお味噌汁で栄養をとり、薬膳茶でほっとリラックスする時間を作りましょう。

漢方薬

- **芎帰調血飲《きゅうきちょうけついん》**：体力が低下している方
- **女神散《にょしんさん》**：体力あり、イライラ、便秘する方
- **加味逍遙散《かみしょうようさん》**：右記処方より体力がない方

22

産後悪《お》露《ろ》

子宮

肝　心　脾　肺　腎

気虚　気滞　血虚　血瘀　水不足　水滞

生理のような出血が続く

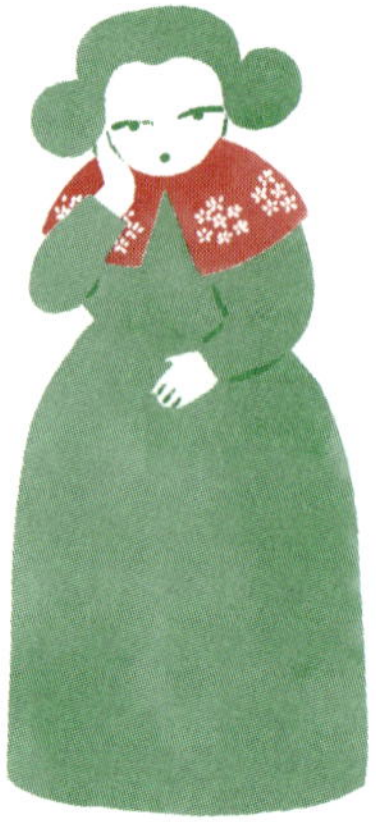

おもな原因

体力の消耗により子宮収縮力の低下や血を止める作用のある「脾」の力の低下、「血瘀」などにより悪露が続く状態。水分も不足して悪露がすっきりしないようになる。

対処法

「気」の力を高め、血流を改善する。水分もしっかりとって「気血水」のバランスを整えるように心がける。

薬膳食材と食べ方

生 なつめ／ミント

加熱 玉ねぎ／黒豆／はと麦／よもぎ／紅花《こうか》／くちなし／山芋／豚肉／にら

疲労感が強い方は山芋と豚肉となつめのお粥、「瘀血」を取り除く玉ねぎとにら入りのスープなど。熱っぽいときにはくちなしとミント入りのお茶など。

養生ポイント

休息をしっかりとること。栄養価の高いもの、たんぱく質などもしっかりとって体の機能を正常に戻していきます。

漢方薬

- **桂枝茯苓丸《けいしぶくりょうがん》**…比較的体力があり、悪露排出を目的とする方
- **芎帰調血飲《きゅうきちょうけついん》**…体力低下し、うつ症状のある方
- **補中益気湯《ほちゅうえっきとう》**…倦怠感、食欲もない方

23 産後腹痛

子宮

肝　心　腎　肺　脾

気虚
気滞
血虚
血瘀
水不足
水滞

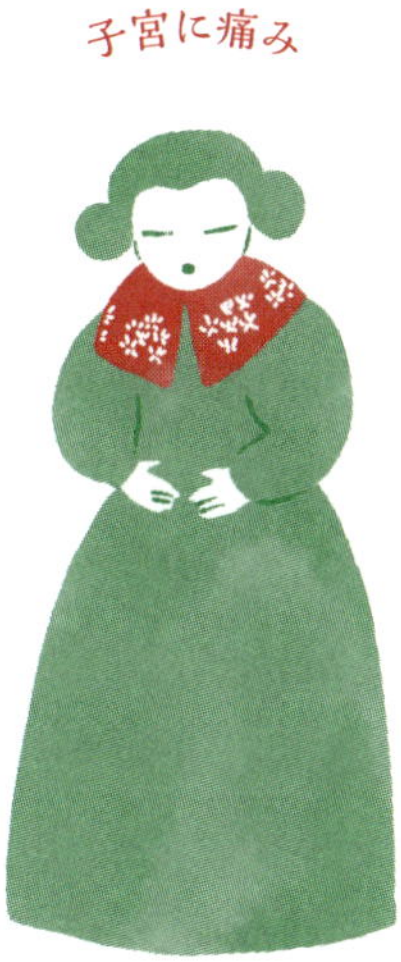

✽おもな原因

出産による出血で「血虚」、または「血瘀」による痛みが発症。産後の疲れから「気虚」にもなりやすく、内臓の働きが低下することによって、鈍痛やキリキリした痛みがある。

✽対処法

内臓の機能を補い、「気」の巡りをよくするとともに血流も改善します。冷えのある方はより体を温めるようにして、巡りをよくしましょう。

✽薬膳食材と食べ方

生 **しょうが／なつめ／ベリー類／セロリ**

加熱 **玉ねぎ／にら／卵／薔薇／紅花《こうか》／山芋／かに**

疲れと冷えには参鶏湯（サムゲタン）、「血瘀」の方は玉ねぎとにら入りのスープや紅花入り紅茶。熱っぽい方はかにとセロリ入りのスープで血を浄化。甘いものは痛みを軽減する。

養生ポイント

産後は体を冷やさないように特にお腹を温めて過ごす。消化によいものでエネルギーをチャージし、ゆっくりするように心がけましょう。

漢方薬

- **芍薬甘草湯《しゃくやくかんぞうとう》**…頓用
- **当帰芍薬散《とうきしゃくやくさん》**…妊娠中の諸所症状によく用いられ、腹痛にも応用される
- **当帰建中湯《とうきけんちゅうとう》**…疲れやすく、腹が張り、便通異常があって貧血傾向の方

24 胸の張り／乳腺炎

胸

肝
腎　心
肺　脾

気虚
気滞
血虚
血瘀
水不足
水滞

母乳が出にくい、張る

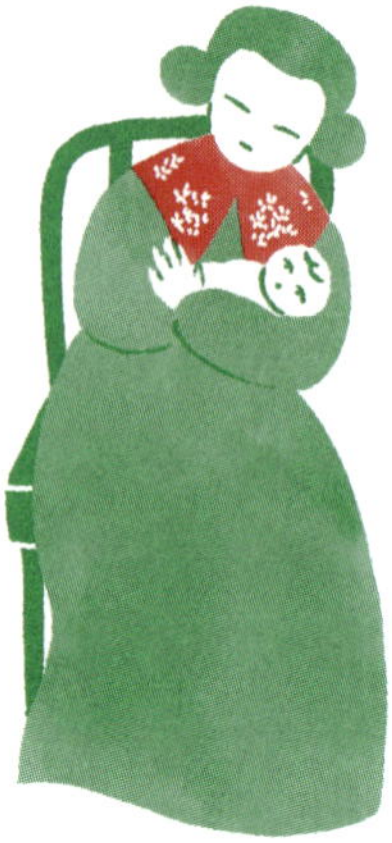

おもな原因

出産後のストレスや疲れによる「気」の巡りの低下や、血流が悪化することによって発症しやすくなる。

対処法

「血」と「気」の巡りを改善し、血流をスムーズに整える。冷えのある方は温めて巡らせるものをとるようにし、熱っぽい場合は清熱作用のあるものを用います。

薬膳食材と食べ方

生 セロリ／パセリ／しそ／トマト／シナモン／グレープフルーツ／ミント

加熱 玉ねぎ／紅花《こうか》／くちなし

「血」を巡らせる紅花と玉ねぎのお粥、「血」を浄化させるセロリとパセリ入りのスープなど。イライラが強いときはくちなし入り葛湯。

養生ポイント

脂っこいもの、コーヒーなどカフェインの摂取は控える。タンポポコーヒーは通乳作用がありおすすめです。

漢方薬

- 葛根湯《かっこんとう》…うつ乳の第一選択（乳汁分泌不良にも使用）
- 十味敗毒湯《じゅうみはいどくとう》…炎症初期の方
- 小柴胡湯《しょうさいことう》加桔梗石膏…炎症が長引いた方

※右記2処方は、葛根湯と併用してよい

養生レシピ「妊娠・出産」

もやしとあさりのお粥

✦ 効能…利尿、むくみ改善、解酒効果など

【材料】(2人分)

食材　あさり…200g　緑豆もやし…約½袋
ごはん…お茶椀1杯
しょうが…大さじ1（みじん切り）

調味料　塩昆布…ひと掴み　塩こしょう少々

【作り方】

1 あさりを砂抜きしておく。

2 鍋にごま油を入れ、しょうがを炒めてから水400ccとごはんともやしを入れ、5分程煮込む。

3 ごはんがやわらかくなったらあさりを加え、口が開いたら塩昆布を入れ、味をみて塩こしょうで調える。

おすすめポイント

解酒効果もあり二日酔いの朝にもおすすめです。お粥でなくスープでももちろん◎

蓮の実となつめのお粥

✦ 効能…補血、精神安定、不眠改善、「脾」の機能を補う

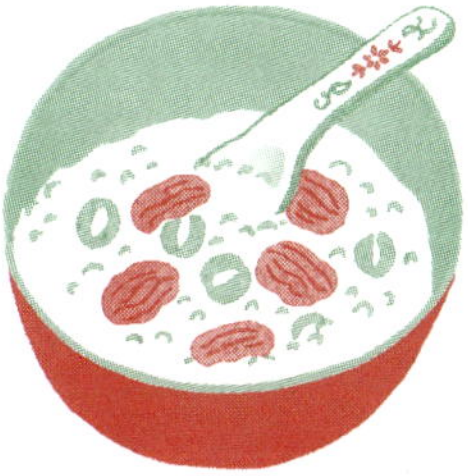

【材料】(2人分)

食材　蓮の実…約8個　なつめ…1、2個
ごはん…お茶椀1杯
しょうが…10g（千切り）

調味料　塩少々

【作り方】

1 蓮の実は1時間ほど水で戻しておく。

2 鍋に水800ccを入れ、蓮の実を先に10分程煮込んだあと、しょうが、ごはん、なつめを加えて10分ほどごはんがやわらかくなるまで煮込む。

おすすめポイント

蓮の実はしっかりゆでると美味しくなります。蓮の実がない場合はゆり根や牡蠣を。

25 不眠

メンタル

肝 心 脾 肺 腎

気虚
気滞
血虚
血瘀
水不足
水滞
＋
陰虚

のぼせて、
なかなか寝れない

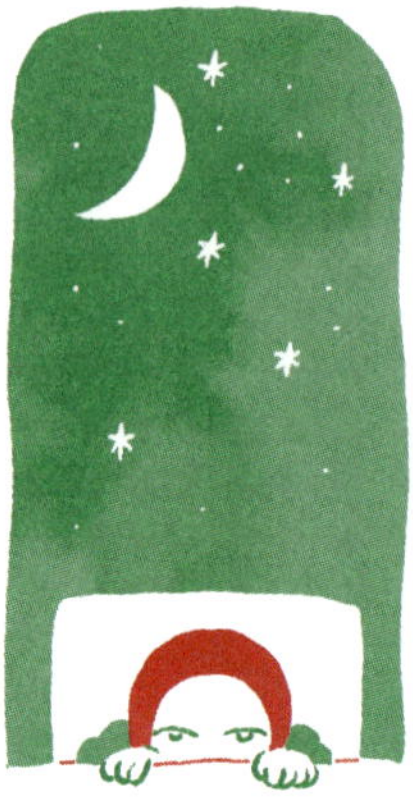

おもな原因

血流不足や「血虚」、「心」機能の低下があると不安や不眠になりやすいと考えられます。ストレスによる「気」の高ぶりや「腎」機能低下による「陰虚」で、寝つきが悪く夜中何度か起きてしまうことも。

対処法

「血虚」の方はしっかり「血」を補い、「心」の力を高めてリラックスを。イライラが強い方は清熱の食材をとり、血流をよくし不眠を改善する。「以臓補臓」で豚の心臓などを食べる養生もあります。

薬膳食材と食べ方

生 龍眼肉《りゅうがんにく》／なつめ／セロリ／トマト／ベリー類

加熱 卵／鶏のレバー／豚の心臓／百合根／蓮の実／金針菜《きんしんさい》

精神を安定させる百合根となつめのポタージュ、なつめと金針菜入りのお茶、熱っぽいときはトマトと金針菜入りのスープなど。

養生ポイント

辛いもの、刺激物を控える。寝室の温度も気をつけ、寝る直前のテレビやスマホはやめるようにしましょう。1日の陰陽バランスの改善に、朝太陽をあびて体内時計を整えます。

漢方薬

- **抑肝散《よくかんさん》**…イライラが強い方
- **加味帰脾湯《かみきひとう》**…疲労倦怠が強く、不安やうつの方
- **酸棗仁湯《さんそうにんとう》**…高齢者で寝つきのよくない方
- **黄連解毒湯《おうれんげどくとう》**…赤ら顔で興奮しやすい方

イライラ、うつは「肝」機能と連動。健全な精神が体を作ると言っても過言ではありません。心のバランスも大切。

26 不安感

メンタル

肝 心 脾 腎 肺

気虚
気滞
血虚
血瘀
水不足
水滞

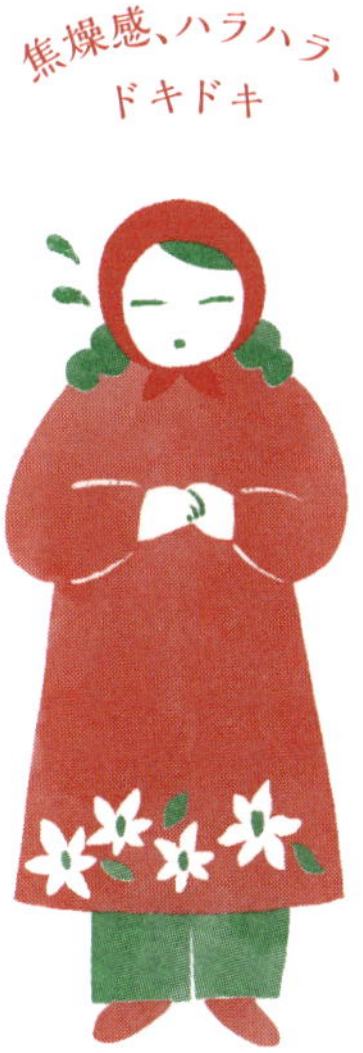

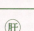

おもな原因

不安や不眠は「心」機能の低下によりあらわれる症状と考えられます。「血」が足りない、巡らないなど血流不足により精神バランスが崩れやすくなる。「気」の巡りが悪いと喉のつまり感もあらわれます。

対処法

「気」や「血」を補い、「心」機能を高めて精神を安定させ、「気血水」の代謝を高める。イライラが強い方は「気」を鎮める「血」を浄化する作用のものをとります。

薬膳食材と食べ方

生 **なつめ／山芋／しそ／柑橘系／ベリー系／セロリ／ミント**

加熱 **レバー／シナモン／蓮の実／百合根**

貧血には02のレバーとなつめの煮物や、なつめシロップ。喉に詰まり感がある方は柑橘系やハーブのお茶でリラックスを。

養生ポイント

赤いもの、黒いものをよくとるようにする。辛いもの、冷たいものなど血流を悪くするものは控え、消化のよいもので栄養をとります。香りのよいもので気分転換を。

漢方薬

- **加味逍遙散《かみしょうようさん》**…更年期症状を伴っている方
- **半夏厚朴湯《はんげこうぼくとう》**…喉につまり感がある方
- **加味帰脾湯《かみきひとう》**…疲労倦怠感が強く、不眠の方

27 精神過敏

メンタル

肝 心 脾 肺 腎

気虚
気滞
血虚
血瘀
水不足
水滞
＋
陰虚

些細なことも気になる

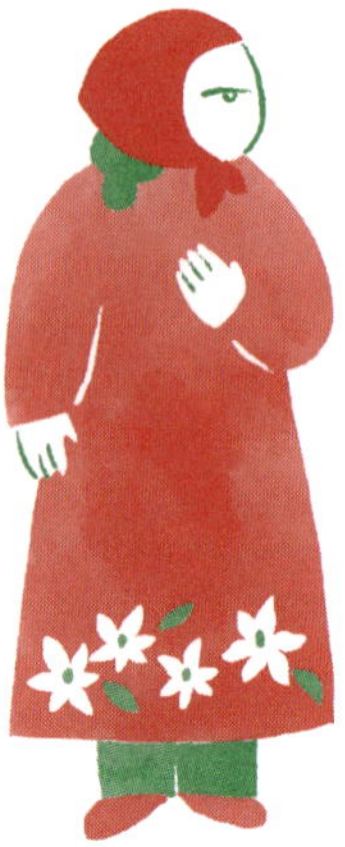

❉ おもな原因

ストレスや「心」と「脾」の力の低下により「気」や「血」の巡りが低下することで精神も不安定になりやすくなる。「血」が不足すると不安感が強くなり、「腎」機能が低下すると驚きやすくなります。「陰虚」でイライラも強く感じることもあります。

❉ 対処法

「心」と「脾」の機能をしっかり高めるとともに、「気血水」のバランスを整える。

❉ 薬膳食材と食べ方

生 龍眼肉《りゅうがんにく》／なつめ／ベリー類／くるみ

加熱 百合根／蓮の実／レバー／山芋／金針菜《きんしんさい》／菊花／牡蠣

「血虚」の方には02のレバーとなつめの煮物などで「血」を補う。不安が強い方は牡蠣と金針菜入りのスープなど。

養生ポイント

28と同様に、補血と補腎を心がける。辛いもの、冷たいものなど血流を悪くするものは控え、消化のよいもので栄養をとります。

漢方薬

- **柴胡加竜骨牡蛎湯《さいこかりゅうこつぼれいとう》**…体格がよく、動悸、不眠の方
- **桂枝加竜骨牡蛎湯《けいしかりゅうこつぼれいとう》**…動悸、不眠で体格華奢な方
- **甘麦大棗湯《かんばくたいそうとう》**…不安、焦燥感が強い方に頓用

28 集中力がない

メンタル

肝 心 腎 脾 肺

気虚
気滞
血虚
血瘀
水不足
水滞
＋
陰虚

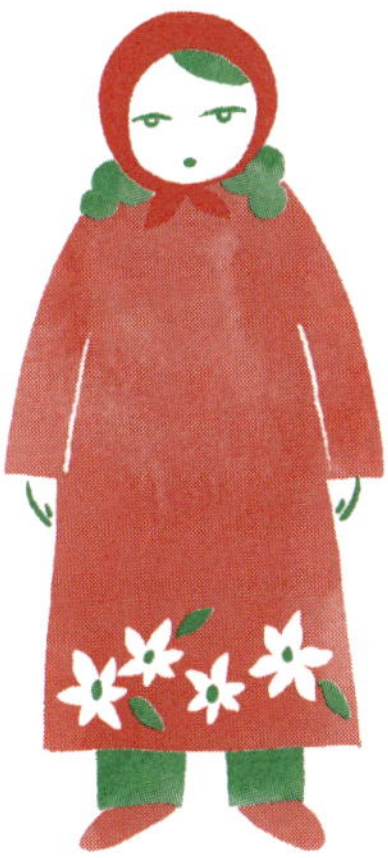

✽おもな原因

「血」が足りない、「気」の巡りの低下による血流不足などが原因。または、「腎」機能低下により脳に栄養が届かず、集中力に欠ける状態。

✽対処法

「気血」を補い、脳に関連する「腎」機能によいものをとるようにする。また、気分をリフレッシュできるハーブなども活用し、気分転換するように心がけます。

✽薬膳食材と食べ方

生 なつめ／くるみ／柑橘系／香草類／ミント

加熱 レバー／ぎんなん／山芋

貧血の方は02のレバーとなつめの煮物など。記憶によいとされるぎんなん、くるみもおすすめです。

養生ポイント

消化のよい物でしっかり栄養をとり、「気血水」の代謝を整える。巡りを悪くする脂っこいものは避けます。気分転換にはミントなど清涼感のあるハーブも使うとよいでしょう。

漢方薬

- **人参養栄湯《にんじんようえいとう》**…冷え性、貧血傾向で、不安、不眠の方
- **加味帰脾湯《かみきひとう》**…右記処方で胃腸障害が出る方
- **補中益気湯《ほちゅうえっきとう》**…疲労倦怠感が強い方

29 抜け毛

頭

肝 腎 心 肺 脾

気虚
気滞
血虚
血瘀
水不足
水滞
＋
陰虚

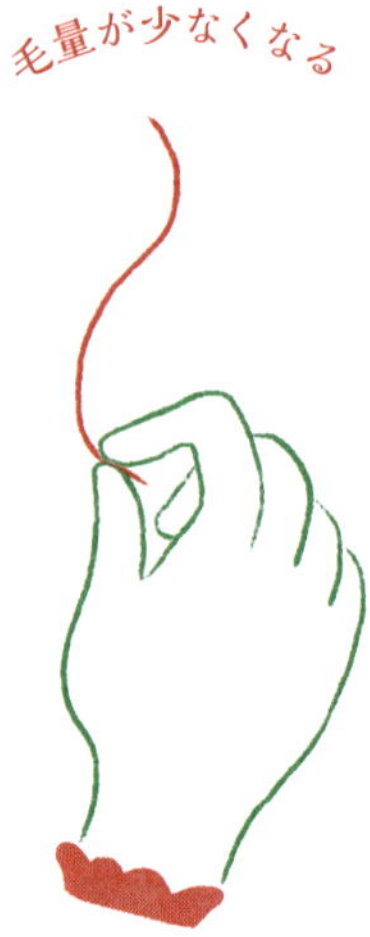

✽おもな原因

「髪は血の余り」。「血」が足りない、またはストレスなどにより「気」の巡りの低下で血流が悪くなると、髪の毛に栄養が届きにくくなり抜け毛の原因になる。

✽対処法

「血」を補うものをとる。また、ストレスがよくないことから、ストレスを感じているときはリラックスすることを心がける。

✽薬膳食材と食べ方

生 **黒ごま／クコの実／なつめ／桑の実／くるみ／ミント／セロリ／オレンジなど柑橘類**

加熱 **レバー／海藻／黒豆／黒米／黒きくらげ／山芋**

貧血気味の方は02のレバーとなつめの煮物や、「腎」機能を補う、黒ごま、黒米、黒豆入りごはんなど。ストレスには香草類や柑橘系をとる。

養生ポイント

血流を悪くする刺激物や脂っこいものは控える。メンタル面ではストレスも大敵なので考えすぎないようにして、リラックスを心がけます。

漢方薬

- **十全大補湯《じゅうぜんたいほとう》**…冷え性、乾燥肌、疲れやすい方
- **柴胡加竜骨牡蛎湯《さいこかりゅうこつぼれいとう》**…ストレス性で、体格のよい方
- **桂枝加竜骨牡蛎湯《けいしかりゅうこつぼれいとう》**…右記処方に似て、体格華奢な方

30 爪がもろくなる

爪

肝
腎 心
肺 脾

気虚
気滞
血虚
血瘀
水不足
水滞

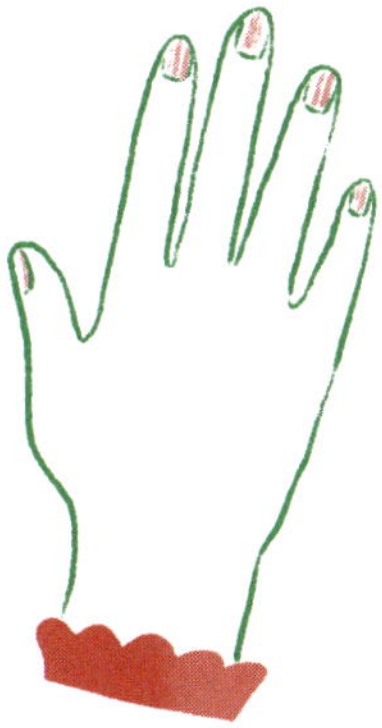

おもな原因

爪は「肝」と連動し、割れやすいなどは、代表的な「肝」の「血」不足のシグナル。「血」が足りない、またはストレスなどで「血瘀」になり、「血」が巡らず「肝」機能と連動する爪にあらわれる。

対処法

「血」を補い、すっきり巡らせることを中心に「肝」機能を改善する。それにより爪にも「血」を巡らせます。

薬膳食材と食べ方

生 **クコの実／なつめ／ベリー類／柑橘系**

加熱 **レバー／黒きくらげ／金針菜《きんしんさい》／菊花／紅花《こうか》／ターメリック／ほうれん草**

「血瘀」でイライラが強い方は黒きくらげと金針菜の和え物、貧血気味の場合は02のレバーとなつめの煮物やほうれん草など「血」によいものを。

養生ポイント

健康な爪は硬くて表面がなめらかでピンク色。割れやすいのは「血虚」、筋はストレスなど。紫っぽくなるのは冷えが原因となります。

漢方薬

- **当帰芍薬散《とうきしゃくやくさん》**…冷え性で貧血傾向があり、むくみやすい方
- **四物湯《しもつとう》**…上記に似るが乾燥肌の方
- **温経湯《うんけいとう》**…唇の乾燥、手のひらの熱感があり、主婦湿疹がある方

31 乾燥肌

肌

肝 心 腎 脾 肺

気虚
気滞
血虚
血瘀
水不足
水滞
＋
陰虚

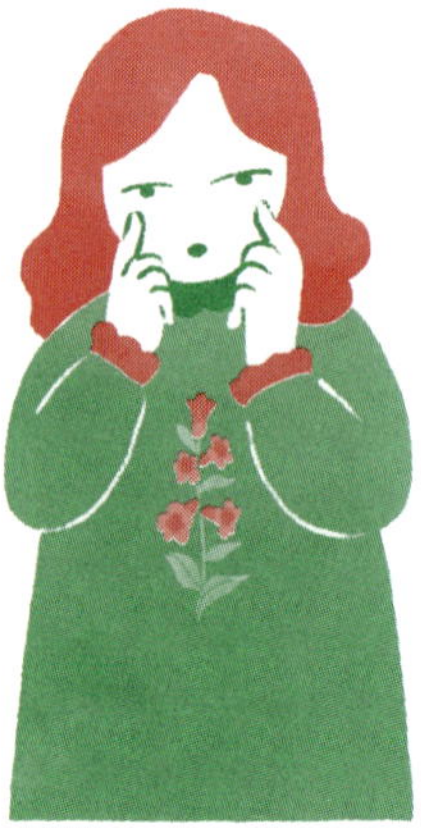

✽おもな原因

カサカサ肌の乾燥は「血」が足りない「血虚」によるものやストレスによる「血瘀」がある。その他、「水不足」や加齢による「陰虚」の潤い不足などが原因。

✽対処法

「血」と「水」をしっかり取り入れる。「血瘀」の方は「血」を浄化し巡らせ、ほてりなどもある「陰虚」の方は腎にもよく潤い効果のあるものをとります。

✽薬膳食材と食べ方

生 **クコの実／なつめ／桑の実／ベリー類／アボカド**
加熱 **レバー／黒きくらげ／白きくらげ／手羽先／豚肉／紅花《こうか》／薔薇**

貧血の方には02のレバーとなつめの煮物や、「血瘀」に紅花と薔薇入りのお茶。潤いアップには白きくらげと手羽先入りのスープ（P153）など、水分もしっかりとりましょう。

養生ポイント

汗をかきやすい辛いものや血流を悪くする脂っこいものは控え、潤いのある料理を食べるようにする。

漢方薬

- **温経湯《うんけいとう》**…唇の乾燥、手のひら（掌）の熱感、冷えもある方
- **当帰飲子《とうきいんし》**…皮脂欠乏によるかゆみがある方
- **四物湯《しもつとう》**…冷え性で貧血傾向の方

32

シミ

肌

肝

腎　心
肺　脾

気虚
気滞
血虚
血瘀
水不足
水滞

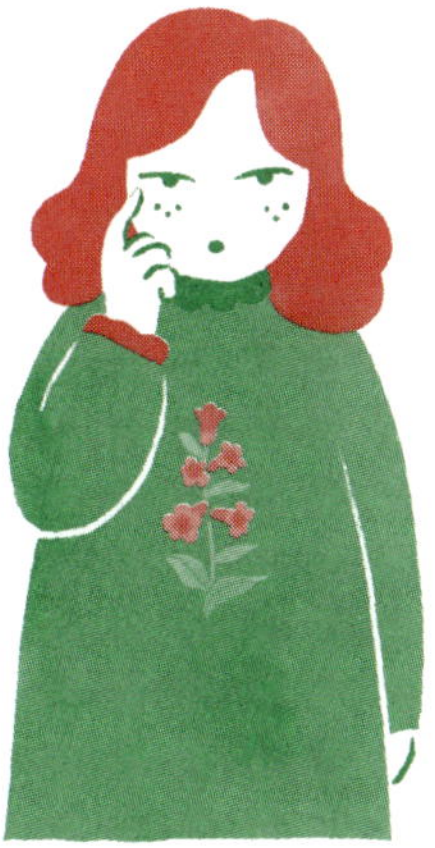

茶色く沈着する

おもな原因

シミはストレス、加齢など「肝」機能の低下や血流不足で巡りが悪くなったことが原因のひとつと考えます。その他に紫外線や乾燥など外的要因も原因になる。

対処法

「肝」機能をアップし、「血」がしっかり巡る食材をとります。乾燥も予防して「気血水」のバランスを整え、しっかり巡りを高めましょう。

薬膳食材と食べ方

生 なつめ／シナモン／柑橘系／クコの実／赤パプリカ

加熱 紅花《こうか》／よもぎ／薔薇／黒豆／はと麦／青魚／ターメリック／ブロッコリー

「血瘀」の方は紅花と青魚のスパイス炒めや薔薇入りシナモン茶。「血虚」の方はなつめとクコの実入りのお茶など「血」を補い巡らせる。

養生ポイント

「血」の巡りが悪くなる脂っこいもの、水分不足になる辛すぎるものも控える。ストレスも大敵のため巡りをよくすることを心がける。肌によいビタミンACEの野菜や果物もおすすめです。

漢方薬

- **当帰芍薬散**《とうきしゃくやくさん》…虚弱で貧血傾向で、むくむ方
- **四物湯**《しもつとう》…右記に似るが、乾燥肌の方
- **桂枝茯苓丸料加薏苡仁**《けいしぶくりょうがんりょうかよくいにん》…体格普通の方

33 たるみ

肌

肝 心 脾 肺 腎

気虚
気滞
血虚
血瘀
水不足
水滞

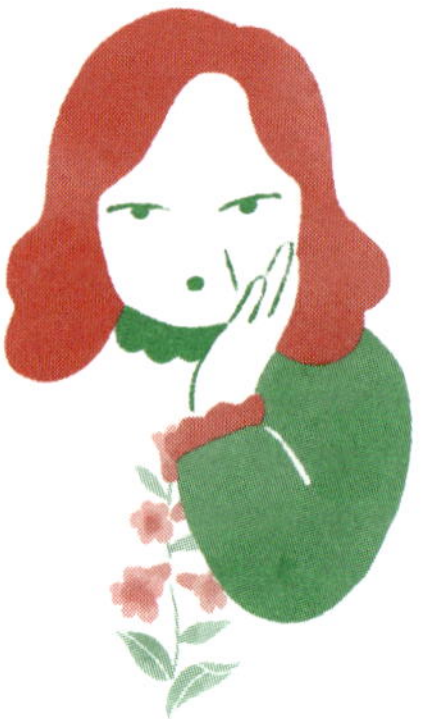

おもな原因

東洋医学では内臓下垂や皮膚の張り具合などは「脾」の力の低下と考えます。

対処法

胃腸の機能を高めるものをとる。疲れやすい方は消化のよいもので、「気血水」を補います。ふっくらした肌は「気」の力、水分、血流が関係しています。

薬膳食材と食べ方

生 なつめ／しそ

加熱 豚肉／手羽先／山芋／じゃがいも／かぼちゃ／はと麦

消化がよく、「気」を補い、コラーゲンたっぷりの手羽先となつめの煮物など。「脾」の力を高める、はと麦と山芋のお粥など水分も豊富に含むものをとる。

養生ポイント

胃腸に負担がかからないように冷たいもの、刺激物、脂っこいものは控える。左記の補中益気湯に含まれる黄耆という生薬には、「気」を上げる働きがあります。

漢方薬

- **補中益気湯**《ほちゅうえっきとう》… 胃腸虚弱の方全般
- **十全大補湯**《じゅうぜんたいほとう》… 冷え性で乾燥肌の方

34 ニキビ

肌

肝 腎 心 肺 脾

気虚
気滞
血虚
血瘀
水不足
水滞

吹き出物ができる

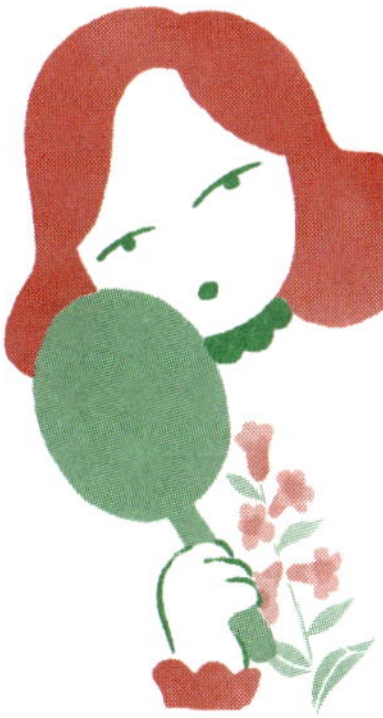

✽おもな原因

ニキビとは10代の成長過程で性ホルモンの働きが活発になりできる、おでき。ストレス、熱、睡眠不足、食生活の乱れなどで「気血水」の代謝不良によって起こる皮膚疾患と考えます。

✽対処法

熱を持ったおできは、清熱解毒のもので対処する。皮膚の状態は「脾」のあらわれでもあるため、胃腸機能もしっかり整えて、「気血水」のバランスをよくします。

✽薬膳食材と食べ方

生 豆腐／ゴーヤ／柑橘類／なつめ／クコの実／ミント

加熱 きくらげ／金針菜《きんしんさい》／なす／ごぼう／はと麦／くちなし／緑茶

炎症があるときはミントとくちなし入りの薬膳茶。「血瘀」を取り除くなすと豆腐の和え物など。

養生ポイント

偏食を見直し、バランスのよい食生活を。辛すぎたり、甘すぎるもの、脂っこいものなどは控え、消化のよいものを食べる。また、ストレスをため込まないようにしましょう。

漢方薬

- 桂枝茯苓丸料加薏苡仁《けいしぶくりょうがんりょうかよくいにん》…月経障害のある赤いタイプ
- 荊芥連翹湯《けいがいれんぎょうとう》…皮膚が浅黒く手に脂汗のある方
- 十味敗毒湯《じゅうみはいどくとう》…普段から化膿しやすい方

35 シワ

肌

肝 心 腎 脾 肺

気虚
気滞
血虚
血瘀
水不足
水滞
+
陰虚

ちりめんジワ、たるみジワ

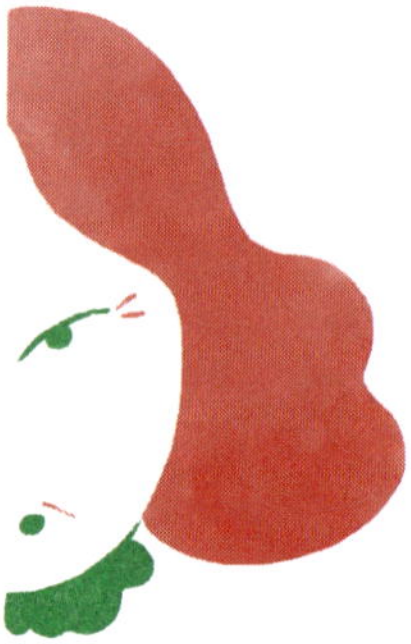

おもな原因

シワは老化のサインであり、「腎」機能の低下や加齢による潤い不足、また血流不足などが原因で起こる。

対処法

老化に関連する「腎」機能を補うものと、肌の乾燥に潤いを与えてくれる食材をとる。さらに、「水」の代謝に関連する「脾」「肺」「腎」の機能を高めるようにします。

薬膳食材と食べ方

生 **クコの実／なつめ／ベリー類／くるみ／白ごま／松の実／アボカド**

加熱 **レバー／白きくらげ／手羽先／豚肉／ブロッコリー／すっぽん／オクラ**

潤いに白きくらげと手羽先入りのスープ、アボカドとくるみ入りのサラダ（P153）。ブロッコリーはシワを含めた肌全般によい食材。

養生ポイント

水分を逃がしてしまう辛いもの、刺激物は控える。ふっくらした肌によい、コラーゲンが豊富な手羽先やすっぽん、またはネバネバしたものを普段から取り入れます。紫外線予防も大切です。

漢方薬

- **六味丸《ろくみがん》**…腰痛、夜間頻尿、冷えのない方
- **当帰芍薬散《とうきしゃくやくさん》**…冷え性で貧血気味でむくむ方
- **人参養栄湯《にんじんえいようとう》**…冷え性で貧血気味で乾燥肌の方

36 口臭

口

肝 心 脾 肺 腎

気虚
気滞
血虚
血瘀
水不足
水滞
＋
陰虚
熱

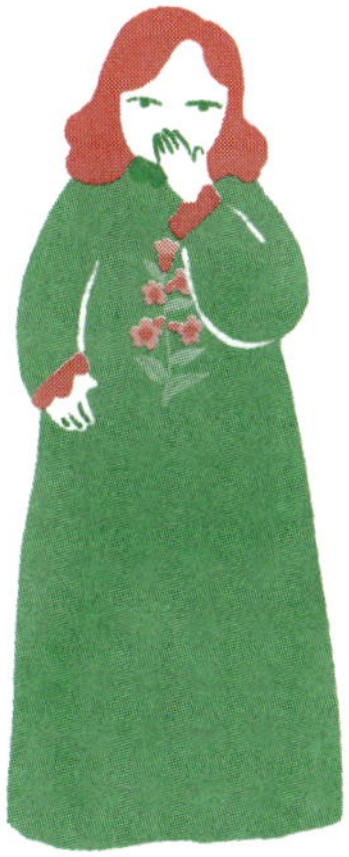

息がにおう

✽おもな原因

暴飲暴食やストレス、潤い不足の「陰虚」などによって六腑の「胃」にも負担がかかると、水分が消耗しやすくなる。これにより熱となり、口臭が発生しやすくなります。

✽対処法

口の中が乾燥しないように、潤いのあるものをとって、胃腸の不調を改善していきます。また、ストレスも緩和するよう心がけます。

✽薬膳食材と食べ方

生 **大根／山査子《さんざし》／グレープフルーツ／ミント**

加熱 **緑茶／プーアール茶／オクラ／山芋／金木犀**

胃がぽちゃぽちゃする方は大根のすりおろしや大根蕎麦、グレープフルーツとミントのジュレなど。乾燥には粘膜を保護するオクラなどのネバネバ食品をとるようにする。

養生ポイント

消化の悪いもの、脂っこいもの、刺激物を避け、胃に負担のかからない食生活を心がける。便秘もよくないため、便秘にならないように腸内環境を整えます。

漢方薬

- **半夏瀉心湯《はんげしゃしんとう》**…体格普通で、胃のつかえ、腹がグルグルする方
- **麦門冬湯《ばくもんどうとう》**…口内乾燥、喉に違和感がある方
- **茯苓飲《ぶくりょういん》**…げっぷが多く、胸やけする方

養生レシピ「美容」

クコの実とブルーベリー入りのゼリー

✦ 効能…補陰、造血、目のかすみ改善、
老化対策

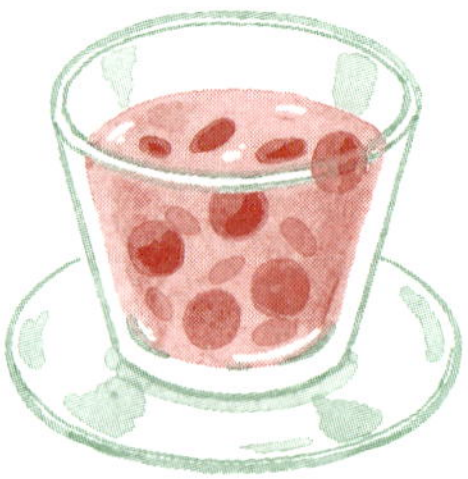

【材料】(4人分)

食材　クコの実…大さじ1　ゼラチン…5g
ブルーベリー適宜(いちごなども)
レモン汁…小さじ2

調味料　はちみつ…大さじ2

【作り方】

1 鍋に水500ccとゼラチンを入れ、沸騰させたらはちみつを加えて火を止め粗熱をとる。

2 クコの実、ブルーベリーなどを入れ、レモン汁も入れて器に注いで冷蔵庫で1時間ほど冷やす。

おすすめポイント

いちご以外にも桑の実があればよりいっそう「血」を補い、アンチエイジングにもよい。

紅花といわしのカレー炒め

✦ 効能…「血」の巡り、血流改善、シミ対策

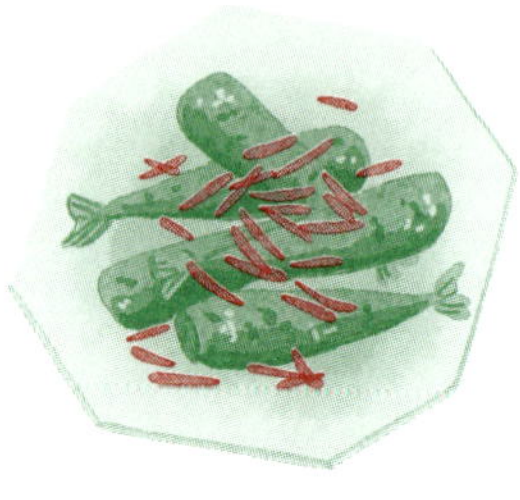

【材料】(2人分)

食材　いわし…2尾　紅花…ひとつまみ
カレー粉…小さじ½
にんにく…小2さじ(みじん切り)

調味料　オリーブオイル…大さじ1
塩こしょう少々

【作り方】

1 三枚おろしのいわしの両面に塩こしょうとカレー粉、細かく刻んだ紅花を振り、小麦粉を両面に薄くまぶす。

2 フライパンにオリーブオイルを熱し、ニンニクを炒めて香りがでたら取り出し、*1*を両面中火でこんがり焼く。取り出したニンニクを上にかける(レモンなどを絞っても○)。

おすすめポイント

紅花は効果が高いのでほんのひとつまみで。なければカレー粉だけでも。魚の臭みも取れます。※紅花は高血圧、妊婦の方は控えます。

白きくらげと手羽先となつめ入りのスープ

✦ 効能…皮膚や粘膜の保湿、補気、補陰

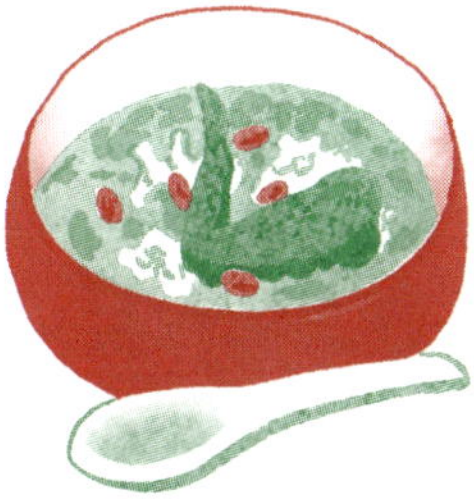

【材料】(2人分)

食材　手羽先…4本、白きくらげ…5g
しょうが(スライス)…10g
なつめ…2個　干ししいたけ…2個

調味料　塩…小さじ½

【作り方】

1 干ししいたけと白きくらげを水400ccで戻す。

2 鍋に手羽先と**1**と戻し汁、しょうがとなつめを入れて沸騰したらアクをとり、30分ほど煮込む。仕上げに塩で味を調える。

おすすめポイント

動物性のものが苦手な方は、オクラなどネバネバするものを使用してください。

アボカドとくるみとサーモン入りのサラダ

✦ 効能…補血、「血」の巡り、便秘改善、肌や粘膜の保湿

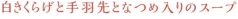

【材料】(2人分)

食材　サーモン…100g　アボカド…1個
ヨーグルト…小さじ2 くるみ…4、5粒
クコの実…大さじ1　レモン汁…小さじ2
玉ねぎ…大さじ1 (みじん切り)

調味料　オリーブオイル…小さじ½
酢…小さじ½　塩こしょう少々

【作り方】

1 サーモンに塩をまぶして少しおき、水気を切り一口大に切る。アボカドも一口大に切ってレモン汁をまぶし、みじん切りした玉ねぎは水にさらし、水気を切る。

2 ヨーグルトと塩こしょう、オリーブオイルと酢を加えたドレッシングに**1**とくるみを少し刻んだものとクコの実も混ぜ合わせる。パセリなどもあれば散らす。

おすすめポイント

美肌やアンチエイジングに。トマトやきゅうりを合わせるとよりさっぱり美味しく。

37 寝汗

全身

肝 心 脾 肺 腎

気虚 気滞 血虚 血瘀 水不足 水滞 ＋ 陰虚

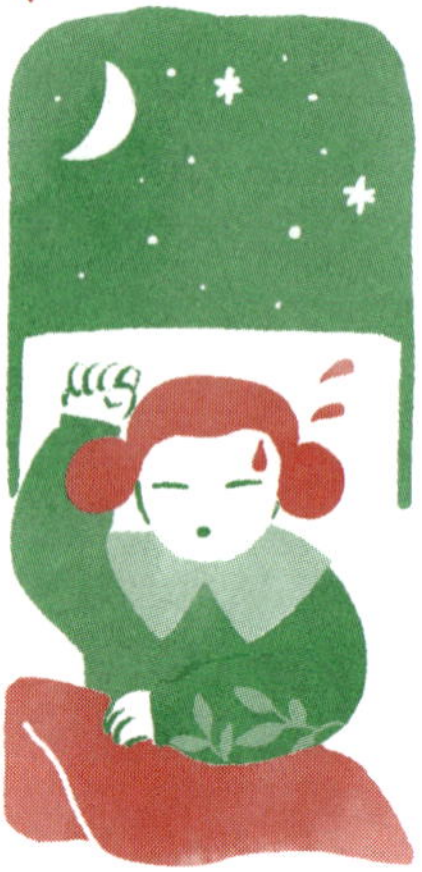

おもな原因

更年期によるホルモンバランスの乱れによる。東洋医学では「腎」機能の低下による「陰虚」の症状のひとつと考えます。

対処法

「腎」機能を高めるもの、潤いのある食材、補陰効果のあるものを取り入れ、体の陰陽のバランスを整える。汗を止める作用のある酸っぱい食材も活用します。

薬膳食材と食べ方

生 **なつめ／クコの実／レモン／梅干し／桑の実／くるみ**

加熱 **山芋／オクラ／ほたて／いか／白きくらげ／牡蠣／すっぽん**

オクラとモロヘイヤと山芋のとろろ。白きくらげとレモンのシロップ煮など。潤いのある汁気の多いものをとります。

養生ポイント

水分不足にならないよう、辛いものや刺激物は控える。眠りやすいように環境を整えるのも大切です。症状がつらい場合は医師に相談を。

漢方薬

- **補中益気湯《ほちゅうえっきとう》**…疲れやすく、倦怠感がある方
- **十全大補湯《じゅうぜんたいほとう》**…冷え性で貧血傾向の方
- **黄耆建中湯《おうぎけんちゅうとう》**…腹痛、便通異常のある虚弱な方

更年期は「腎肝」がおもに関連し、女性は49歳前後の閉経前から後までのケアが大切です。「陰虚」の症状が出やすくなります。

38 ホットフラッシュ

全身

肝 腎 心 肺 脾

気虚
気滞
血虚
血瘀
水不足
水滞
＋
陰虚
気逆

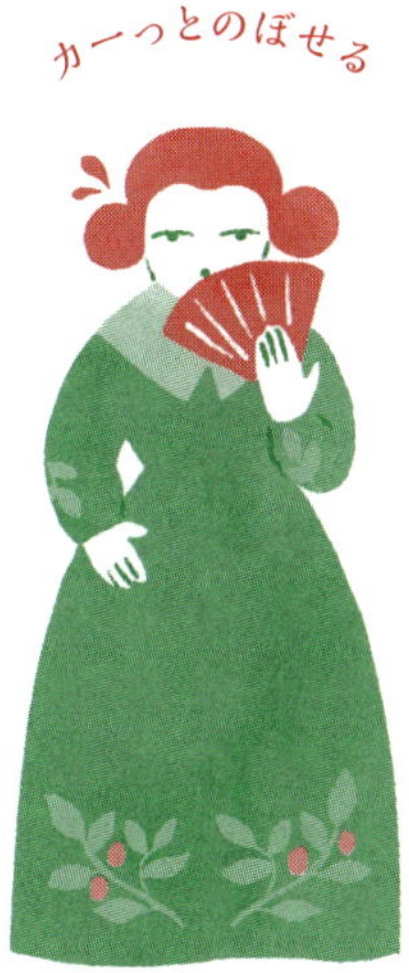

おもな原因

ホルモンバランスの乱れで自律神経に不調をきたした状態。東洋医学では、「気」が乱れてのぼせやすい状態と考える。加齢による「腎」機能の低下で「陰虚」となり、体に「熱」がこもり、のぼせやすくなります。

対処法

潤いのある食材、補陰、「腎」機能を高めるものをとる。イライラや熱っぽさがあるときは清熱のもので、「気」や「血」の巡りも整えます。

薬膳食材と食べ方

生 **クコの実／くるみ／桑の実／パセリ／トマト／セロリ／ミント／カモミール**

加熱 **百合根／牡蠣／いか／ほたて／すっぽん／山芋／ローズヒップ／あさり**

イライラが強い方はセロリといかの炒め物や、トマトとあさり入りのスープ（P109）、ローズヒップとミント入りの薬膳茶など。

養生ポイント

精神が過敏になるようなカフェインのほか、アルコールも控える。補陰効果の高い潤いのあるものをとるように心がけ、症状がひどいときは医師に相談しましょう。

漢方薬

- **加味逍遙散《かみしょうようさん》**…第一選択
- **桂枝茯苓丸《けいしぶくりょうがん》**…体力があり赤ら顔の方
- **女神散《にょしんさん》**…のぼせが頑固で、便秘傾向の方

39 動悸／息切れ

内臓

肝　心　腎　肺　脾

気虚
気滞
血虚
血瘀
水不足
水滞
＋
陰虚

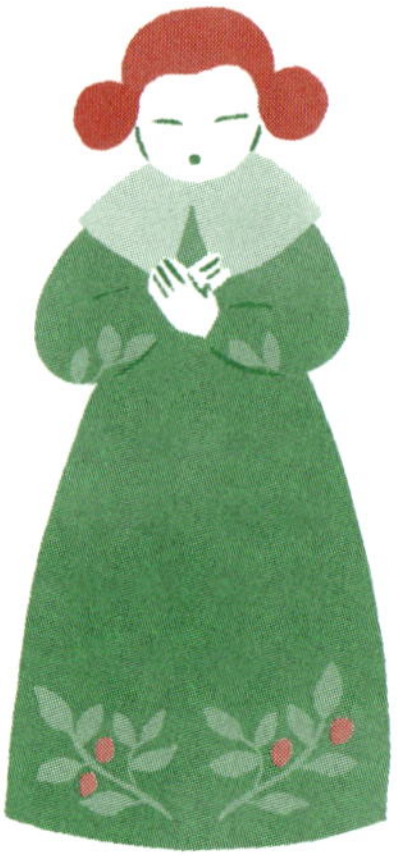

おもな原因

東洋医学では、更年期に「腎」機能低下で陰が不足し、肝血不足や「心」の熱量を下げることができない「心腎不交」という状態となるためと考える。動悸が起こりやすく、不眠、イライラも強くなりやすい。

対処法

精神バランスもかなり影響を及ぼすため、リラックスを心がける。「気」の巡り、「血」の巡り、「腎」を補う補陰の食材をとるようにします。

薬膳食材と食べ方

生　くるみ／なつめ／しそ／カモミール

加熱　レバー／山芋／白きくらげ／牡蠣／らっきょう／金針菜《きんしんさい》

牡蠣と山芋と金針菜入りのスープ、金針菜は不眠にもよい食材、精神を整える働きもあります。

養生ポイント

疲れや睡眠不足、ストレスでも血流が悪化するため疲れたときは、まずは深呼吸、そして休息を。陰陽のバランスを普段から心がけましょう。動悸がひどい場合は無理をしないように。

漢方薬

- 半夏厚朴湯《はんげこうぼくとう》…不安、うつ的で喉のつまる方
- 桂枝加竜骨牡蛎湯《けいしかりゅうこつぼれいとう》…神経過敏、不眠があり、華奢な方
- 柴胡加竜骨牡蛎湯《さいこかりゅうこつぼれいとう》…右の処方に似るが、体格がよい方

40

手足のほてり

手・足

肝　心　脾　肺　**腎**

気虚
気滞
血虚
血瘀
水不足
水滞
＋
陰虚

手のひら足の裏が赤くほてる

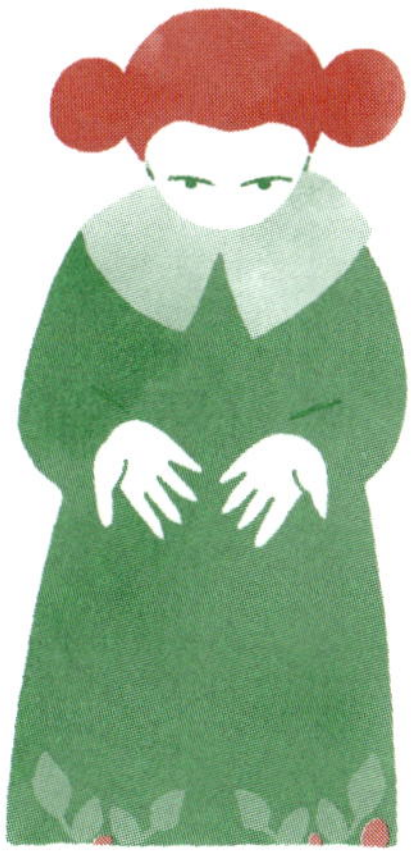

おもな原因

更年期のホルモンバランスの乱れによると考えられる。「腎」機能の低下による「陰虚」の症状のひとつ。手のひらと足の裏、心臓辺りが熱をもつ「五心煩熱」と呼ばれる症状が見られる。

対処法

「腎」によいもの、潤いによい補陰のものをとり、乾燥にも気をつける。「血虚」の方は「血」を補います。

薬膳食材と食べ方

生 **なつめ／クコの実／龍眼肉《りゅうがんにく》／松の実／豆腐**

加熱 **山芋／牡蠣／すっぽん／白きくらげ／オクラ／百合根**

牡蠣やすっぽんと白きくらげ入りのスープ、百合根とオクラと豆腐の和え物。「血虚」の方はなつめとクコの実、龍眼茶など。

養生ポイント

体の乾燥を防ぐために、汗をかくような辛いもの、刺激物を控える。乾燥から身を守り潤いのあるものをとるよう心がけます。緊張型の方はストレスをため込まないようにします。症状が強い方は医師に相談しましょう。

漢方薬

- **温経湯《うんけいとう》**…手のほてり唇の乾き、手荒れする方
- **六味丸《ろくみがん》**…腰痛、頻尿があり、冷えがない方
- **加味逍遙散《かみしょうようさん》**…のぼせて、イライラする方

41 喉のつかえ

喉

肝
心
腎
脾
肺

気虚
気滞
血虚
血瘀
水不足
水滞

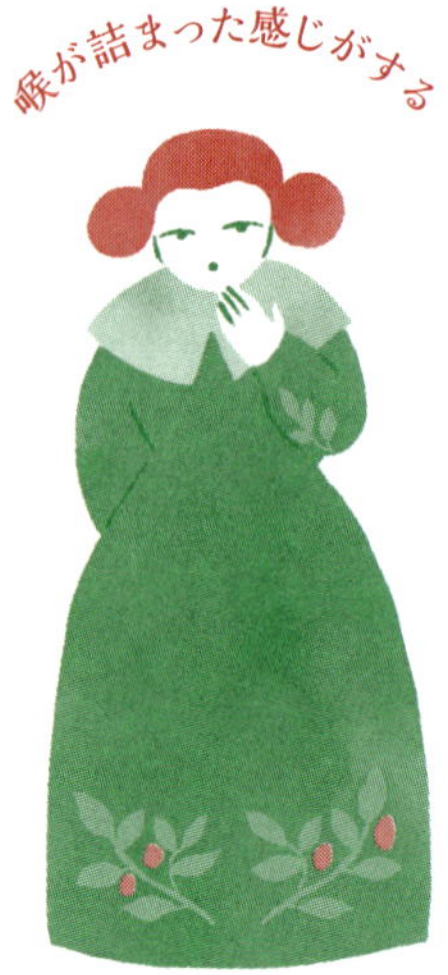

おもな原因

気滞証のひとつの「梅核気」とも言う。閉経によるホルモンバランスの乱れにより、「気滞」となり「血」や「水」の鬱滞を引き起こす。

対処法

「気」の巡り改善、「血」の巡り改善、気持ちがすっきりするように心がける。胃腸の調子もよくなるようにして、余分な湿は取り除きます。

薬膳食材と食べ方

生 **レモンなど柑橘系／香草類／しそ／しょうが**

加熱 **陳皮《ちんぴ》／金木犀／はと麦／ジャスミン**

消化にも影響がなく飲みやすいお茶でリラックスするのがおすすめ。ジャスミンと陳皮入りのお茶など、胃腸力アップにははと麦としょうがのお粥。

養生ポイント

疲れがたまったときに症状が出やすくなるため、しっかり休む。スーッと気持ちを楽にしてリラックスを心がけます。

漢方薬

- **半夏厚朴湯《はんげこうぼくとう》**：第一選択
- **柴胡加竜骨牡蛎湯《さいこかりゅうこつぼれいとう》**：神経過敏で不眠の方
- **桂枝茯苓丸《けいしぶくりょうがん》**：体格がよく、下肢は冷え、赤ら顔の方

42

手先のこわばり

手

肝 腎 心 肺 脾

気虚 気滞 血虚 血瘀 水不足 水滞 ＋ 陰虚 寒

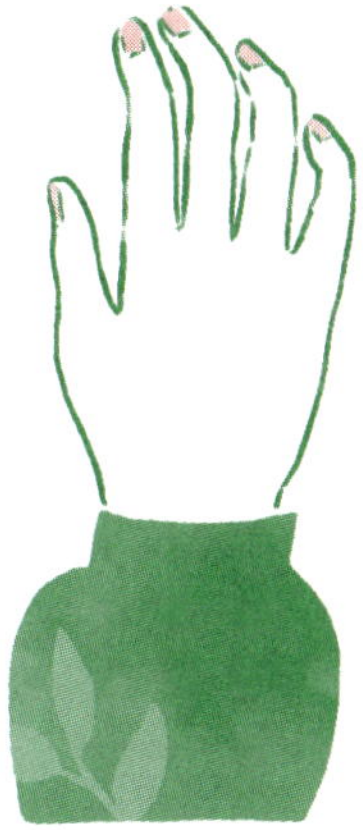

関節がこわばる、へバーデン結節

おもな原因

加齢による「腎」機能低下で「陰虚」により筋に栄養が届かずこわばる。筋は「肝」のあらわれであり「気血」の代謝不良も原因のひとつ。長引く冷えによる血流不足やむくみも関係。

対処法

陰虚によい潤い効果のあるもの、気と血を補い、巡らせることで筋まで巡らせまる。冷えが強い方は温めながら「気血」を巡らせます。

薬膳食材と食べ方

生 **なつめ／クコの実／黒ごま／シナモン**

加熱 **山芋／黒米／ほたて／牡蠣／紅花《こうか》／薔薇／紅茶／にら／あさり／緑豆もやし**

山芋、黒米入りのお粥や牡蠣とにら入りのスープ、冷えが強い方はシナモン入り紅茶など。むくむ方はあさりともやし入りのスープなど。

養生ポイント

「気血」の巡りを妨げる辛いものや刺激物のほか、冷たいものも控える。

漢方薬

- **桂枝加苓朮附湯《けいしかじゅつぶとう》**…第一選択。特に胃腸虚弱の方
- **麻杏薏甘湯《まきょうよくかんとう》**…右処方が無効で胃腸が丈夫な方
- **大防風湯《だいぼうふうとう》**…冷え性で体力のない方
- **越婢加朮湯《えっぴかじゅつとう》**…発病初期で関節部に熱感があり、胃腸が丈夫な方

43 イライラ

メンタル

肝 腎 心 肺 脾

気虚 気滞 血虚 血瘀 水不足 水滞 + 陰虚 気逆

怒りっぽい

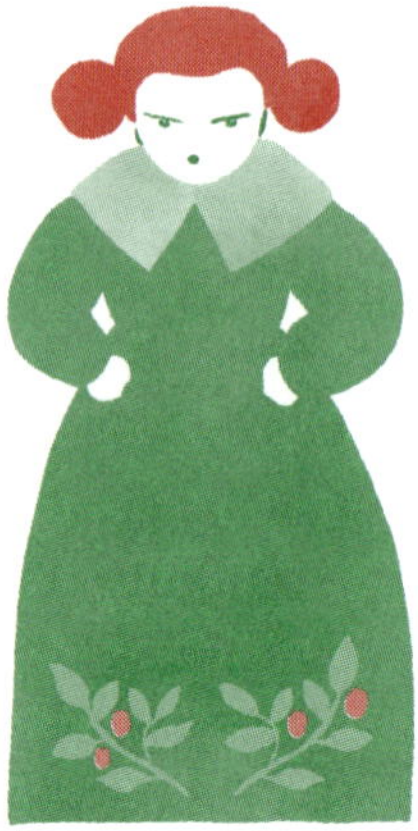

おもな原因

「気」と「血」の巡りの悪化と考える。また、「陰虚」によって体内に熱を生み出し、「気」が高ぶりやすくなる。

対処法

陰を補い「血」を浄化する。熱を冷ます食材も加えてイライラを鎮め、「気」の巡りをよくしましょう。

薬膳食材と食べ方

生 **セロリ／しそ／トマト／ミント**

加熱 **いわし／あさり／菊花茶／緑茶／くちなし／カモミール／明日葉**

熱を下げてすっきりさせるミント入り菊花茶や「血」の熱を鎮めて巡らせるセロリとトマト入りのサラダなど。

養生ポイント

時間に追われると、よりイライラしやすいので余裕をもった行動も大切。イライラするときは深呼吸を。水分不足も注意。気を静める少し清涼感のある好きな香りを持ち歩くのもよい。

漢方薬

- **抑肝散《よくかんさん》／抑肝散加陳皮半夏《よくかんさんかちんぴはんげ》**…イライラが強く、不眠の方。後者は胃腸虚弱のある方
- **加味逍遙散《かみしょうようさん》**…発作的にのぼせる方

44

気分の落ち込み

メンタル

肝 心 脾 肺 腎

気虚
気滞
血虚
血瘀
水不足
水滞

なんだかやる気が出ず
悲しくなる

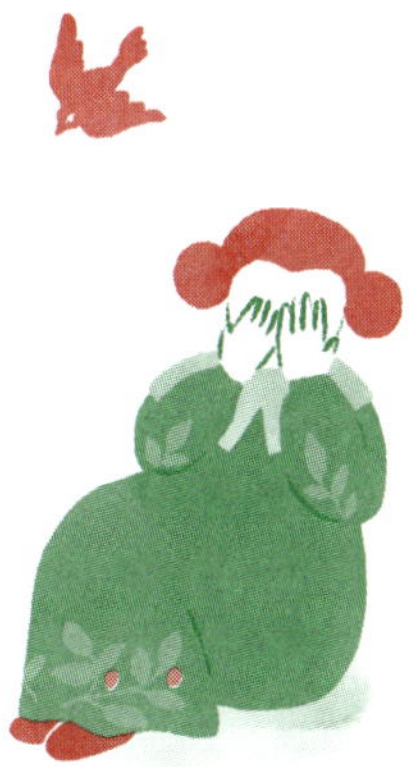

✽おもな原因

閉経により「気」や「血」の代謝が低下。また「血」が足りない場合にも不安感が強くなる。やる気の低下は、「気」の巡りや「気」の不足によるものと考えます。

✽対処法

生命力の源である「腎」機能を補い、「気」の巡りを高める。「血虚」の方は「血」も補い、「心」によい精神を安定させるもの、「気血」の巡りをよくするものをとり、精神バランスを整えます。

✽薬膳食材と食べ方

生 **なつめ／龍眼肉／柑橘類／香草類**

加熱 **山芋／大豆／薔薇／ジャスミン茶／百合根／蓮の実／シナモン**

「気」と「血」を補う山芋となつめ入りのお粥、気持ちをすっきりさせるジャスミンとレモン入りのお茶など。

養生ポイント

疲れているときにより症状が出やすくなるので、しっかり食事をとってエネルギーをチャージする。また、気分転換を心がけます

漢方薬

- **半夏厚朴湯**《はんげこうぼくとう》：不安感が強く、喉のつまり感を覚える方
- **香蘇散**《こうそさん》：半夏厚朴湯が効かない方
- **帰脾湯**《きひとう》：胃腸虚弱で疲れやすく、不眠の方

45 食欲不振

内臓

肝 心 脾 肺 腎

気虚
気滞
血虚
血瘀
水不足
水滞

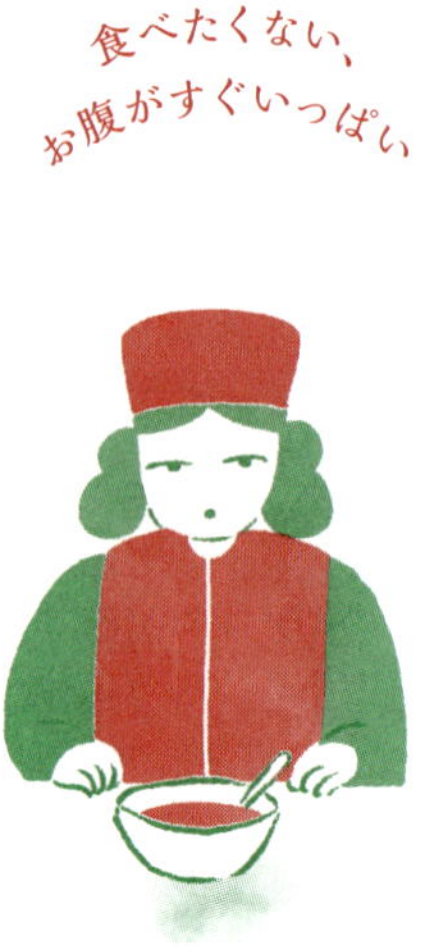

おもな原因

加齢により、生命力を司る「腎」機能や内臓全般の機能低下などによるもの。消化吸収を司る「脾」（胃腸のあたり）の力や、代謝を促す「気」の力が低下することで消化が難しくなり、それにより食欲も低下する。

対処法

老化に関連する「腎」を補いながら、消化力を高める食材で食欲も高める。香草類も取り入れて活用する。

薬膳食材と食べ方

生 なつめ／山芋／キャベツ／しそ／大根／しょうが

加熱 はと麦／蕎麦／山芋

はと麦と山芋入りのごはん、さつまいもとなつめの煮物。キャベツとしそのさっぱり和えなど。

養生ポイント

冷たいもの、刺激物は胃腸の調子を低下させるため控える。高齢になると食物繊維や脂の多いものも消化しづらくなります。しょうがは吐き気止めにもなり巡りも高めます。少量ずつ栄養のあるものをとるよう心がけましょう。

漢方薬

- **六君子湯《りっくんしとう》**…第一選択
- **人参湯《にんじんとう》**…下痢や頻尿をともない、冷えが強い方
- **補中益気湯《ほちゅうえっきとう》**…疲労倦怠感が強い方

白髪、耳が遠くなる、足腰が弱くなる、物覚えが悪くなるなど、老化は「腎」機能の低下のあらわれ。「腎」を補うことをメインに改善。

46 慢性疲労

全身

肝 心 脾 肺 腎

気虚
気滞
血虚
血瘀
水不足
水滞

疲れがなかなかとれない

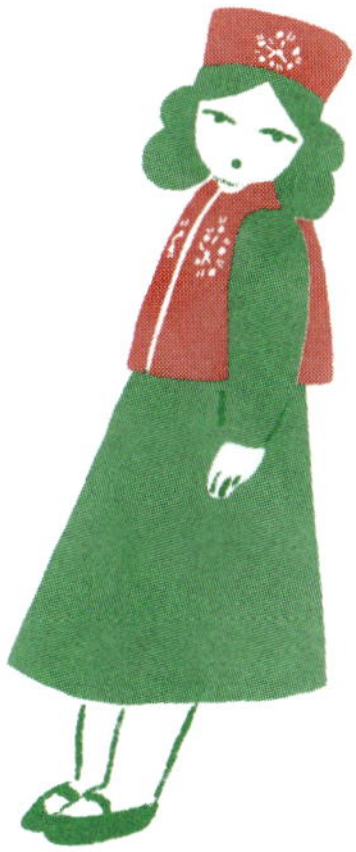

おもな原因

内臓機能の低下で「気血水」の代謝が悪くなり疲れやすくなる。特に老化と関連する「腎」の力が低下することで、体全体の代謝力が低下する。また、偏食などによって食欲が低下し、「脾」の力も低下することによるエネルギー不足も影響を及ぼす。

対処法

「脾」の機能を補い、消化のよいものでしっかりエネルギーを補って体力を高め、「腎」機能によいもので体のもととなるエネルギーも高めます。

薬膳食材と食べ方

生 なつめ／くるみ／はちみつ

加熱 山芋／うずらの卵／鶏肉／黒ごま／牡蠣／黒米／うなぎ／高麗人参／卵

山芋と鶏肉の参鶏湯（サムゲタン）風スープ、うずらの卵と山芋のとろろごはん、牡蠣と黒米入りの炊き込みごはん、うなぎの卵とじなど。

養生ポイント

エネルギーをしっかりとるために冷たいものや食物繊維、脂の多いもの、消化の悪いものは控える。消化のよいタンパク質をとることも大切。うなぎなど栄養価の高いものを定期的に少量ずつ食べる。

漢方薬

- **補中益気湯《ほちゅうえっきとう》**…第一選択
- **十全大補湯《じゅうぜんたいほとう》**…冷え性で肌の乾燥がある方
- **真武湯《しんぶとう》**…冷え性で下痢しやすい方

47 下半身の冷え

下半身

肝 心 腎 脾 肺

気虚
気滞
血虚
血瘀
水不足
水滞

足腰が冷えやすい

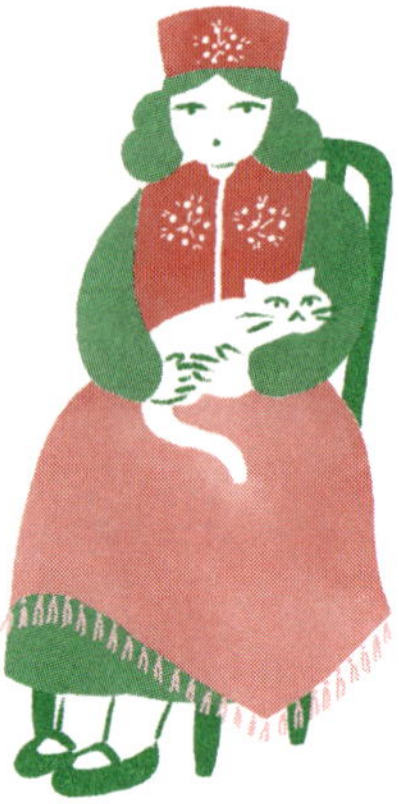

おもな原因

加齢による「腎」機能の低下が原因で起きる下半身の冷えや衰え。高齢の方がなりやすい。血流不足や「水」の代謝の低下によって、体が冷えやすくなります。

対処法

エネルギーの源となる「腎」機能を補う。また、「気血水」の代謝を高めます。

薬膳食材と食べ方

生 くるみ／山芋／しょうが／シナモン

加熱 羊肉／はと麦／黒豆／薔薇／紅茶／えび／にら／玉ねぎ／よもぎ

巡りをよくし、「水」も代謝する黒豆とよもぎ入りのお茶や、羊肉と玉ねぎの炒め物など。羊肉は肉の中でも体を温める食材。

養生ポイント

消化のよい温かいもので栄養をしっかりとることを心がける。全身の巡りを高めるために、筋肉量を減らさないように軽度の運動もしましょう。

漢方薬

- 八味地黄丸《はちみじおうがん》…胃腸が丈夫で、腰痛、頻尿の方
- 当帰芍薬散《とうきしゃくやくさん》…虚弱でむくみやすい方
- 苓姜朮甘湯《りょうきょうじゅつかんとう》…腰が冷え、腰痛、腰がだるく、尿量が多い方

48

耳が遠い

耳

肝 心 脾 肺 腎

気虚
気滞
血虚
血瘀
水不足
水滞
＋
陰虚

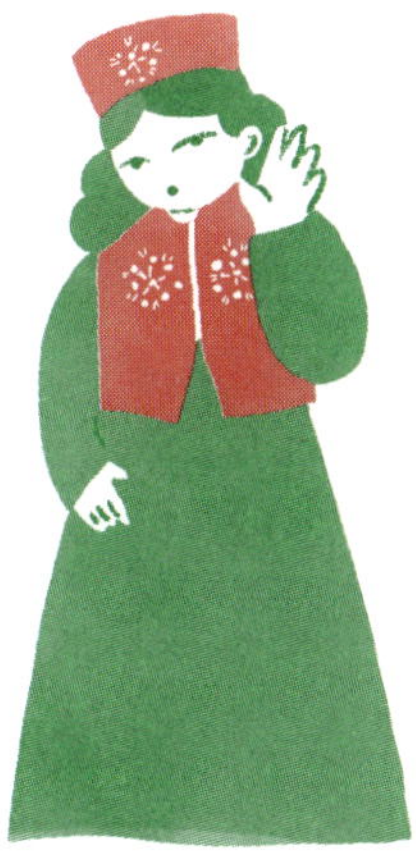

おもな原因

老化などに関連する「腎」機能の低下によるもののひとつ。「腎」は髄液や骨の育成にも関連しており、それらの低下により脳や骨に栄養が行き届かず耳が聞こえにくくなると考えられる。またストレスや貧血などによる血流不足からも生じる。

対処法

「腎」の力を補う補腎、補陰効果のものを食べる。また、「血」の巡り「気」の巡りも高めるようにします。

薬膳食材と食べ方

生 **黒ごま／クコの実／なつめ／くるみ／桑の実**

加熱 **ほたて／すっぽん／山芋／レバー／牡蠣／黒米／紅花《こうか》**

くるみや黒ごま、桑の実はそのままヨーグルトにかけたり、デザートのトッピングやお茶に入れてもよい。

養生ポイント

「血」の巡りを悪化させる脂っこいものは控える。消化のよいもので胃腸力を高めて、しっかり栄養をとることを第一にする。疲れやすいときはちゃんと休むことも大切です。

漢方薬

- **八味地黄丸《はちみじおうがん》**…胃腸が丈夫な方の第一選択
- **滋腎通耳湯《じじんつうじとう》**…右記処方が無効な方
- **大柴胡湯《だいさいことう》**…体格が頑丈で上腹部が張って苦しく、便秘傾向の方

49 老眼

目

肝 腎 心 肺 脾

気虚 気滞 血虚 血瘀 水不足 水滞 ＋ 陰虚

近いところが
ぼやけて見える

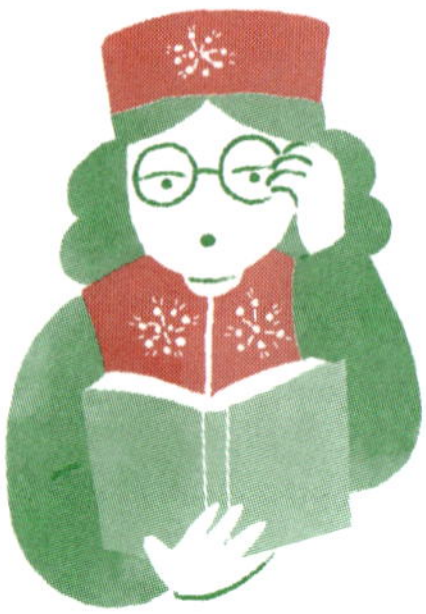

おもな原因

老化などに関連する「腎」機能の低下で起きる「陰虚」による老化の症状のひとつ。目は「肝」とも関連し、血流不足の低下も原因に考えられる。

対処法

目の栄養になる「血」をしっかり補いながら、老化のスピードを低下させる「腎」機能と血流にも関連する「肝」機能を高めるようにします。

薬膳食材と食べ方

生 **なつめ／クコの実／桑の実／菊花**

加熱 **あわび／牡蠣／いか／ほうれん草／レバー／黒きくらげ／黒米**

肝血によい黒米とあわびの韓国風お粥などや、「血虚」によい02のレバーとなつめの煮物、クコの実や桑の実など。

養生ポイント

冷たいもの、刺激物をさけて、消化のよいもので、赤や黒い色の「血」の栄養となるものをしっかりとる。汗のかきすぎや目の使い過ぎも「血虚」の原因になるので注意。

漢方薬

- **八味地黄丸《はちみじおうがん》／牛車腎気丸《ごしゃじんきがん》**…胃腸は丈夫で、腰痛、夜間頻尿、下肢のむくみのある方
- **杞菊地黄丸《こぎくじおうがん》**…右に似るが、ほてりのある方
- **四物湯《しもつとう》**…目の疲れ・乾燥、まぶしさがある方

50 白髪／抜け毛

髪

肝 **腎** 心 肺 脾

気虚
気滞
血虚
血瘀
水不足
水滞
＋
陰虚

白髪や抜け毛が目立つ

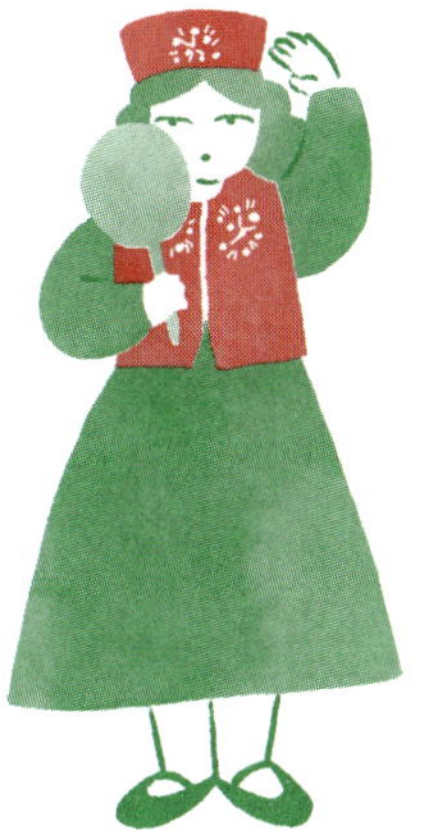

おもな原因

老化などに関連する「腎」機能の低下による症状のひとつ。「髪は血の余り」であり、老化で栄養が髪まで行きわたりにくくなると、抜け毛や白髪の原因になる。

対処法

「腎」を補い、老化の早まりを防ぐ食材をとる。黒い食材で「血」を補う効果のあるものとミネラルも含む海藻なども一緒にとるようにすると、より効果的。

薬膳食材と食べ方

生 **なつめ／黒ごま／桑の実**
加熱 **ひじき／わかめ／レバー／ほうれん草／黒米／黒きくらげ／海藻類**

ひじきと黒ごま、ほうれん草の和え物など、49同様に、「血」によいものと一緒に黒い食材や海藻類もとり、血流を改善する。

養生ポイント
冷たいもの、刺激物、脂の多いものなど血流を悪くするものは避ける。頭の使いすぎも血流が悪くなるのでリラックスすることも大切。

漢方薬

- **八味地黄丸**《はちみじおうがん》**／牛車腎気丸**《ごしゃじんきがん》…胃腸は丈夫で、腰痛、夜間頻尿、下肢がむくむ方
- **当帰芍薬散**《とうきしゃくやくさん》…冷え性でむくみやすい方
- **十全大補湯**《じゅうぜんたいほとう》…疲れやすく冷え性で、乾燥肌の方

51 足腰の弱り／骨粗しょう症

下半身

肝 心 **腎** 脾 肺

気虚
気滞
血虚
血瘀
水不足
水滞
＋
陰虚

疲れやすく
骨がもろくなる

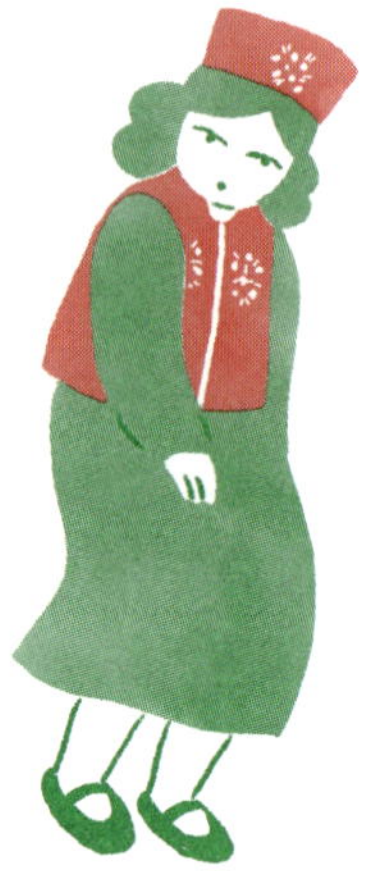

おもな原因

老化などに関連する「腎」機能の低下によるもののひとつ。「腎」は骨に栄養を与える働きがあるが、加齢により「腎」機能が衰えると、足腰に疲れなどがあらわれやすくなる。また、下半身が冷えやすくなる。

対処法

「腎」を補う食材をとる。冷えを予防し血流も改善するように心がけることで、下半身の冷えへの対策をする。足腰をしっかり動かすことも大事です。

薬膳食材と食べ方

生 **なつめ／くるみ／黒ごま／栗／チーズ／シナモン**

加熱 **山芋／うずらの卵／牡蠣／牛肉／かつお／すっぽん**

牛肉は筋力アップになる食材。牛肉と栗と山芋のオイスターソース炒め、くるみと山芋と黒ごま入りの蒸しパンなど。

養生ポイント

巡りを悪くする冷たいもの、刺激物を控える。たんぱく質やカルシウムもとるようにします。定期的な運動も心がけましょう。

漢方薬

- **八味地黄丸《はちみじおうがん》／牛車腎気丸《ごしゃじんきがん》**…胃腸は丈夫で腰痛、夜間頻尿、下肢のむくみのある方
- **桂枝加苓朮附湯《けいしかじゅつぶとう》**…胃腸虚弱の方
- **補中益気湯《ほちゅうえっきとう》**…全身の疲労、倦怠感がある方

52 物忘れ

頭

肝 心 腎 肺 脾

気虚
気滞
血虚
血瘀
水不足
水滞
＋
陰虚

物忘れが増えてきた

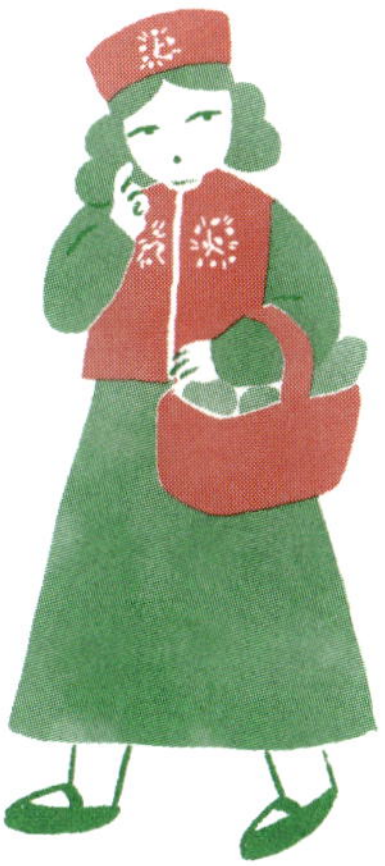

おもな原因

老化などに関連する「腎」機能の低下によるもののひとつ。「腎」は髄液を作り、脳に栄養を与える作用がある。また、基本的な精神活動を司る「心」の機能低下なども原因。

対処法

「腎」と「心」を補う食材をとる。また血流も改善するように心がけ、「気血水」の代謝を高めるようにします。

薬膳食材と食べ方

生 くるみ／なつめ／黒ごま
加熱 いわし／レバー／青魚／山芋／ぎんなん／高麗人参／うずらの卵／黒米

血流をよくし、「血」を補ういわしに黒ごまをまぶして焼いた、いわしの黒ごま焼きや、黒米となつめとくるみ入りのおこわなど。

養生ポイント

冷たいもの、刺激物、発汗を伴うものなどを控える。くるみは脳の形と似ているところから物忘れによいと言われており、ビタミンEも豊富。いわしはDHAも豊富で健脳作用も◎。

漢方薬

- 人参養栄湯《にんじんようえいとう》…疲れやすく貧血の方
- 加味帰脾湯《かみきひとう》…不安、不眠、うつ傾向のある方
- 八味地黄丸《はちみじおうがん》／牛車腎気丸《ごしゃじんきがん》…胃腸が丈夫な方

53 頻尿／尿漏れ

内臓

肝 心 脾 肺 腎

気虚
気滞
血虚
血瘀
水不足
水滞

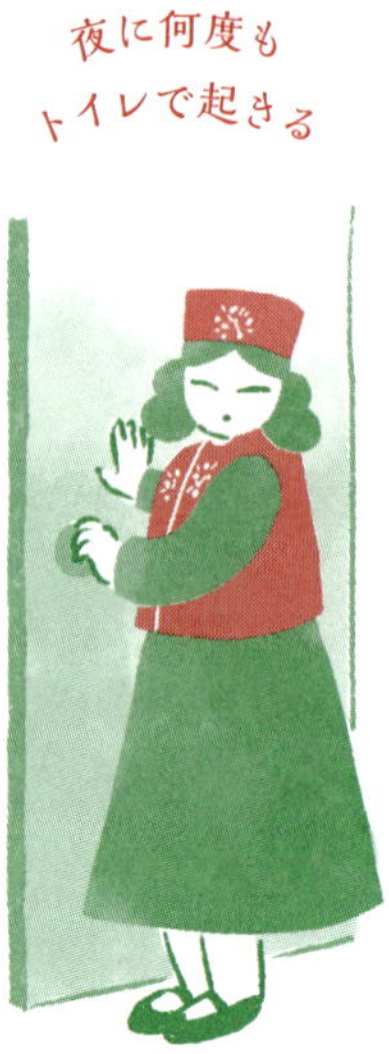

✽おもな原因

老化などに関連する「腎」機能の低下によるもののひとつ。「腎」は膀胱と連動し、尿をため排出を管理する働きがあるため、加齢による「腎」機能低下によって起こる。また「脾」の機能低下で漏れやすくなるとも考えます。

✽対処法

胃腸機能を妨げないもので「腎」を補う食材と体を温めて下半身の冷えを防ぐ食材を組み合わせる。

✽薬膳食材と食べ方

生 なつめ／くるみ／黒ごま

加熱 えび／山芋／羊肉／蓮の実／ぎんなん／れんこん／杜仲茶／栗

ぎんなんと栗の炊き込みごはん、えびとにらの炒め物、れんこんのくるみ和えなど。蓮の実やぎんなんは漏れを防ぐ効果があると考えられている。

養生ポイント

体を冷やすものは控える。ぎんなんは小毒を持っているので食べすぎには注意しましょう。

漢方薬

- **八味地黄丸《はちみじおうがん》**…腰痛、下肢がむくみやすく、胃腸の丈夫な方
- **清心蓮子飲《せいしんれんしいん》**…右記処方に似て、胃腸虚弱の方
- **猪苓湯《ちょれいとう》**…症状が急性の場合

54

関節痛

全身

肝 腎 心 肺 脾

気虚
気滞
血虚
血瘀
水不足
水滞
＋
陰虚
寒

肘、肩、膝、五十肩など
節々が痛む

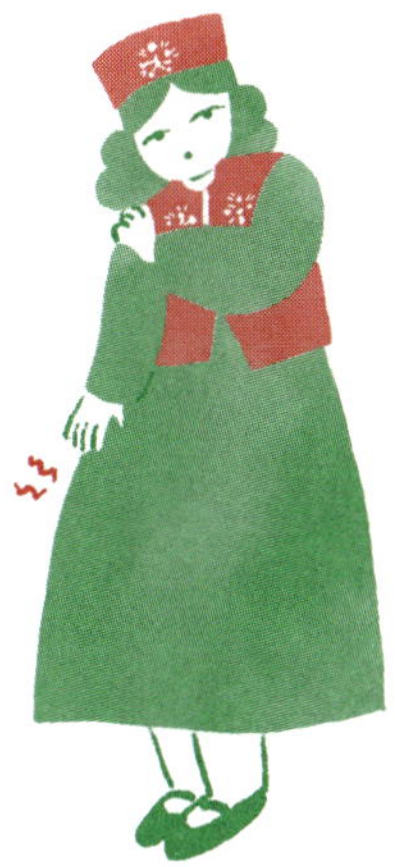

❋おもな原因

加齢による「腎」機能低下でなる「陰虚」により筋に栄養が届かず、筋がこわばる。筋は「肝」のあらわれであり「気血」の代謝不良も原因のひとつ。長引く冷えや「水」の代謝不良でも起きやすい。

❋対処法

「陰虚」によい潤い効果のあるものをとる。「気」と「血」を補い、巡らせることで筋まで巡らせます。体が冷えないように、温めながら「気血」を巡らせるよう心がける。

❋薬膳食材と食べ方

生 シナモン／さくらんぼ

加熱 はと麦／えび／牛肉／にら／よもぎ／紅花《こうか》／山芋／薔薇／紅茶

02の薔薇入り紅茶に紅花を加えて、より血流をアップさせる。経絡を巡らせるよもぎとシナモン入りのお茶など。

養生ポイント

冷たいものや血がドロドロしやすい脂の多いもの、発汗しすぎるものは控える。

漢方薬

- **桂枝加苓朮附湯《けいしかじゅつぶとう》**…冷え性で上半身が痛む、華奢な方
- **疎経活血湯《そけいかっけつとう》**…下半身が痛み、特に夜間に強くなる方
- **防已黄蓍湯《ぼういおうぎとう》**…肥満（水太り）で汗をかき、膝痛のある方

55 老人性イボ

皮膚

肝 心 脾 肺 腎

気虚
気滞
血虚
血瘀
水不足
水滞

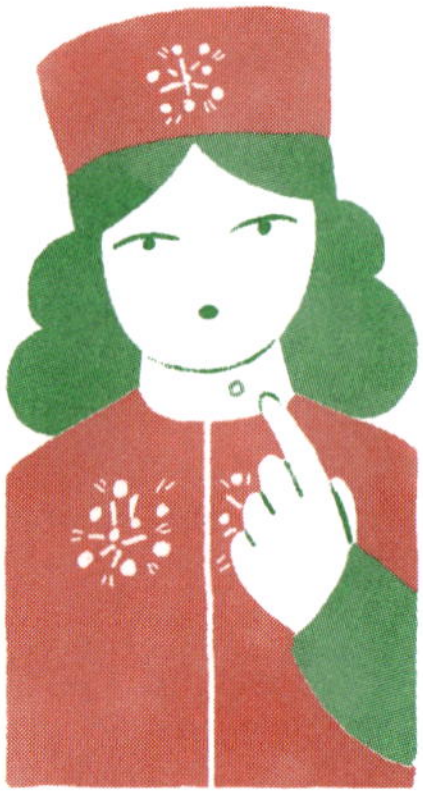

✽おもな原因

イボにはウイルス性と老化によるものがある。老化の場合は加齢による代謝不良、免疫力の低下や血流の低下、老廃物の蓄積などで、長年の紫外線による刺激も原因になる。

✽対処法

「気血水」の代謝を高めて、余分なものを排出するように心がける。

✽薬膳食材と食べ方

生 シナモン

加熱 陳皮／紅花／薔薇／にら／はと麦／とうもろこし／紅茶／よもぎ

はと麦ととうもろこし入りのごはん、シナモン入り紅茶など

養生ポイント

はと麦はヨクイニンという漢方薬でウイルス性のイボの処方のメインで使われますが、余分な老廃物を除く力があります。脂っこいもの、刺激物は控えて、紫外線対策や肌の保湿も忘れないようにします。

漢方薬

対応する処方はなし

養生レシピ「老化」

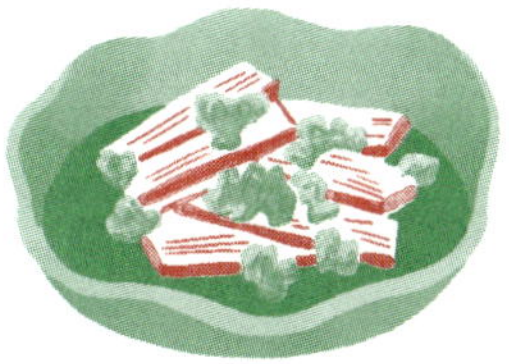

山芋とくるみの和え物

✦ 効能…補腎、便秘改善、肌や粘膜の潤い、全身、足腰の疲労回復など

【材料】(2人分)

食材	木綿豆腐…½丁　くるみ…4、5個 黒練ごま…大1　山芋…100g
調味料	しょうゆ…小さじ1　塩少々

おすすめポイント

ホクホクした山芋となめらかな豆腐がクリーミーで美味しい味わい。

【作り方】

1 しっかり水切りした豆腐と調味料をなめらかになるまでかき混ぜる。

2 山芋の皮をむき食べやすい大きさに切り、耐熱皿に入れてラップし、レンジで2分ほど加熱して粗熱をとる。クルミは粗みじん切りにする

3 **1**と**2**を合わせて盛りつける。

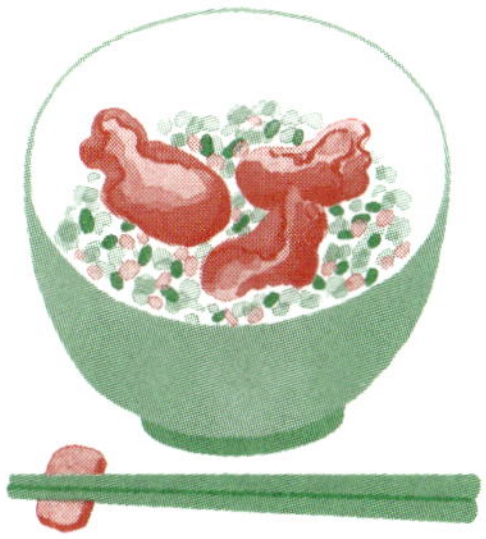

牡蠣と黒米の炊き込みごはん

✦ 効能…補腎、補陰、補血、目のかすみ、不眠改善

【材料】(2人分)

食材	牡蠣…1パック、米…2合、 黒米…大さじ4　黒ごま…大さじ1 油揚げ…½枚　小ねぎ適宜
調味料	酒…大さじ1　しょうゆ…大さじ2

おすすめポイント

牡蠣の風味と黒米のもちもち感に小ねぎがアクセントになった満足の一品。

【作り方】

1 米を洗い、水加減は2合より少し少な目、黒米、調味料、洗った牡蠣を加えて炊飯する。

2 炊き上がったら器に盛り、小ねぎと黒ごまを散らす。

56

花粉症

鼻

肝 心 脾 肺 腎

気虚
気滞
血虚
血瘀
水不足
水滞

くしゃみ、鼻水、鼻づまり
目のかゆみ

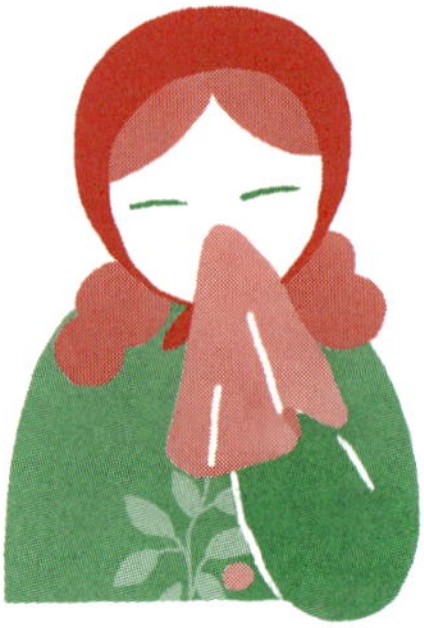

❁ おもな原因

季節性のアレルギーが原因となる。遺伝的な体質、呼吸機能、胃腸機能低下などによって免疫の過剰反応が起こる。東洋医学的に「血」や「水」の代謝不良も原因と考える。

❁ 対処法

「気血水」の代謝を改善する。熱がある場合は清熱作用のもので対処します。東洋医学では免疫機能を調整し、アレルギー体質そのものを改善していきます。

❁ 薬膳食材と食べ方

生 トマト／セロリ／ミント／しそ／羅漢果／みそ／納豆／わさび

加熱 山芋／はと麦／菊花／明日葉／あさり

「血瘀」を改善する明日葉とセロリ入りのスープ、「水」の代謝には、はと麦とあさり入りのスープなど。

養生ポイント

血流が悪くなる辛いものや刺激物は控える。普段から内臓力を高めて、免疫力を整えます。つらい症状のときは医師に相談しましょう。

漢方薬

- 小青竜湯《しょうせいりゅうとう》…第一選択
- 麻黄附子細辛湯《まおうぶしさいしんとう》…冷えが強く右記処方が効かない方
- 苓甘姜味辛夏仁湯《りょうかんきょうみしんげにんとう》…右記2処方で胃腸障害をきたす方

予防においても基本は季節に沿った養生が大切。風邪、花粉症、五月病、夏バテなども「気血水」のバンスが大切です。

57

五月病

メンタル

肝 心 脾 肺 腎

気虚
気滞
血虚
血瘀
水不足
水滞

やる気が出ない、憂うつ

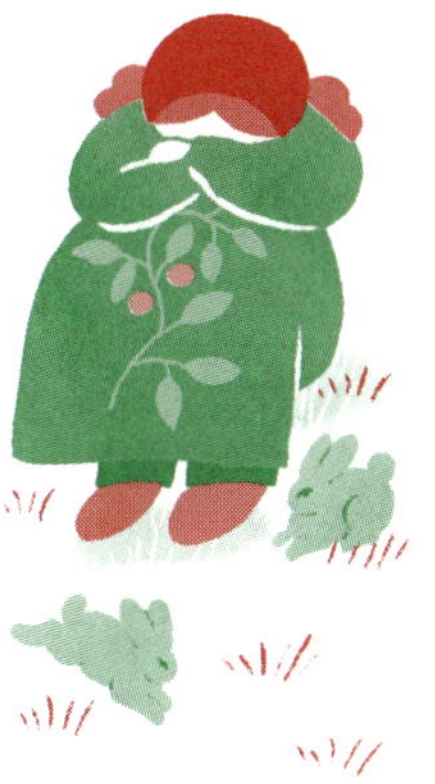

おもな原因

長期休暇後に見られる症状で、身体的疲労が原因で「気虚」となり、「気」の巡りも低下し、やる気が出ない状態と考える。

対処法

体の疲れを補うものをとり、リラックスを心がける。やる気の低下には少し発散性のある辛味も活用して、気分転換します。

薬膳食材と食べ方

生 **ミント／玉ねぎ／しそ／柑橘系／しょうが**

加熱 **鶏肉／山芋／ジャスミン／カモミール**

少し発汗作用のあるしょうがやしそ、ハーブ類で気の巡りを高める。カモミールとミント入りのお茶やしそとしょうが入りのお茶など。

養生ポイント

味の濃いもの、脂っこいものを控える。気分転換できるような少し刺激的なものやさわやかな香りのあるもので「気」の巡りを高めます。

漢方薬

- **香蘇散**《こうそさん》…うつ症状や不安感があり、胃腸虚弱の方
- **半夏厚朴湯**《はんげこうぼくとう》…うつ症状や不安感が強く、喉のつまり感がある方
- **補中益気湯**《ほちゅうえっきとう》…疲労、倦怠感が強く、寝汗をかく方

58 夏バテ

内臓

肝 心 腎 脾 肺

気虚
気滞
血虚
血瘀
水不足
水滞

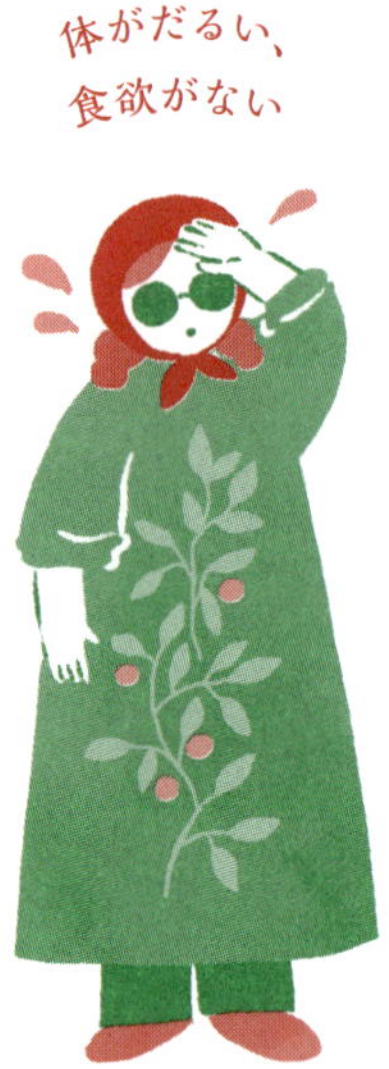

おもな原因

夏の暑さによる体調不良。冷たいものをとりすぎたことによる胃腸機能低下や、汗のかきすぎによる疲労などが原因。熱により動悸が強くなる場合もある。

対処法

胃腸の機能を高めるものや、水分をしっかりとり、「気血水」のバランスを整える。また、「血」の熱を下げるものをとって血流を正常化し、「心」の負担も軽減するよう心がけます。

薬膳食材と食べ方

生 **トマト／すいか／山芋／なつめ／豆腐／きゅうり／ゴーヤ**

加熱 **冬瓜／卵／豚肉／なす／にがうり／白きくらげ**

水分がたっぷりるある夏野菜を中心に、冬瓜とトマト入りのスープ、山芋ごはん、ゴーヤと白きくらげの炒め物など。

養生ポイント

発汗しやすい辛すぎるものは控える。冷たいもののとりすぎで胃腸も弱っているため、消化のよいもので栄養をしっかりとります。水分不足にも注意しましょう。

漢方薬

- **白虎湯《びゃっことう》**…喉が渇き、水を多く飲む方
- **補中益気湯《ほちゅうえっきとう》**…疲労、倦怠感が強い方
- **清暑益気湯《せいしょえっきとう》**…右処方に似るが、熱感を感じる方
- **六君子湯《りっくんしとう》**…暑さに負け食欲がない方

59 しもやけ

手足

肝 心 脾 肺 腎

気虚 気滞 血虚 血瘀 水不足 水滞

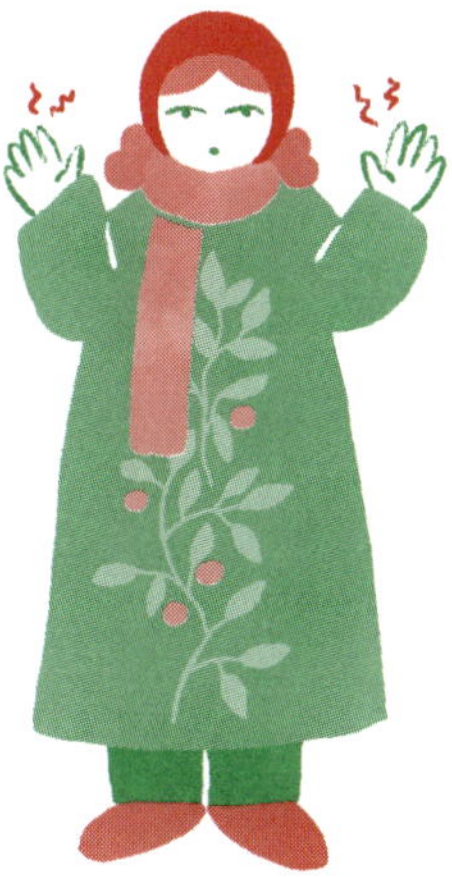

✽おもな原因

手足の末端が赤や紫に腫れる。寒さにより体への血流が悪くなることで血流不足になり、手や足の末端まで「血」が届かないことによる。

✽対処法

体の全身を温めながら、血流を改善するものをとる。

✽薬膳食材と食べ方

生 シナモン

加熱 紅花《こうか》／紅茶／玉ねぎ／にら／カカオ／ターメリック／薔薇／よもぎ

02のシナモンと薔薇入り紅茶や、シナモン入りココア、玉ねぎのスパイス炒めなど。

養生ポイント

水を触ったときは濡れたままにせず、しっかり拭きとって、手先や足先を冷やさないようにする。「血」の巡りを妨げる脂っこいものや甘すぎるものも控えます。

漢方薬

- **当帰四逆加呉茱萸生姜湯**《とうきしぎゃくかごしゅゆしょうきょうとう》：第一選択
- **桂枝茯苓丸**《けいしぶくりょうがん》：右記処方では効果が不十分な方は併用
- **紫雲膏**《しうんこう》：塗り薬（内服薬併用可）

60 頭痛（緊張型）

頭

肝 心 腎 脾 肺

気虚
気滞
血虚
血瘀
水不足
水滞
＋
気逆
寒
熱

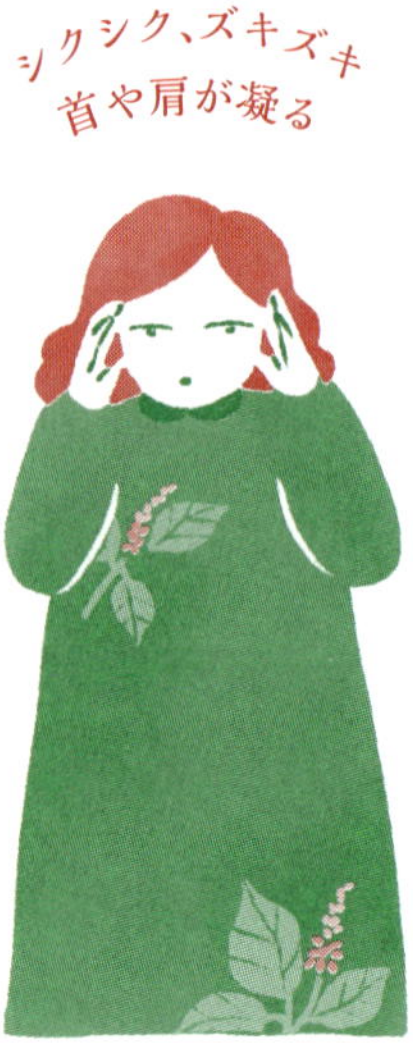

❋ おもな原因

ストレスにより、「気滞」が生じ、さらに「血水」の巡りが悪化することで生じる。また冷えや胃腸機能の低下によって「水滞」も生じる。

❋ 対処法

「気」の巡りをよくし、あるいは冷えや胃腸機能の改善をして痛みを軽減します。

❋ 薬膳食材と食べ方

生 ローズマリー／しょうが／しそ／ミント／シナモン

加熱 小豆／はと麦／金針菜《きんしんさい》／緑茶／菊花茶／くちなし／葛粉

寒いときはシナモン紅茶、首のこわばりには葛湯、「血瘀」にはくちなし湯など。むくみがある方は小豆とはと麦のお粥（P106）など。

養生ポイント

血流を悪化させ、「熱」を生み出す脂っこいものや辛いものは避ける。原因によって対処法が違うため、つらい症状のときは医師に相談を。

漢方薬

- **葛根湯《かっこんとう》**：第一選択
- **桂枝茯苓丸《けいしぶくりょうがん》**：体格がよく赤ら顔で、月経トラブルがある方
- **抑肝散《よくかんさん》**：イライラが強く、目の奥から痛む方
- **半夏白朮天麻湯《はんげびゃくじゅつてんまとう》**：胃腸虚弱で疲れやすい方

頭や顔の症状は熱などで「気」や「血」が逆上する「気逆」という状態が多く、「気血水」の代謝不良によって起こります。

61 片頭痛（片頭痛）

頭

肝
心
腎
脾
肺

気虚
気滞
血虚
血瘀
水不足
水滞
＋
気逆
寒

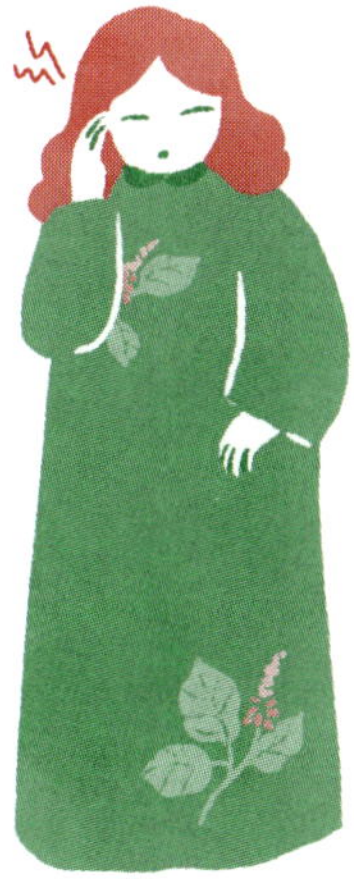

おもな原因

頭の片側やこめかみの辺りで吐き気を伴うこともある。おもな原因はストレスによって「気」があがりすぎることで、「血水」がのぼせる状態。また冷えなどが原因になることも。

対処法

「気」を巡らせるためにリラックスを心がける。それにより「血瘀」や「水滞」を改善します。

薬膳食材と食べ方

生 フェンネル／シナモン／しょうが／しそ／柑橘系／香草類

加熱 薔薇／紅茶／紅花《こうか》／ジャスミン／陳皮

冷えているときは02の薔薇入り紅茶や、シナモンとスパイス入りのチャイなど。体を温かくして「気血」を巡らせる。

養生ポイント

血流を悪化させる脂っこいもの、冷たいものを控える。「気」も巡らせるリラックス効果のある香りも活用。つらい症状のときは医師に相談を。

漢方薬

- **呉茱萸湯《ごしゅゆとう》**…冷え性で胃腸が弱く、項のこり、頭痛、悪心嘔吐が起きる方
- **五苓散《ごれいさん》**…喉が渇く、尿量が減少、めまい、悪心嘔吐のある方、低気圧接近時に頭痛がする方

※右記2処方併用可。60の頭痛の項も参照

62 ドライアイ

目

肝　腎　心　肺　脾

気虚　気滞　**血虚**　血瘀　水不足　水滞　＋　**陰虚**

目がしょぼしょぼする

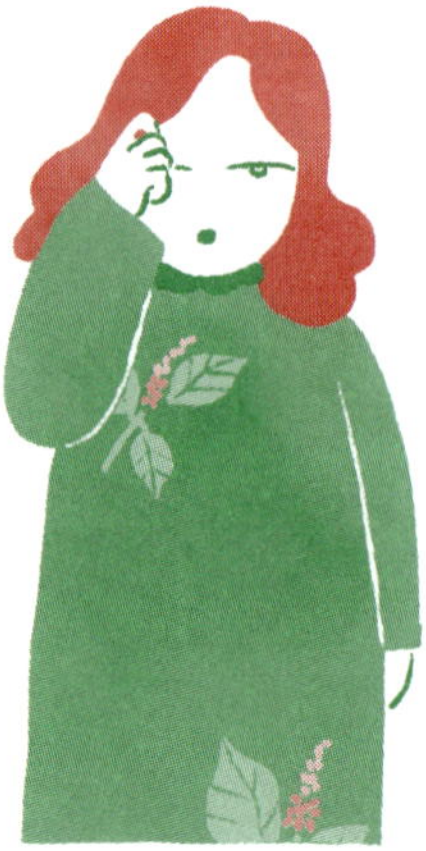

おもな原因

目が乾き、疲れやすい。血液不足や加齢によって起こる「陰虚」によるものや、目の使いすぎ、肝血不足などが原因になる。

対処法

「血」を補い巡らせるもの、陰を補うもので目に潤いを与えます。

薬膳食材と食べ方

生　クコの実／なつめ／プルーン／黒ごま／桑の実

加熱　レバー／ほうれん草／黒米／ほたて／あわび

貧血症状の方は02のレバーとなつめの煮物や、潤い不足にほたてとクコの実入りのサラダ、黒米となつめのお粥など。

養生ポイント

血流を悪くする辛いものは控える。スマホの見すぎや目の酷使でも目の「血虚」につながります。目の休息も定期的に心がけましょう。

漢方薬

- 麦門冬湯《ばくもんどうとう》…口内乾燥のある方にも使用
- 八味地黄丸《はちみじおうがん》…腰痛、夜間頻尿、かすみ目の方
- 四物湯《しもつとう》…目が疲れやすく、まぶしいと感じる方
- 十全大補湯《じゅうぜんたいほとう》…右処方に似て、全身が疲れる方

63

目の充血

目

肝
腎 心
肺 脾

気虚
気滞
血虚
血瘀
水不足
水滞
＋
気逆

目が真っ赤

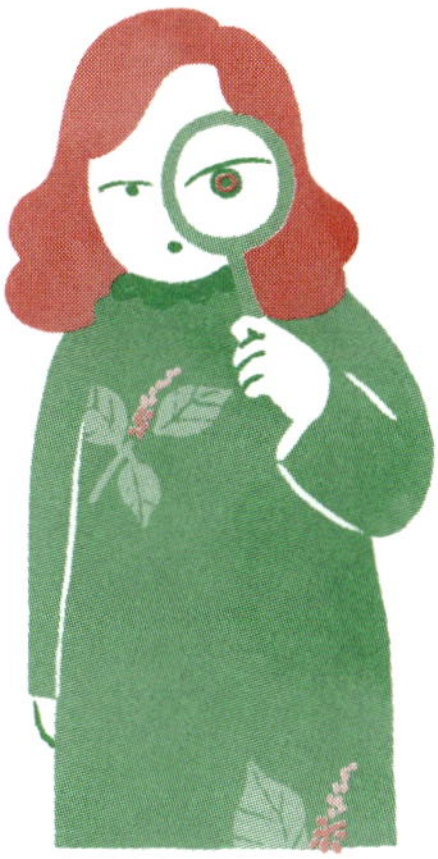

✽おもな原因

白目の部分が赤くなる目の充血は「肝」と関連し、血流不良、過度のイライラによる、血流の逆流などによって起こる。

✽対処法

イライラを解消や「血」の熱を下げるようにして、「肝」機能を正常にする。

✽薬膳食材と食べ方

生 トマト／セロリ／ミント／にがうり／アロエ

加熱 くちなし／ハブ茶／菊花

清熱作用のあるミント入り緑茶や、目をすっきりさせる菊花茶など。

養生ポイント

辛いもの、刺激物は控える。水分をしっかりとるほか、気分をすっきりさせることも心がけます。

※くちなしの使用には注意が必要です。

漢方薬

- 越婢加朮湯《えっぴかじゅつとう》…炎症が強く、流涙、痛み、かゆみ、目ヤニのある方。体格が華奢、胃腸虚弱な方には要注意。
- 釣藤散《ちょうとうさん》…イライラ、朝に頭痛のある方
- 黄連解毒湯《おうれんげどくとう》…のぼせて興奮しやすい方

64 目の疲れ

目

肝 心 脾 肺 腎

気虚　気滞　血虚　血瘀　水不足　水滞

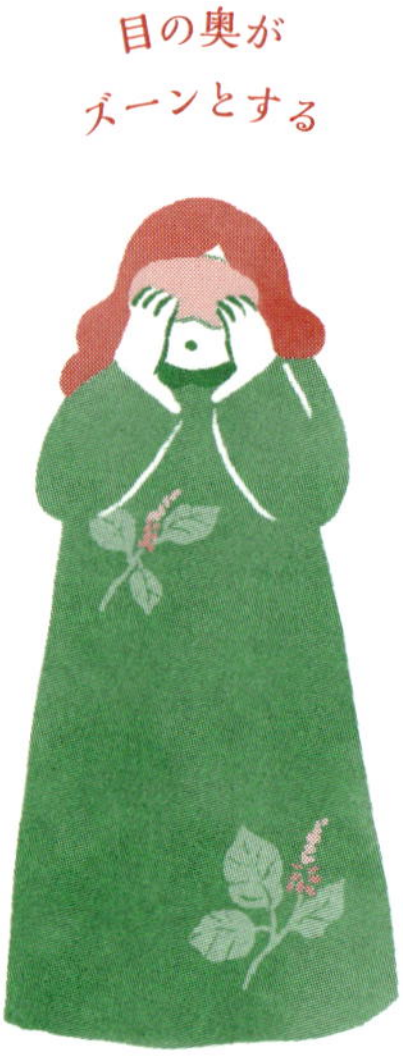

✽おもな原因

ストレスによるものや、「肝」機能の低下によるもの、「血虚」などによる血液不足によるもの、目の酷使によって起こる。また、加齢による陰不足なども影響する。

✽対処法

「気」「血」を補い、巡りをよくする。「気血水」の源と呼ばれる「脾」の力が低下すると「血虚」、「気虚」にもなるため、胃腸機能も高めます。加齢によるかすみ目などは「腎」によい黒い食材をとりましょう。

✽薬膳食材と食べ方

生 **なつめ／クコの実／ベリー類／桑の実／黒ごま**

加熱 **レバー／あわび／いわし／しじみ／玉ねぎ／黒米**

血虚の方は02のレバーとなつめの煮物や、血流改善にいわしと玉ねぎのマリネ、クコの実とベリー入りのサラダなど。

養生ポイント

辛いものは控える。ストレスや目の使いすぎが原因のため、定期的に目を休めることを心がけましょう。

漢方薬

- **四物湯《しもつとう》**…冷え性で乾燥肌の方
- **補中益気湯《ほちゅうえっきとう》**…疲労、倦怠感が強く、胃腸虚弱で寝汗のある方
- **八味地黄丸《はちみじおうがん》／牛車腎気丸《ごしゃじんきがん》**…腰痛、夜間頻尿など加齢症状のある方

65 アレルギー性結膜炎

目

肝 心 腎 脾 肺

気虚
気滞
血虚
血瘀
水不足
水滞

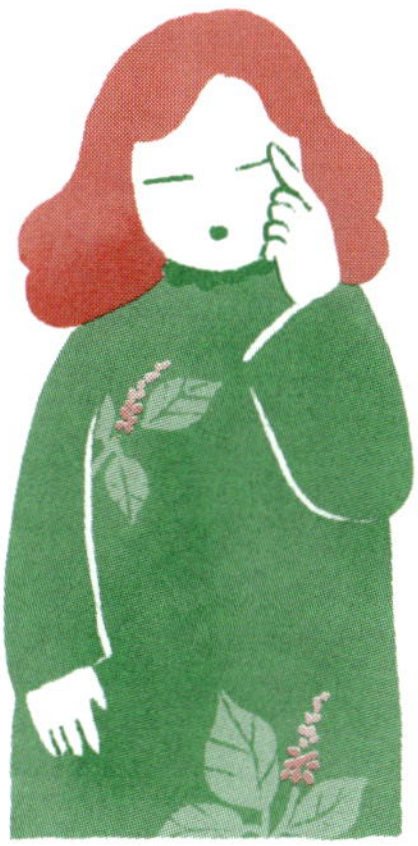

おもな原因

アレルギーが原因となる。遺伝的な体質によるもので悪化する。東洋医学的に「気血水」の代謝不良と考える。

対処法

不快な症状を早く改善するために熱を鎮め、余分な「水」は代謝するようにする。アレルギー体質そのものの改善に、「脾」「腎」の機能についても考慮します。

薬膳食材と食べ方

生 ミント／アロエ／にがうり

加熱 菊花／明日葉／ハブ茶／くちなし／緑茶

ミント入り菊花茶、ハブ茶のもととなるケツメイシは目をすっきりさせる働きがあります。

養生ポイント

60と同様、血流が悪くなる辛いものや刺激物は控える。普段から内臓力を高めて免疫力を整えます。原因によって対処法が違うため、医師に相談しましょう。※くちなしの使用には注意が必要です。

漢方薬

- 越婢加朮湯《えっぴかじゅつとう》…目が赤く腫れ、目ヤニがある炎症が強く、胃腸虚弱でない方
- 苓桂朮甘湯《りょうけいじゅつかんとう》…右記の処方が使えない方（鼻炎症状に対して小青竜と併用することも）
- 小青竜湯《しょうせいりゅうとう》…水鼻、くしゃみなどもある方

66 まぶたの痙攣《けいれん》

目

肝 心 脾 腎 肺

気虚 気滞 血虚 血瘀 水不足 水滞

目がピクピクする

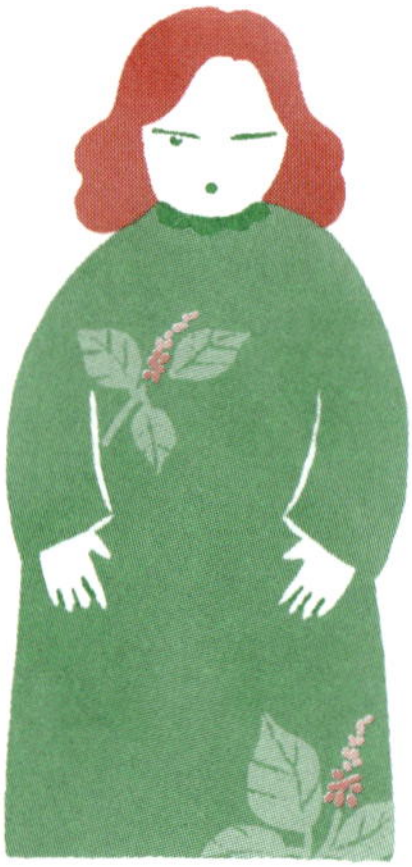

❋ おもな原因

「肝」の乱れは目にあらわれます。「肝」機能が低下して血流が悪化したことによるもの、または血流不足によるものや、ストレスなどが影響していることもある。

❋ 対処法

「血」を補うものをとり、血流を改善して「肝」機能を正常に整える。また、ストレスを感じているときは「気」の巡りとともに、リラックスすることを大切にします。

❋ 薬膳食材と食べ方

生 **なつめ／しそ／香草類／春菊／グレープフルーツ／柑橘系**

加熱 **レバー／ほうれん草／あわび／菊花茶**

02のレバーとなつめの煮物、あわびとほうれん草のお粥や、「気」の巡りをよくするグレープフルーツと春菊入りのサラダなど。

養生ポイント

胃腸にも負担がかからないように消化の悪いもの、血流が悪くなる刺激物は控える。「血」が足りないときは汗のかきすぎに注意。また、目の酷使で「血」も足りなくなるので、仕事の合間に目を休めましょう。

漢方薬

- **抑肝散《よくかんさん》／抑肝散加陳皮半夏《よくかんさんかちんぴはんげ》**…第一選択。胃腸虚弱な方は加陳皮半夏
- **杞菊地黄丸《こぎくじおうがん》**…手足にほてりもある方

67 耳鳴り

頭

肝 腎 心 肺 脾

気虚
気滞
血虚
血瘀
水不足
水滞
+
陰虚

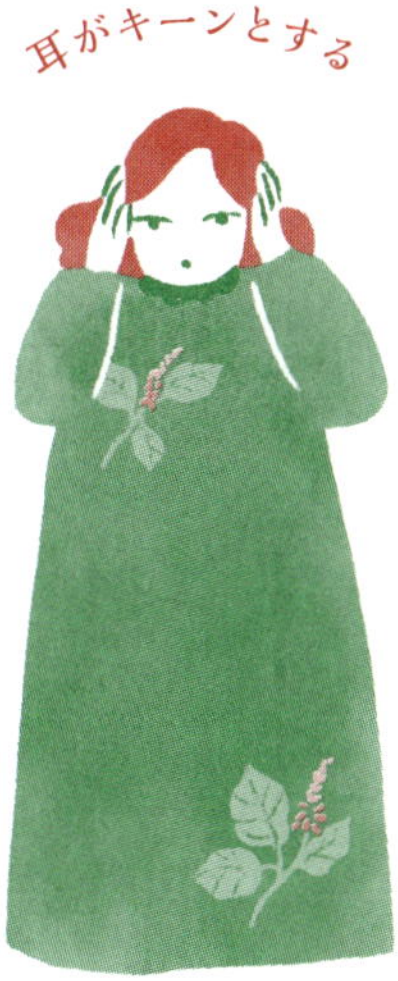

✽おもな原因

耳の中で高音や低音の雑音が聞こえる状態。耳は「腎」に関連し、「水」の巡り、加齢での「陰虚」によるもの。また、ストレスによる「肝」の血が滞る「血瘀」などが原因になる。

✽対処法

「気血水」の巡りを改善するとともに、「腎」機能と「肝」機能を正常にします。

✽薬膳食材と食べ方

生 **なつめ／桑の実／クコの実／ミント／黒ごま**

加熱 **牡蠣／はと麦／金針菜《きんしんさい》／くちなし／山芋／菊花／すっぽん／レバー**

「血虚」の方は02のレバーとなつめの煮物や、牡蠣と金針菜入りのスープ。ストレスが強い方は菊花とミント入りのお茶（P105）など。「陰虚」にはすっぽんと山芋入りのスープなど。

養生ポイント

血流を悪化させる冷たいものや刺激物は控える。ストレスなどをため込まないように、普段から「気」の巡りをよくして気分転換を心がけます。

漢方薬

- **八味地黄丸《はちみじおうがん》／牛車腎気丸《ぎっしゃじんきまる》**…加齢の場合
- **柴胡加竜骨牡蛎湯《さいこかりゅうこつぼれいとう》**…体格がよく、動悸、不眠、神経過敏の方
- **釣藤散《ちょうとうさん》**…体格普通で朝に頭痛する方

68

鼻汁（水っぽい）

鼻

肝　心　腎　脾　肺

気虚
気滞
血虚
血瘀
水不足
水滞
＋
寒

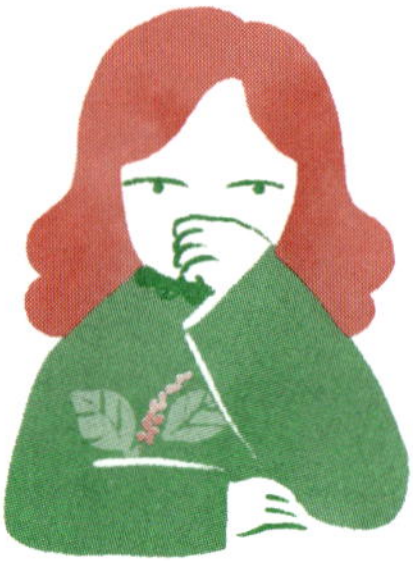

❋おもな原因

鼻かぜの初期の症状、あるいはアレルギーなどによる症状。季節性のかぜや冷えによる「肺」の機能低下で起こる。胃腸機能の低下、虚労、虚弱などにより悪化する。

❋対処法

さらさらした鼻水は冷えの症状の場合が多いため、発汗作用のあるもので体を温めて、余分な「水」を排出するようにします。

❋薬膳食材と食べ方

生 からし／ねぎ／しそ／シナモン／かぶ／梅／黒砂糖／しょうが

加熱 紅茶／薔薇

悪寒のあるかぜにもよいシナモンとしょうがが入りのお茶や、ねぎとしそ入りのお粥など。

養生ポイント

体を冷やさないように、冷たいものは控える。消化の悪いものも負担になるのでとらないようにしましょう。

漢方薬

- **小青竜湯《しょうせいりゅうとう》**…水っぽい鼻水の第一選択
- **苓甘姜味辛夏仁湯《りょうかんきょうみしんげにんとう》**…胃腸虚弱で右処方が使えない方
- **葛根湯《かっこんとう》**…鼻汁は少なく鼻づまりがおもな方
- **荊芥連翹湯《けいがいれんぎょうとう》**…慢性の皮膚疾患を持つ方

69 鼻汁（黄色っぽい）

鼻

肝　心　**脾**　**肺**　腎

気虚
気滞
血虚
血瘀
水不足
水滞
＋
熱

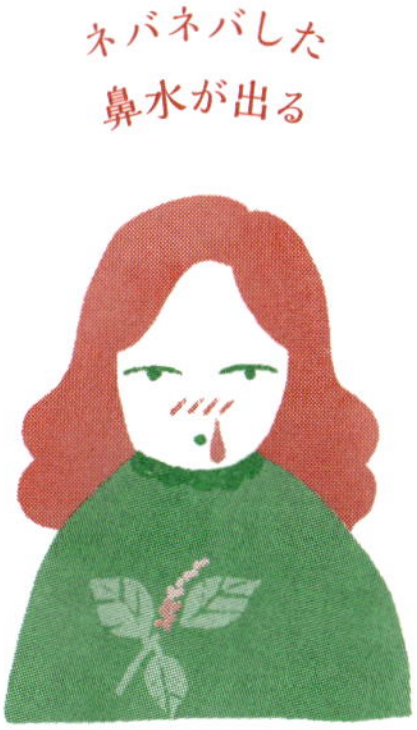

✽おもな原因

季節性の熱かぜなどによる副鼻腔炎によるもの。胃腸機能の低下、虚労、虚弱などにより悪化する。

✽対処法

かぜが悪化して熱っぽいときには、鼻水がドロドロし黄色くなるのが特徴のため、熱を下げる清熱のもので余分な「水」を排出します。

✽薬膳食材と食べ方

生 **ミント／菊花／トマト／豆乳／豆腐**

加熱 **緑茶／あさり**

熱を冷ます菊花入り緑茶やミントとトマト入りの豆乳スープなど。※ドクダミは膿などを出す働きがあり、鼻につめると鼻水が出やすくなります。

養生ポイント

「水」不足や「熱」を悪化させる刺激物や辛いものは控えます。つらい症状のときは医師に相談しましょう。

漢方薬

- **葛根湯加川芎辛夷**《かっこんとうかせんきゅうしんい》…鼻づまりが強く胃腸が丈夫な方
- **辛夷清肺湯**《しんいせいはいとう》…鼻部が熱く感じる方
- **荊芥連翹湯**《けいがいれんぎょうとう》…慢性の皮膚症状、扁桃炎の症状がある方
- **半夏白朮天麻湯**《はんげびゃくじゅつてんまとう》…胃腸虚弱で慢性の方

70 アレルギー性鼻炎

鼻

肝 心 脾 肺 腎

気虚 気滞 血虚 血瘀 水不足 水滞

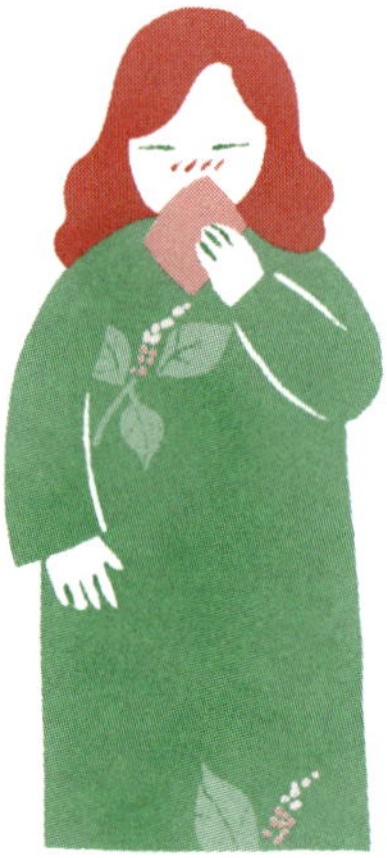

❊おもな原因

アレルギーによる症状。東洋医学的には「血瘀」、「水」の代謝不良、呼吸機能、免疫力の低下が原因と考える。※季節的なものの場合は、56花粉症も参照。

❊対処法

「気血水」の代謝を改善、発熱がある場合は清熱作用のもので対処します。東洋医学では「脾」の力を高めて免疫力を調整し、アレルギー体質そのものを改善していきます。

❊薬膳食材と食べ方

生 トマト／セロリ／ミント／しそ／羅漢果／みそ／納豆／ワサビ

加熱 山芋／はと麦／菊花／明日葉

熱を鎮める菊花とミント入りお茶（P105）。水の代謝には、はと麦とあさり入りのスープ、免疫力アップには納豆の具のみそ汁など。

養生ポイント

60と同様に、血流や「水」の代謝が悪くなる辛いものや刺激物は控える。普段から内臓力を高め、免疫力を整えます。原因により対処法が違うため、医師に相談しましょう。

漢方薬

- **小青竜湯**《しょうせいりゅうとう》…第一選択
- **麻黄附子細辛湯**《まおうぶしさいしんとう》…冷えが強く、右記処方が効かない方
- **苓甘姜味辛夏仁湯**《りょうかんきょうみしんげにんとう》…右記2処方で胃腸障害をきたす方

71 ドライマウス

口

肝 心 腎 脾 肺

気虚
気滞
血虚
血瘀
水不足
水滞
＋
陰虚

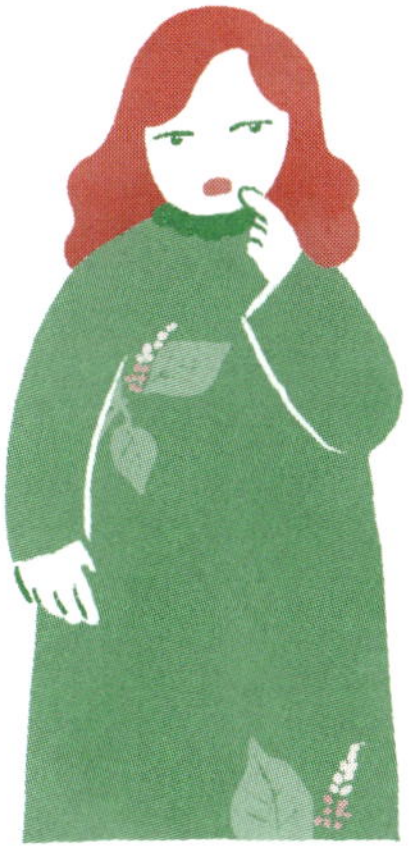

口の中が粘つく、舌が痛い

おもな原因

加齢による「陰虚」によるものや、「血虚」、ストレス、飲食の不摂生などによって「脾」や「胃」に熱がこもっている場合などに起こる。

対処法

加齢の場合は「腎」機能を高めるものをとり、「血虚」や「水不足」を改善し、「気血水」の代謝を整えます。ストレスの場合も「気」「血」の巡りを改善、食べすぎにも気をつけます。

薬膳食材と食べ方

生 クコの実／なつめ／黒ごま／桑の実／アロエ類／菊花

加熱 レバー／すっぽん／山芋／ほたて／牡蠣／海藻

貧血気味の方は02のレバーとなつめの煮物や、補陰効果のあるほたてとわかめ入りのサラダ、アロエと桑の実入りのデザートなど。

養生ポイント

水分を体外に逃がしてしまう辛いもの、刺激物は控える。潤いのあるネバネバしたものもおすすめです。

漢方薬

- **麦門冬湯《ばくもんどうとう》**…第一選択
- **白虎加人参湯《びゃっこかにんじんとう》**…口渇が強く飲水量が多い方
- **柴胡桂枝乾姜湯《さいこけいしかんきょうとう》**…神経過敏で首から上の発汗、動悸、不眠のある方
- **八味地黄丸《はちみじおうがん》**…腰痛、頻尿で胃腸が丈夫な方

72 歯ぎしり

口

肝 心 脾 肺 腎

気虚 気滞 血虚 血瘀 水不足 水滞 ＋ 熱

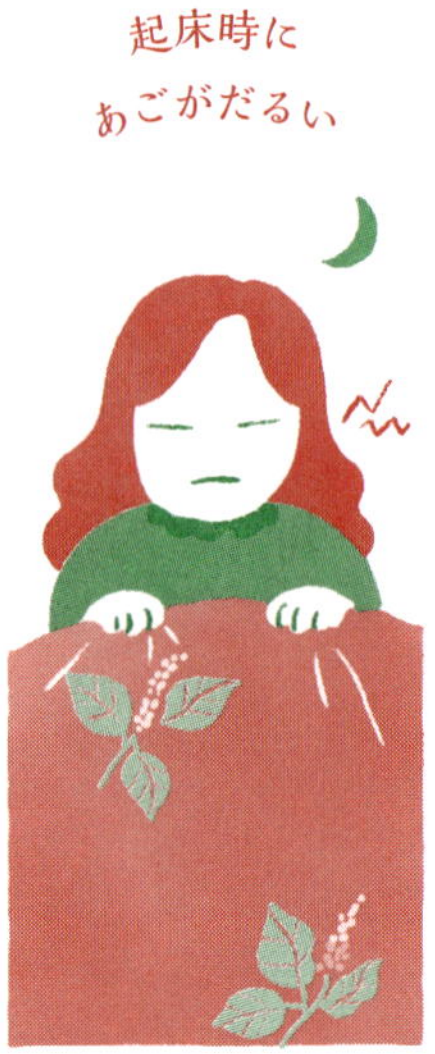

✽おもな原因

ストレスにより肝気が鬱滞することで筋肉が緊張し歯の食いしばりや歯ぎしりの原因のひとつになる。「脾」や「胃」の調子が悪いときも歯ぎしりをすることがあります。

✽対処法

「気」をゆるめて巡らせるハーブや柑橘系でさわやかな気分になって、「気」の巡りをすっきりさせる。「脾」や「胃」に負担がかからないように心がけます。ひどい場合は歯医者さんに相談しましょう。

✽薬膳食材と食べ方

生 **セロリ／しそ／トマト／ミント**

加熱 **いわし／あさり／菊花茶／緑茶／くちなし／カモミール／明日葉**

「気」の巡りをよくするカモミールとミント入りのお茶や「血」の熱を鎮めて、巡らせるセロリとトマト入りのサラダなど。

養生ポイント

血流や胃腸の機能が悪くならないように辛いものや刺激物は控える。また、ストレスをため込まないように心のリセットを心がけます。

漢方薬

- **抑肝散**《よくかんさん》／**抑肝散加陳皮半夏**《よくかんさんかちんぴはんげ》…第一選択。後者は胃腸虚弱のある方
- **柴胡加竜骨牡蛎湯**《さいこかりゅうこつぼれいとう》…神経過敏で不安、不眠、体力のある方
- **葛根湯**《かっこんとう》…首筋・肩が凝り、胃腸虚弱でない方

73

口内炎

口

肝
心
脾
腎
肺

気虚
気滞
血虚
血瘀
水不足
水滞
＋
熱

口の中に
おできや炎症

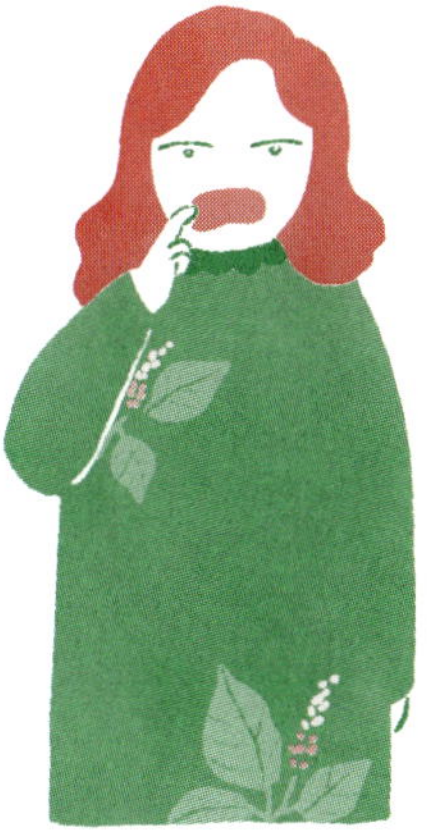

✽おもな原因

口の中の粘膜が赤く腫れ、痛みを感じる症状。食べすぎによるもの、辛いものの刺激や熱い食べものでできた火傷によっても生じる。また、ストレスや不眠も原因。東洋医学では熱の状態と考える。

✽対処法

清熱作用のあるものをとり、「気血水」の代謝を改善するとともに、「肝」と胃腸の機能を高めるようにします。

✽薬膳食材と食べ方

生 ミント／なす／トマト／セロリ

加熱 くちなし／菊花茶／緑茶

痛みや熱があるときは冷たく食べやすいものをとるようにする。菊花入り緑茶（P105）、セロリとトマトのジュースなど。

養生ポイント

食べすぎ、辛いものなど偏食に気をつける。刺激物、熱いものは避けて、しっかり水分をとるように心がけます。睡眠も大切です。

漢方薬

- **黄連解毒湯**《おうれんげどくとう》：急性期で炎症が強い方
- **温清飲**《うんせいいん》：慢性や繰り返す方
- **半夏瀉心湯**《はんげしゃしんとう》：体格は普通で胃のつかえ感があり、繰り返す方
- **六君子湯**《りっくんしとう》：胃腸虚弱で食欲不振、胃もたれがある方

74 喉の痛み

喉

肝 心 脾 肺 腎

気虚
気滞
血虚
血瘀
水不足
水滞
＋
熱

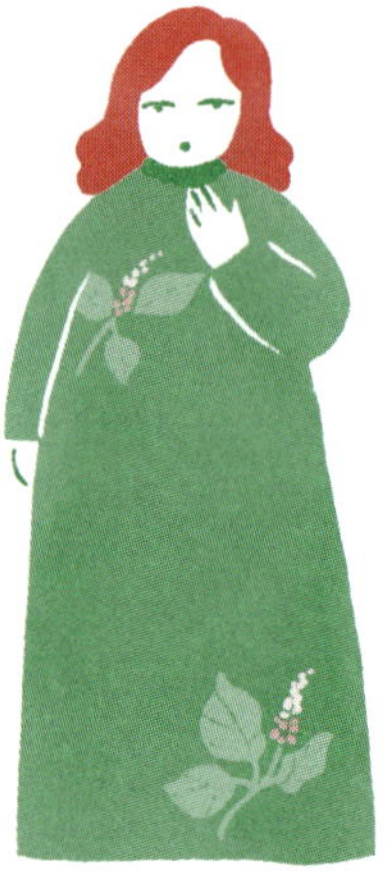

おもな原因

ウイルスや細菌、喉の使いすぎによるもの。また、ストレスなども原因になる。過剰な熱が口の粘膜にたまることで、炎症を引き起こすと考えます。

対処法

熱を鎮めて、潤いを高め、喉の痛みを軽減する。

薬膳食材と食べ方

生 **はちみつ／豆乳／梨／すいか／ミント／トマト**

加熱 **菊花／明日葉／ハブ茶／くちなし**

トマトと豆乳入りのめんつゆでいただくそうめん、梨とはちみつのジュース、すいかとミントのジュースなど。

養生ポイント

熱いもの、辛いものなどはもちろん控えます。ひんぱんにうがいなどもして喉を清潔に保つ。痛みが激しいときは医師に相談しましょう。

漢方薬

- **葛根湯《かっこんとう》**：発熱があり、胃腸虚弱でない方の初期
- **桔梗湯《ききょうとう》**：発熱がない方
- **桔梗石膏《ききょうせっこう》**：桔梗湯より炎症が強い方
- **小柴胡湯加桔梗石膏《しょうさいことうかききょうせっこう》**：急性期を過ぎて炎症が強い方や繰り返す方。
- **荊芥連翹湯《けいがいれんぎょうとう》**：慢性の鼻炎、皮膚疾患のある方

養生レシピ「山芋スペシャル」

山芋ごはん

✦ 効能…補腎、補陰、足腰の疲労回復、消化促進

【材料】(2人分)

食材	米…2合　しょうが…10g（千切り） 山芋…100g　黒ごま…大さじ1
調味料	塩少々

【作り方】

1 洗ったお米に水を2合分入れ、しょうがと2cm角ほどに切った山芋、塩をひとつまみ加えて炊飯する。

2 黒胡麻と塩をまぜて山芋ごはんの上にかけます。

※余った山芋は、みそ汁の具やお好み焼きに加えると手軽でおすすめです。

おすすめポイント

生薬としても使われる万能なお野菜、山芋は加熱すると「腎」機能をアップ。

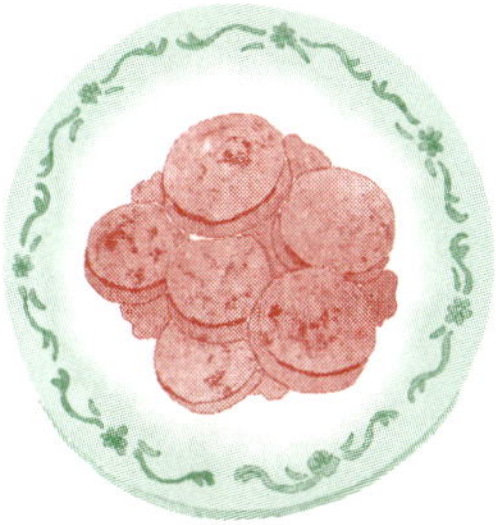

山芋のオイスターソース炒め

✦ 効能…補腎、補陰、疲労回復

【材料】(2人分)

食材	山芋…100g　ねぎ…約10cm
調味料	オイスターソース…大さじ1 しょうゆ…小さじ2　酒…大さじ1 油…大さじ1

【作り方】

1 ねぎは斜め千切りに、山芋は皮をむき、1cmほどの輪切りにする。

2 フライパンに油を引き、ねぎを入れて少し炒め、山芋も加えて少しこんがりしたら、調味料を加えてさっと炒める。

おすすめポイント

疲れにも胃腸にもよく効く山芋をオイスターソースでごはんに合うおかずに。

75 手荒れ／手しっしん

手

肝　心　腎　脾　肺

気虚
気滞
血虚
血瘀
水不足
水滞
＋
陰虚

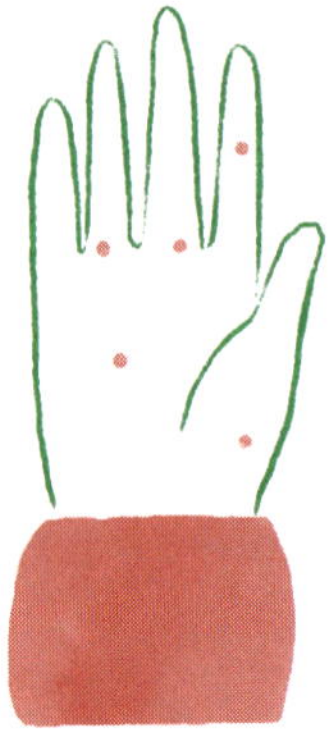

✽おもな原因

冬の水などの刺激による主婦湿疹とも言われる。東洋医学では、カサカサは「血虚」による潤い不足、また冷えによる血流不足と考えます。水ぶくれなどは、余分な「水」が停滞したことによるものや加齢による体の潤い不足の「陰虚」なども原因。

✽対処法

カサカサは「血」と「水」、体の陰液を補い血流を改善。水ぶくれなどは「水」の代謝を高めるもので「脾」や「肺」の機能を高め、代謝を促す。

✽薬膳食材と食べ方

生 なつめ／シナモン／しそ／香菜／玉ねぎ／桑の実／さくらんぼ／しょうが

加熱 薔薇／紅花《こうか》／にら／紅茶／はと麦／明日葉／いわしなど青魚

「血」を補い、巡らせる薔薇となつめ入りの紅茶や、「水」の代謝を高めるしそとしょうが入りのお茶、血流改善のいわしと香草のつくね。

養生ポイント

血流を悪化させる脂っこいもの、冷たいものは控える。手先が冷えないように水にぬれた後はしっかり手を拭き、温めるように心がけます。

漢方薬

- **桂枝茯苓丸料加薏苡仁《けいしぶくりょうがんりょうかよくいにん》**…体格がよく、のぼせ傾向の方
- **温経湯《うんけいとう》**…唇の乾燥、掌がほてる方
- **当帰芍薬散《とうきしゃくやくさん》**…冷え性でむくみやすい、華奢な方

手先、足先の症状は、血流や水の代謝不良が原因。冷えや「熱」などにも関連します。

76 手汗

手・足

肝 心 脾 肺 腎

気虚
気滞
血虚
血瘀
水不足
水滞
＋
陰虚

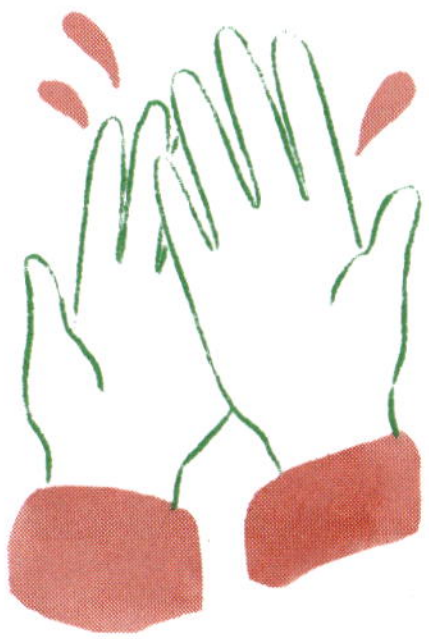

おもな原因

東洋医学では手足の汗は五心煩熱と言う「陰虚」の症状のひとつと考えます（40参照）。その他、「水」の排出をコントロールする「気」の力の低下。現代的には極度の緊張よるものや自律神経異常なども原因。

対処法

ほてりが強い方は熱を鎮め、陰を補う。酸味は汗を引き締める効果があります。ストレスなど精神的なものには気の巡りをよくし、「肝」機能を整えて胃腸機能も高めます。

薬膳食材と食べ方

生 **ゆば／豆腐／梅／レモン／ミント**

加熱 **ほたて／はと麦／牡蠣／すっぽん／オクラ／蓮の実／菊花茶**

「水」の代謝には、ほたてとオクラのお粥。緊張型にはリラックスするハーブティ、レモンとミント入りのお茶など。陰虚は37を参照。

養生ポイント

「気血水」の代謝を妨げる辛いものや脂っぽいもの、アルコールの飲みすぎなど刺激物のとりすぎに注意。ストレスをため込まないのも大事です。治りにくい病気とされているため、つらい場合は医師に相談しましょう。

漢方薬

- **四逆散**《しぎゃくさん》…上腹部が張り、手足が冷える方
- **荊芥連翹湯**《けいがいれんぎょうとう》…乾燥肌で手に脂汗をかく方
- **加味逍遙散**《かみしょうようさん》…更年期の方

77

足のつり

足

肝　心　脾　肺　腎

気虚
気滞
血虚
血瘀
水不足
水滞
＋
陰虚

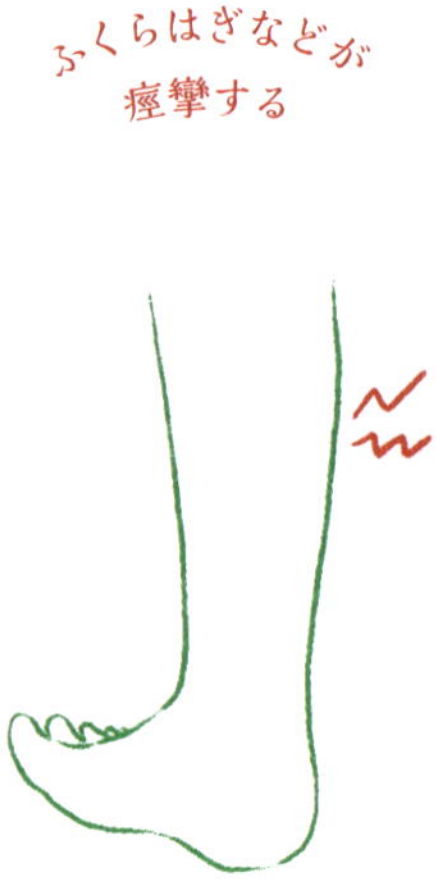

❊おもな原因

筋は「肝」と連動していると考えられ、「肝」の「血」不足、血流不足などによる。また、「水」の代謝不足、加齢による筋力の低下、冷えなどの血行不良なども原因になる。

❊対処法

「血」と「水」を補い、「肝」機能を正常にし、体に必要な水分を取り入れる。加齢の場合は補陰効果のある潤いのある食材をとります。

❊薬膳食材と食べ方

生 なつめ／クコの実／桑の実／まぐろ／セロリ／ほたて／シナモン／トマト／豆腐

加熱 レバー／金針菜《きんしんさい》／かに／白きくらげ／すっぽん

「血虚」に桑の実とクコの実入りのお茶、血流をよくするまぐろとセロリの白和え、かにと白きくらげの茶わん蒸しなどの潤いのある料理。

養生ポイント

「血」の巡りや「水」の代謝が悪くなる辛いもの、冷たいもの、脂っこいものを控える。消化のよいものをとり、水分不足にも気をつけましょう。

漢方薬

- **芍薬甘草湯《しゃくやくかんぞうとう》**…第一選択（ただし長期の多量服用は不可）
- **十全大補湯《じゅうぜんたいほとう》**…冷え性で疲労、倦怠が強く、乾燥肌の方
- **八味地黄丸《はちみじおうがん》／牛車腎気丸《ごしゃじんきがん》**…腰痛、歩行困難、下腿のむくみがある方

78

足のむくみ

足

肝　心　腎　肺　脾

気虚　気滞　血虚　血瘀　水不足　水滞

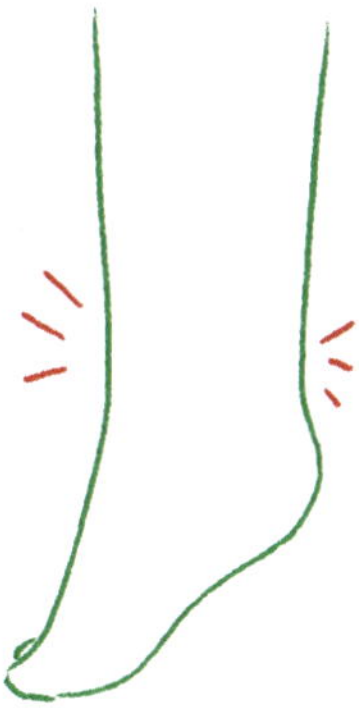

おもな原因

「水」の代謝には「脾」「肺」「腎」が関連していると考える。臓腑の機能低下による「水」の代謝不良、冷え、疲労などが原因。特に下半身の冷えは「腎」と連動している。

対処法

利尿、発汗などを促して「水」の代謝を整える。「脾」の機能も高めて、「腎」機能を補います。

薬膳食材と食べ方

生 **シナモン／しょうが／しそ／くるみ**

加熱 **はと麦／山芋／黒豆／冬瓜／とうもろこしのひげ／緑豆もやし／あさり／紅茶**

利尿には、はと麦ととうもろこし入りのごはん、冬瓜とあさり入りのスープ。冷えが強い人は、シナモン入り紅茶など。

養生ポイント

冷たいもの、消化の悪いものは控える。冷えてむくみがある方は、特に体を冷やさないように適度な運動でじんわり汗をかき、「水」の代謝を高めましょう。

漢方薬

- **五苓散《ごれいさん》**…喉が渇いて水を飲むが尿量が少ない方
- **当帰芍薬散《とうきしゃくやくさん》**…冷え性でやせ型、月経障害の方
- **防已黄耆湯《ぼういおうぎとう》**…水太りで汗を多くかく方
- **牛車腎気丸《ごしゃじんきがん》**…胃腸が丈夫で、腰痛、頻尿の方

79 咳

内臓

肝 心 腎 脾 肺

気虚
気滞
血虚
血瘀
水不足
水滞
＋
寒熱

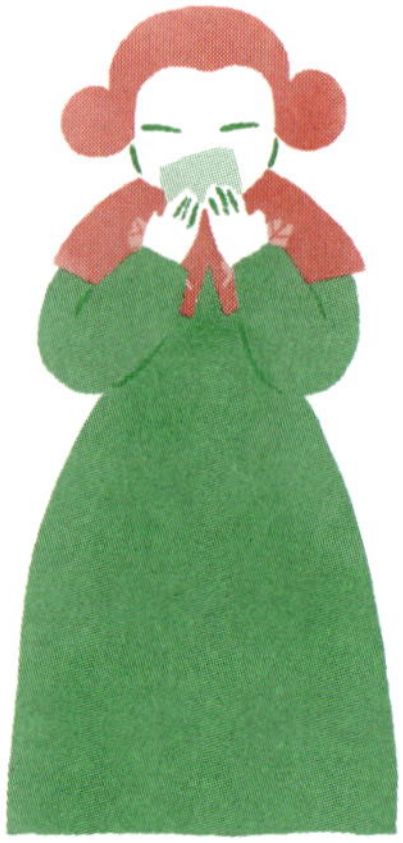

ゼイゼイとした痰が絡む咳

❋おもな原因

季節性のかぜの症状が悪化した場合。また「水」の代謝に関わる「肺」「脾」「腎」の低下により痰を生み出しやすくなる。冷えても痰ができやすく、熱があるときも「水」が凝縮し痰となる。

❋対処法

胃腸虚弱で冷えのある方は温めて痰を外に出す。熱がある場合は水分もしっかりとり、清熱作用のあるもので症状を緩和します。症状により対処法が違うため、つらいときは病院で受診を。

❋薬膳食材と食べ方

生 大根／びわ／きんかん／オリーブ／しょうが／なつめ

加熱 里芋／杏仁／柿の葉／昆布

熱のある痰には大根のすりおろしや、柿の葉茶、冷えている方、胃腸虚弱の方はなつめとしょうが入りのお茶など。

養生ポイント

冷えや熱のある方は辛いもの、刺激物は控える。水分もしっかりとるように心がけます。

漢方薬

- 柴陥湯《さいかんとう》…咳をすると胸や腹が痛む方
- 竹茹温胆湯《ちくじょうんたんとう》…横になると咳込み、痰が多い方
- 清肺湯《せいはいとう》…膿性痰の多い方
- 小青竜湯《しょうせいりゅうとう》…水のような痰を多量に出す方
- 麻杏甘石湯《まきょうかんせきとう》／五虎湯《ごことう》…喘息でのどが渇き、発汗する方

「脾」と「胃」、「肺」と「大腸」は経絡でつながり連動。食生活を見直し、ストレスをため込まないよう「気」の巡りも整えましょう。

80 空咳

内臓

肝 心 脾 肺 腎

気虚
気滞
血虚
血瘀
水不足
水滞
＋
陰虚

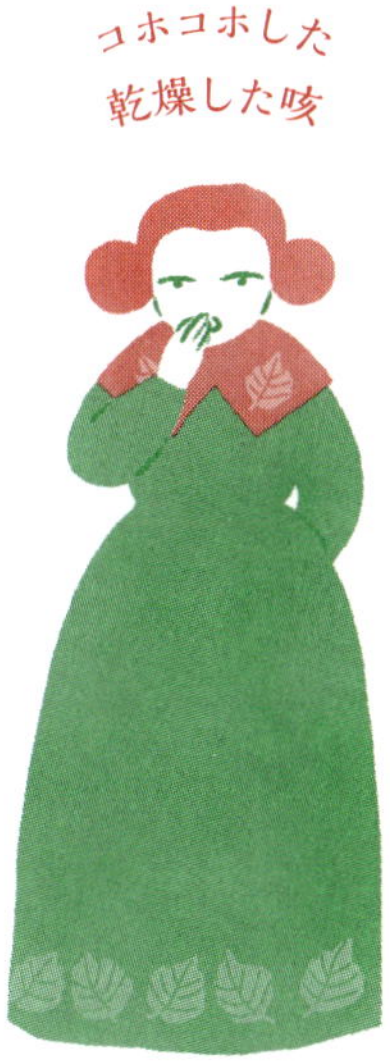

✻おもな原因

空気の乾燥によるものや、水分不足、加齢による陰不足が原因になる。「血」が足りない場合も乾燥となり咳になる場合も。ストレスが原因で空咳になることもある。

✻対処法

「肺」に潤いを高める効果のあるものを取り入れる。加齢による「陰虚」の場合は補陰効果のあるものを。ストレスのある場合は「気」の巡りを正常にします。

✻薬膳食材と食べ方

生 クコの実／なつめ／白ごま／はちみつ／梨／かりん／陳皮

加熱 手羽先／豚肉／オクラ／山芋／白きくらげ／すっぽん

潤いのあるスープやお茶、ゼリー。なつめと手羽先の煮物、白きくらげと梨のジュレなど。

養生ポイント

辛いもの、刺激物は控える。水分もしっかりとるように心がけます。朝は一杯の白湯から。

漢方薬

- **麦門冬湯**《ばくもんどうとう》…喉が乾燥し、一旦咳が出始めると顔を真っ赤にして咳込み、最後に吐きそうになる方
- **半夏厚朴湯**《はんげこうぼくとう》…不安感が強く、うつ的な方
- **滋陰降火湯**《じいんこうかとう》…高齢者で喉が渇き、横になったり体が温まると出る方

81

吐き気

内臓

肝 心 脾 肺 腎

気虚
気滞
血虚
血瘀
水不足
水滞
＋
気逆

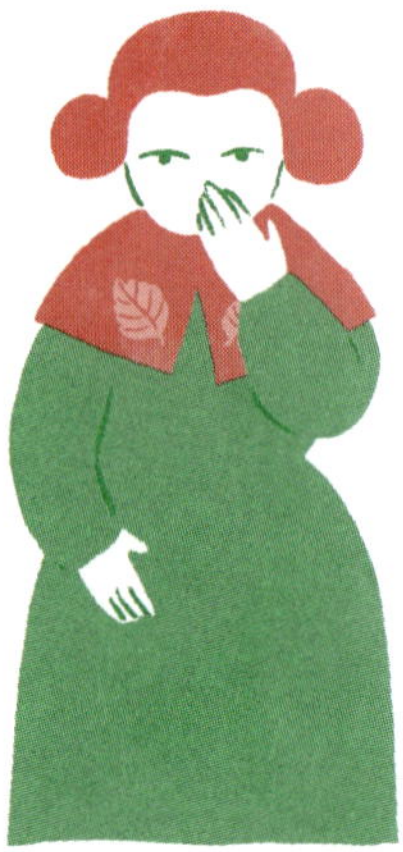

✼おもな原因

暴飲暴食などによる消化不良や、胃腸の虚弱、ストレスやめまい、乗り物酔いなどによって起こる。げっぷや吐き気など、上にあがってくる症状は六腑の「胃」の症状。

✼対処法

原因に合わせた対処が必要ですが、ストレスには「肝」機能を高めて「気」の巡りを正常にする。「水」の停滞がある場合にもムカムカ、吐き気をもよおすことがあり、「気血水」の調整を行う。

✼薬膳食材と食べ方

生 **しょうが／オレンジ／しそ／ゆず／大根／カルダモン／クローブ**

加熱 **陳皮／はと麦／もやし**

温かい薬膳茶で様子を見ましょう。しょうがは吐き気止めによい効能があります。「水滞」には、はと麦ともやし入りのスープなど。

養生ポイント

胃の調子が悪いときは無理して食べず、お茶やお粥をいただいて様子を見ましょう。

漢方薬

- **小半夏加茯苓湯《しょうはんげかぶくりょうとう》**…一般的に使用
- **半夏厚朴湯《はんげこうぼくとう》**…不安感が強い、うつ的な方
- **六君子湯《りっくんしとう》**…元から胃腸虚弱、食欲不振、胃がもたれる方
- **平胃散《へいいさん》**…食べすぎで起こった方

82

食欲低下

内臓

肝　心　脾　肺　腎

気虚
気滞
血虚
血瘀
水不足
水滞

なんだか食欲がない

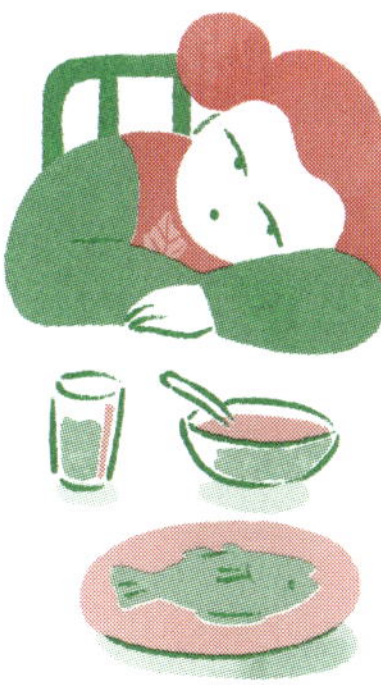

おもな原因

ストレスや冷たいもの、脂っこいものなどの食べすぎで胃腸機能が低下したことによる。余分な「水」がたまっていると「脾」の力が低下し、食欲、消化も悪くなりやすい。

対処法

ストレスには「気」の巡りによい香草類などをとる。むくみもある場合は、「水」の代謝を高めて胃腸機能を改善する。

薬膳食材と食べ方

生 **なつめ／しそ／しょうが／香菜**

加熱 **米／山芋／鶏肉／はと麦／陳皮**

消化のよいスープやお粥を第一に、「水」の代謝にははと麦としょうがのお粥など。胃腸機能を補う鶏肉となつめとしょうが入りのスープなど。

養生ポイント

冷たいもの、消化に悪いものは控える。ストレスを感じる方は香りのよいものでリラックスを心がけ、消化のよいものをとりましょう。

漢方薬

- **六君子湯《りっくんしとう》**…第一選択
- **人参湯《にんじんとう》**…下痢や頻尿を伴い、冷えが強い方
- **補中益気湯《ほちゅうえっきとう》**…疲労、倦怠感が強い方
- **平胃散《へいいさん》**…食べすぎで起こった方

83 胃もたれ

内臓

肝 心 脾 肺 腎

気虚
気滞
血虚
血瘀
水不足
水滞
＋
気逆

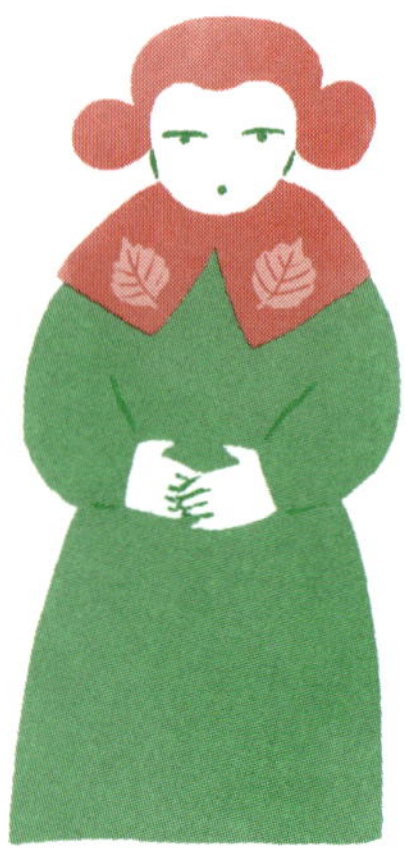

✽おもな原因

脂っこいものやアルコールのとりすぎ、暴飲暴食などによる消化不良。胃腸の虚弱、ストレスなどが原因。げっぷや吐き気など上にあがってくる症状は六腑の「胃」の症状。

✽対処法

食べすぎを見直しましょう。胃腸にやさしい淡泊なもので胃腸を優しくケアしながら胃腸の機能を高めます。

✽薬膳食材と食べ方

生 **大根／豆腐／山査子《さんざし》／きんかん／しょうが／しそ／キャベツ／香草類／陳皮**

加熱 **烏龍茶／蕎麦**

大根のすりおろしやしょうが入りのお茶など。食べすぎの場合は、1食抜いて様子を見ましょう。ストレスには香草類や柑橘類で「気」の巡りを整えます。

養生ポイント

食生活を見直し、腹八分目を心がける。胃の調子が悪いときは無理して食べないようにお茶やお粥で様子を見ましょう。

漢方薬

- **六君子湯《りっくんしとう》**…体格はやせ型で食欲不振の方。胃もたれには第一選択
- **人参湯《にんじんとう》**…右記より冷え性、下痢の方
- **半夏瀉心湯《はんげしゃしんとう》**…体格は普通で胃がつかえる、不眠、腹鳴、下痢の方

84

腹痛

内臓

肝 心 腎 脾 肺

気虚
気滞
血虚
血瘀
水不足
水滞

下腹部、お腹が痛い

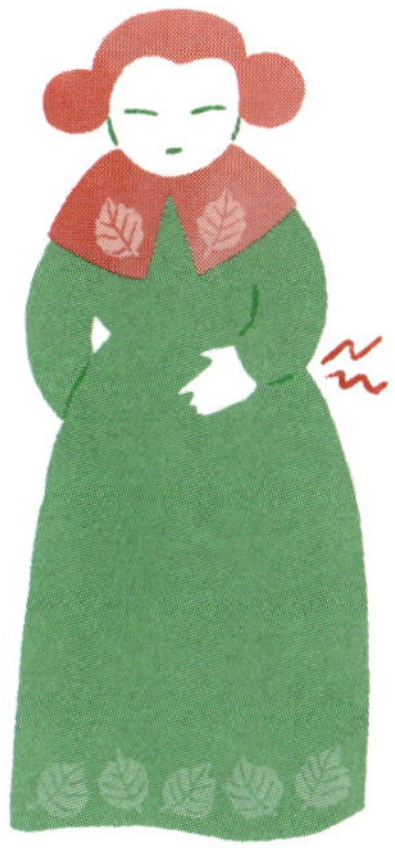

✽おもな原因

冷えや食べすぎ、ストレスによる「脾」「胃」あるいは「肝」の障害。また、加齢による「腎」機能の低下で下半身が冷えやすくなることなども原因になる。

✽対処法

冷えによる方はお腹を温める消化のよいものをとり、様子を見ます。ストレスの場合は「気」を転換させることを第一に、加齢の場合は「腎」によいものをとります。

✽薬膳食材と食べ方

生 **山査子《さんざし》／金木犀／はちみつ／黒砂糖／しそ／くるみ／梅**

加熱 **蓮の実／れんこん／もち米／はと麦／紅茶**

消化をよくする山査子茶や体を温める黒糖入り紅茶など。お腹が痛いときは無理して食べず、温かい飲み物で様子を見ましょう。

養生ポイント

冷たいもの、脂っこいもの、食べすぎ、消化に悪いものは控える。

漢方薬

- **桂枝加芍薬湯《けいしかしゃくやくとう》／小建中湯《しょうけんちゅうとう》**：お腹が張る、へそ周囲や下腹部を中心に痛む方。体力がない方。痛みが強い方は小建中湯を
- **桂枝加芍薬大黄湯《けいしかしゃくやくだいおうとう》**：右記処方に似るが、便秘の方
- **大建中湯《だいけんちゅうとう》**：開腹術を受けた方で、冷え性、ガスがたまりやすい方

85 ストレス性胃炎

内臓

肝　心　脾　肺　腎

気虚
気滞
血虚
血瘀
水不足
水滞
＋
気逆

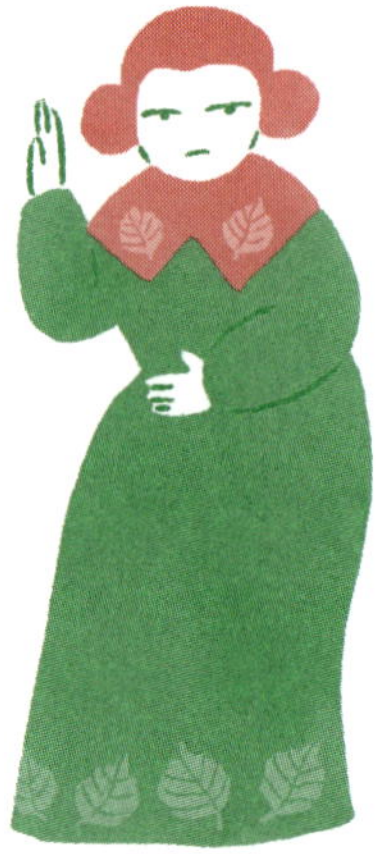

✽おもな原因

ストレスによる六腑の「胃」の不調。ストレスに関連する「肝」の不調は「脾」に連動すると考えますが、「脾」と「胃」は表裏関係となり、強いストレスは「脾」「胃」両方にダメージを与える。

✽対処法

「気」の巡りを高めて「肝」機能を正常にし、胃腸虚弱の方は特に消化のよいもので「脾」「胃」の機能を整えます。

✽薬膳食材と食べ方

生　キャベツ／しょうが／しそ／大根／柑橘類／セロリ／グレープフルーツ

加熱　はと麦／ジャスミン

キャベツとしそのコールスローサラダなど。ストレスにはグレープフルーツとセロリのジュースなど、胃腸によいもので「気」を巡らせる。

養生ポイント

熱を滞びやすい刺激物や消化の悪い脂っこいものは控えて、気分がすっきりする香草類や柑橘系をうまく使い、様子を見ます。つらい症状のときは医師に相談しましょう。

漢方薬

- **安中散《あんちゅうさん》**…胸やけ、胃が痛む方
- **柴胡桂枝湯《さいこけいしとう》**…胃の痛みに下腹痛もある方
- **四逆散《しぎゃくさん》**…柴胡桂枝湯より症状が強く、イライラする方

86 お腹が張る

内臓

肝 心 脾 肺 腎

気虚
気滞
血虚
血瘀
水不足
水滞

おならがよく出る

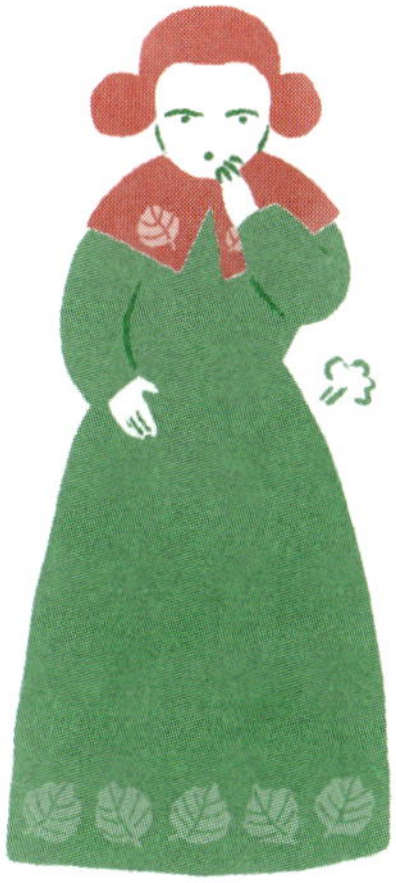

おもな原因

ストレスや消化不良などによる。張るというサインは「気滞」の症状のひとつ。その他、六腑の「胃」の調子が低下した際も消化しにくく、お腹が張りやすくなる。

対処法

体を冷やさないよう、消化によい物でゆっくり食べることを心がける。ストレス性は「気」の巡りを正常に整えます。スパイスもおすすめです。

薬膳食材と食べ方

生 なつめ／しょうが／しそ／大根／陳皮／カルダモン／クローブ／山査子《さんざし》／甘酒

加熱 ジャスミン茶／蕎麦

ストレスが多い方は香りのよいジャスミンと陳皮入りのお茶、冷えがある方はスパイス入り甘酒、胃腸虚弱の方は大根蕎麦など。

養生ポイント

刺激物は控え、消化がよく食物繊維も豊富なものを食べて腸内環境を整える。お腹が張りやすいホクホクするような芋類は控えます。

漢方薬

- **半夏厚朴湯《はんげこうぼくとう》**：不安感が強く、空気を飲み込んでしまう方
- **茯苓飲《ぶくりょういん》**：げっぷが多く、げっぷをすると楽になる方（主に上腹部の張り）
- **大建中湯《だいけんちゅうとう》**：冷え性で冷えで腹痛をきたす方

87 便秘

内臓

肝　心　腎　脾　肺

気虚
気滞
血虚
血瘀
水不足
水滞
+
陰虚
熱

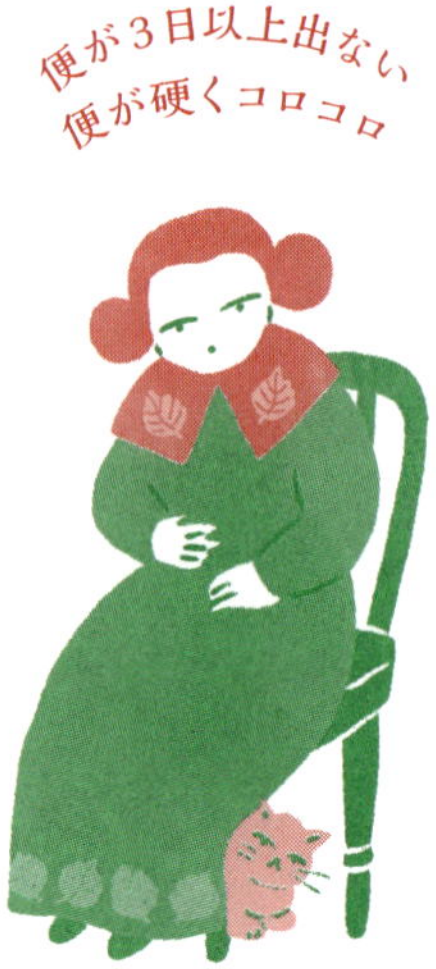

おもな原因

熱により便が乾燥して硬くなるほか、「陰虚」の水分不足で便秘に。加齢で「脾」「胃」の機能が低下し押し出す力が弱くなるのも原因。ストレスで「気」の巡りが悪くなると腸の動きも低下しガスもたまりやすい。「肺」と六腑「大腸」は経絡で関連、「肺」に熱があると便秘になりやすい。

対処法

「熱」の場合は、「熱」を下げて水分補給を。「血虚」は潤い不足を解消。加齢は補陰効果、補気のものを活用し、強い下剤は使わないように。

薬膳食材と食べ方

生 **バナナ／松の実／くるみ／白ごま／ヨーグルト／甘酒／納豆／アボカド**

加熱 **ごぼう／こんにゃく／黒きくらげ／ハブ茶**

甘酒入りバナナジュース、白ごまとくるみのお汁粉。熱っぽいときはごぼうとこんにゃく入りのスープやポタージュ（P108）など。

養生ポイント

熱を生み出す辛いもの、刺激物は控える。水分もしっかりとるように心がけ、食物繊維のあるものや腸内環境によい発酵食などもおすすめです。

漢方薬

- **大黄甘草湯《だいおうかんぞうとう》**…若い方の第一選択。服用後腹痛の方は不適
- **麻子仁丸《ましにんがん》**…高齢者の第一選択
- **桂枝加芍薬大黄湯《けいしかしゃくやくだいおうとう》**…大黄配合薬で最も軽い下剤で、右2処方が不適な方

88

下痢

内臓

肝 心 腎 脾 肺

気虚
気滞
血虚
血瘀
水不足
水滞
＋
寒
熱

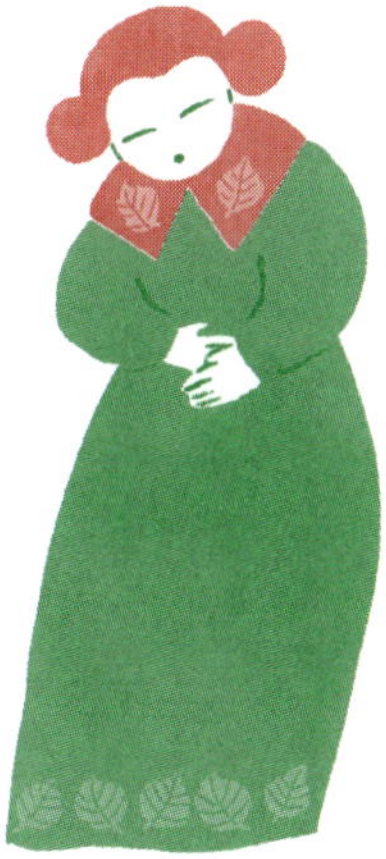

✽おもな原因

食べすぎ、飲みすぎによる胃腸虚弱や、冷え、ストレス、加齢による「腎」機能の低下などによる。その他、急な激痛などはこもった熱が六腑の「大腸」に直接影響することなどで起こる。

✽対処法

原因に合わせた対処が必要ですが、冷えは禁物。「気血水」のバランスを改善し、まずは胃腸を冷やさないようにしましょう。酸味のあるものは汗や尿、下痢を止める働きがあります。

✽薬膳食材と食べ方

生 **なつめ／しそ／しょうが／梅／シナモン／山査子《さんざし》**

加熱 **山芋／もち米／かぶ／れんこん／蓮の実**

食べすぎの場合は1食抜き、梅としょうがが入りのお茶などで様子を見ましょう。

養生ポイント

体を冷やさないよう普段から消化のよいものをとるようにして、刺激物は控える。ストレス性の場合は、リラックスを心がけます。

漢方薬

- **桂枝加芍薬湯《けいしかしゃくやくとう》**…お腹が張り、へそ周囲や下腹部を中心とした痛みで、下痢あるいは便秘と交互にある方
- **小建中湯《しょうけんちゅうとう》**…右記処方より体力が低下、痛みが強い方
- **桂枝加芍薬大黄湯《けいしかしゃくやくだいおうとう》**…軽い炎症があり、腸がしぶる方

89 動悸／息切れ

内臓

肝　心　腎　脾　肺

気虚
気滞
血虚
血瘀
水不足
水滞

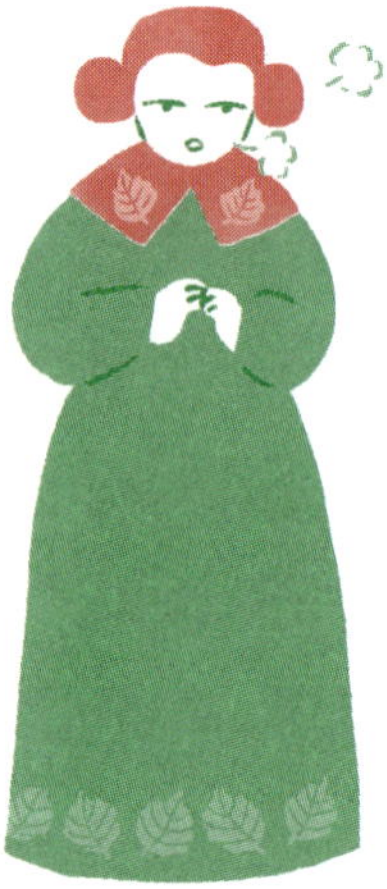

おもな原因

動悸は「心悸」と言い、「心」と関連して起こる。また、疲労やストレスによる「肝」（自律神経）の乱れや貧血、「水」の代謝不良など原因はさまざま。

対処法

「気血水」の代謝をよくすることを心がけ、ストレスの場合は「気血」の巡りをよくし、「肝」機能や「心」機能を高めます。寝汗などがひどい方は、潤いをしっかり補います。

薬膳食材と食べ方

生 なつめ／しそ／セロリ／ミント

加熱 山芋／らっきょう／牡蠣／ひじき／烏龍茶／蓮の実／菊花

疲れている方は山芋となつめのお粥、イライラが強い方は菊花とミント入りのお茶（P105）。「心」機能を高める牡蠣と蓮の実入りのスープなど。

養生ポイント

ストレスによるものや遺伝的なものもあるため、様子を見て、つらい症状のときは医師に相談しましょう。

漢方薬

- **半夏厚朴湯《はんげこうぼくとう》**：不安感が強く、喉のつまる方
- **炙甘草湯《しゃかんぞうとう》**：脈が不整で疲れやすい方
- **柴胡加竜骨牡蛎湯《さいこかりゅうこつぼれいとう》**：神経過敏、不眠があり、体格がよい方。華奢な方は桂枝加竜骨牡蛎湯

養生レシピ「はと麦スペシャル」

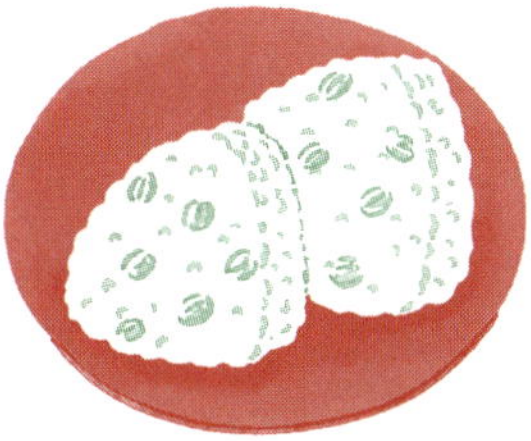

はと麦入りごはん／はと麦入りサラダ

✦ 効能…胃腸機能、むくみ改善、シミ対策

【下準備】

はと麦は固いため事前に水に1時間ほど浸す。

【はと麦ごはんの作り方】

4人分の場合は、米2合に対し、水に浸したはと麦を大さじ4程入れて炊飯する。

【はと麦サラダの作り方】

水に浸したはと麦をさらに30分ほど水から煮てやわらかくし、サラダにトッピング。

おすすめポイント

イボ取りの生薬でもあるはと麦は、美容と健康におすすめの食材です。

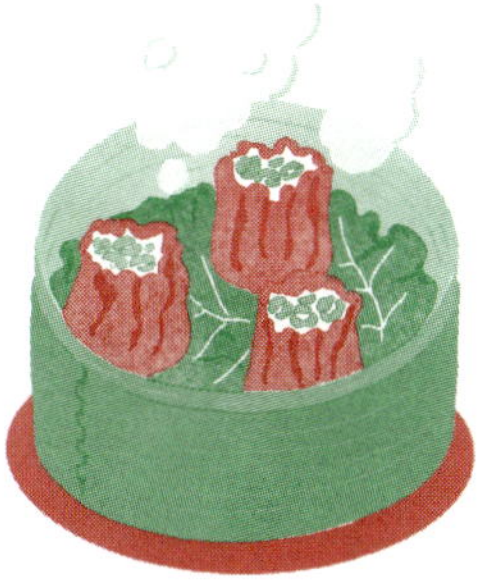

はと麦シュウマイ

✦ 効能…胃腸機能、むくみ改善、疲労回復、シミ対策

【材料】（4人分）

食材	はと麦…30g　豚肉…150g 玉ねぎ…½個　キャベツ…1枚程 しょうが…大さじ1（すりおろし） シュウマイの皮…約20枚
調味料	塩…小さじ⅓　白こしょう少々 しょうゆ…小さじ2

【作り方】

1 はと麦は、上のサラダと同様にしてやわらかくする。豚肉にしょうがと塩こしょう、醤油を入れて、しっかり練る。

2 1にみじん切りした玉ねぎとキャベツとはと麦、片栗粉も入れて混ぜ合わせ、シュウマイの皮に包んで10分程蒸す。

おすすめポイント

いつものおかずが、はと麦入りでヘルシーな薬膳メニューに。

90

かぜ（引きはじめ）

全身

肝 心 脾 肺 腎

気虚
気滞
血虚
血瘀
水不足
水滞
＋
熱
寒

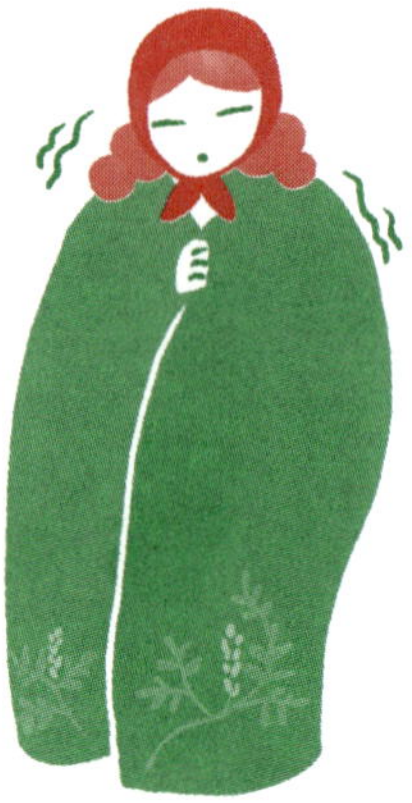

おもな原因

季節的なウイルスなどによるかぜ。かぜの原因となるウイルスなどは風邪（ふうじゃ）と言い、口や鼻、皮膚から邪気が侵入し、肺に影響を及ぼすもの。初期風邪は発熱や悪寒が同時にあり、どちらが強いかで対処法が違う。

対処法

初期のかぜは体表から熱を出す「発汗解表」。悪寒が強いときは体を温めて発汗するもので解熱、発熱が強いときは体の熱を下げるもので解熱する。

薬膳食材と食べ方

生 **ねぎ／しょうが／しそ／ミント**

加熱 **菊花／カモミール／緑茶**

かぜのときはお茶やお粥など消化がよく温かいもので様子を見ます。しょうが茶やねぎとしそのお粥など。熱が強い方は菊花入り緑茶、ミント茶（P105）など。

養生ポイント

脂っこいものや消化の悪いものは控える。初期のかぜは素早い処置が肝心です。発汗性のあるお粥やお茶で体を温かくして、じんわり汗をかいて体の「熱」を外に出します。

漢方薬

- **葛根湯《かっこんとう》**…発汗がなく、首筋が凝る方
- **麻黄湯《まおうとう》**…高熱で関節痛があり、発汗のない方
- **桂枝湯《けいしとう》**…虚弱の方で発汗のある初期の風邪に
- **香蘇散《こうそさん》**…高齢者や胃腸虚弱でうつ傾向な方

日常にはもっとさまざまな不調がたくさん。それらも「気血水」のバランスによって整えていきます。薬膳では対処できないものは漢方薬を。

91 かぜ（熱が続く）

全身

肝 心 脾 肺 腎

気虚
気滞
血虚
血瘀
水不足
水滞
＋
熱

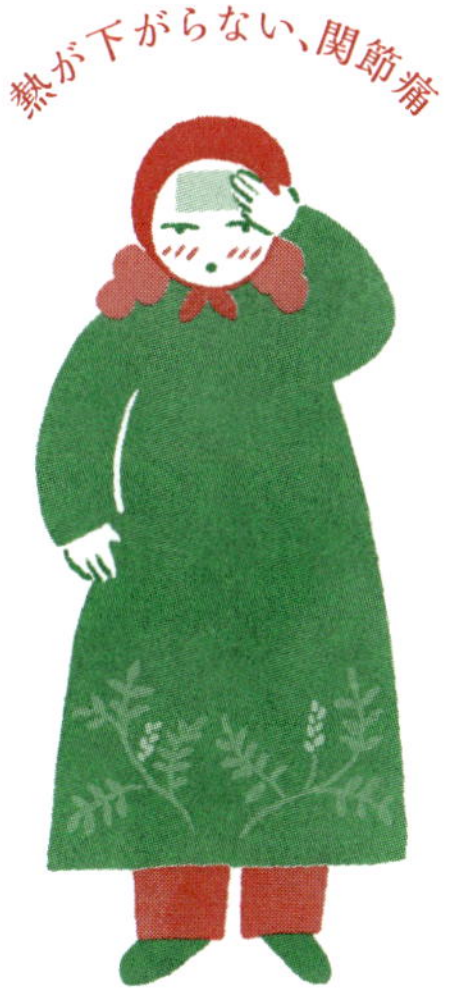

✽おもな原因

虚弱体質や「気血水」の代謝不良によってかぜが治りにくく熱が長引く原因に。熱が長引くと関節痛や胃腸障害も起こし、体力が低下する。

✽対処法

熱を取り除きながらも、胃腸の機能を正常にし、「気」を補って体力をもとに戻すことで長引くかぜに対処する。熱が高く症状がひどい場合は病院を受診してください。

✽薬膳食材と食べ方

生 なつめ／しょうが／しそ／シナモン／ミント

加熱 菊花

熱が強い場合は清熱作用のある菊花ミント茶（P105）、「胃」の調子が悪い方はなつめとしょうが入りのお茶。炎症が起きている場合は薬を処方してもらいましょう。

養生ポイント

刺激物や辛すぎるものは控え、休養をしっかりとる。発汗した後は体力をつけるために、できるだけ消化のよいものをとって安静に過ごしましょう

漢方薬

- **小柴胡湯《しょうさいことう》**…食欲低下、味覚異常、熱が上下する方
- **柴胡桂枝湯《さいこけいしとう》**…寒け、食欲が低下し、汗ばむ方
- **柴胡桂枝乾姜湯《さいこけいしかんきょうとう》**…微熱、寝汗、動悸する方

92 めまい（一般的）

頭

肝　心　腎　脾　肺

気虚
気滞
血虚
血瘀
水不足
水滞

自分の周囲がグラグラする
目の前が暗くなる

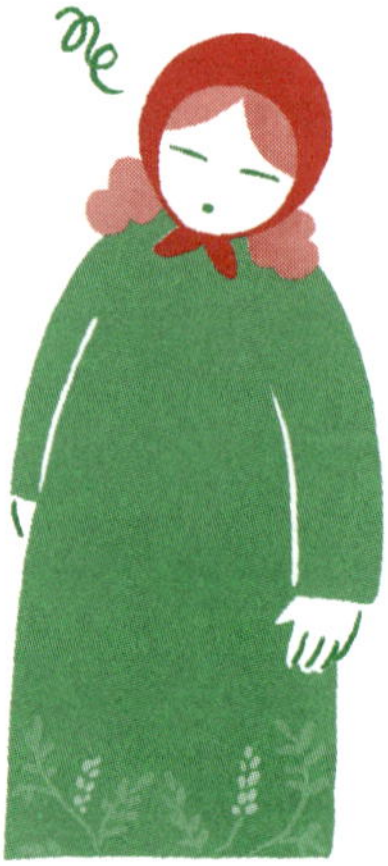

✽おもな原因

ストレス、疲れ、むくみ、貧血によるものなど。「気血水」の巡りの不調など原因はさまざま。「水」の代謝不良による「水毒」によるものが多いと言われています。

✽対処法

「血虚」には「補血」するもの、浮腫みやすい方は体の余分な「水」を排出するもの、「血」の巡り不足には活血作用のあるものをとる。

✽薬膳食材と食べ方

生 なつめ／セロリ／柑橘類

加熱 山芋／レバー／うずらの卵／すずき／はと麦／わかめ／緑豆もやし／あさり

疲れには、なつめと鶏肉と山芋入りのスープ。むくみには、はと麦とわかめ入りのスープ。貧血には、02のレバーとなつめの煮物など。

養生ポイント

冷たいもの、脂っこいもの、刺激物は控える。疲れをそのままにせず、休息も大切。ストレスには香りのよいもので気分をリフレッシュします。

漢方薬

- **苓桂朮甘湯《りょうけいじゅつかんとう》**…立ちくらみ、メニエール病の方
- **女神散《にょしんさん》**…頑固なめまいで、のぼせる方
- **五苓散《ごれいさん》**…低気圧接近により起きる方
- **半夏白朮天麻湯《はんげびゃくじゅつてんまとう》**…胃腸虚弱でめまいが続く方

めまい（月経の際）

頭

肝　心　脾　肺　腎

気虚
気滞
血虚
血瘀
水不足
水滞

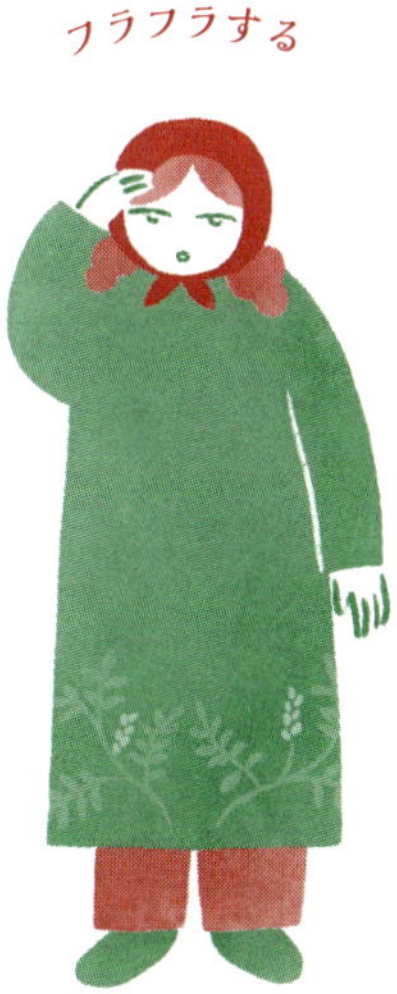

✽おもな原因

めまいは原因がいろいろありますが、月経のめまいはホルモンバランスの乱れによる。「気」や「血」の巡りの悪化や、「血虚」や「血瘀」、ストレスが原因の多くとなる。

✽対処法

「気血」の巡りを改善し、血流をよくします。貧血の方はしっかり「血」を補いましょう。経血が黒くドロドロしていると「瘀血」のサイン。「血」の浄化で血流を改善します。

✽薬膳食材と食べ方

生 **なつめ／しょうが／しそ／柑橘類／セロリ／春菊／よもぎ**

加熱 **レバー／黒きくらげ／鶏肉／玉ねぎ／にら／薔薇**

貧血の方は02のレバーとなつめの煮物や、なつめ茶など。「血瘀」の方はセロリと春菊入りのサラダ、よもぎ茶など。

養生ポイント

細い方は偏食で「血」が足りない。冷えによる方も多く、血流を悪くする脂っこいもの、冷たいもの、刺激物などは控えましょう。

漢方薬

- **当帰芍薬散《とうきしゃくやくさん》**…冷え性でむくみやすくい華奢な方
- **五苓散《ごれいさん》**…尿量減少、頭痛し、むくむ方
- **半夏厚朴湯《はんげこうぼくとう》**…不安感が強く、気分が落ち込む方
- **女神散《にょしんさん》**…のぼせが頑固で便秘傾向の方

めまい（更年期）

頭

肝　心　腎　肺　脾

気虚
気滞
血虚
血瘀
水不足
水滞
＋
陰虚

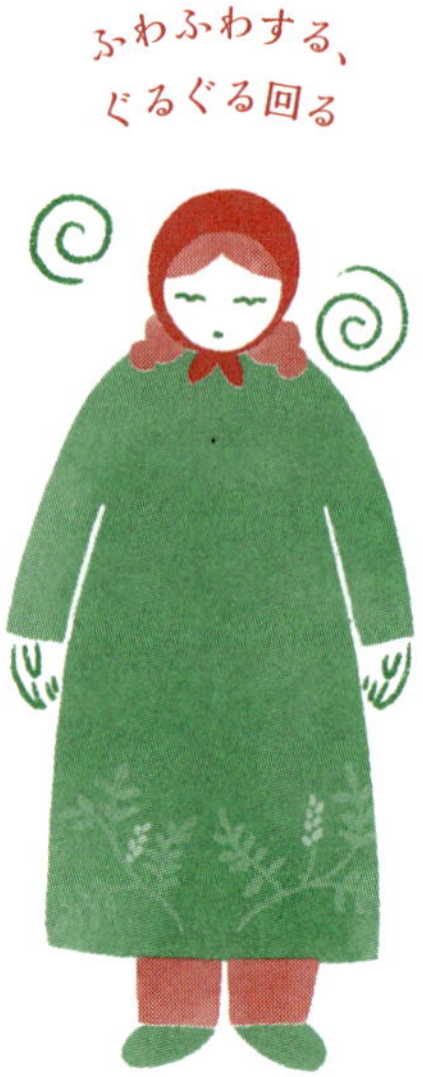

おもな原因

更年期では閉経によるホルモンバランスの乱れによって起こる。「気血水」の代謝不良、加齢による。「気血水」不足、そして「腎」機能の低下による「陰虚」などが原因と考えます。

対処法

「気血水」の代謝の改善を心がけるとともに、「腎」機能を高めるようにする。

薬膳食材と食べ方

生　くるみ／山芋／なつめ／桑の実

加熱　大豆／ほたて／牡蠣／紅花《こうか》／青魚／薔薇／すっぽん

ほてりがある方は、ほたてと山芋のお粥。「血虚」の方はなつめと桑の実のシロップ煮、いわしの紅花炒めなど。

養生ポイント

更年期はさまざまな不調が出やすいため、バランスのよい食事を心がける。少し体を動かし、気分転換も大切。症状がひどいときは医師に相談してください。

漢方薬

- **五苓散《ごれいさん》**…低気圧接近により生じる方
- **苓桂朮甘湯《りょうけいじゅつかんとう》**…立ちくらみ、動悸、頭痛する方
- **連珠飲《れんじゅいん》**…右に似て、貧血傾向の方
- **女神散《にょしんさん》**…症状が頑固で便秘傾向の方

93 疲労／倦怠感

全身

肝 心 **脾** 肺 **腎**

気虚
気滞
血虚
血瘀
水不足
水滞

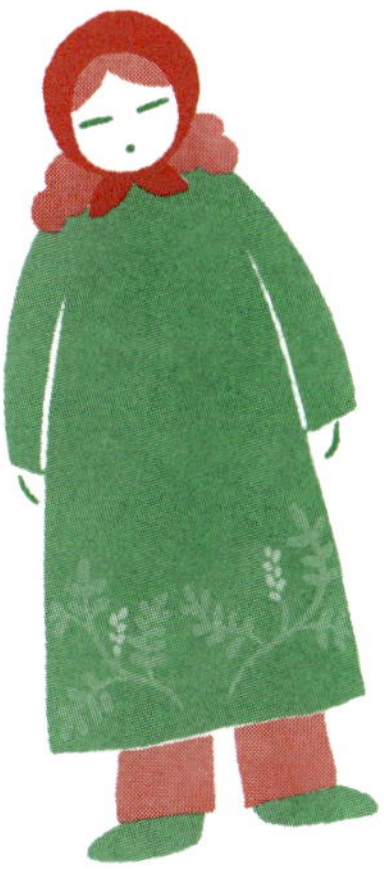

おもな原因

「気」の不足によりだるい、あるいは疲れやすくなる。先天性のものや加齢での疲れは「腎」に関連する。その他、「脾」の機能が悪い場合、食べてすぐ眠くなる症状がよく出ます。

対処法

胃腸機能が低下している方は、消化のよいもので「気」と「血」を補うようにして、エネルギーを体に取り込みます。

薬膳食材と食べ方

生 **なつめ／しそ／しょうが／柑橘系／香草類**

加熱 **高麗人参／山芋／黒米／もち米／鶏肉**

胃腸によい山芋としょうが入りの黒米のお粥など。「気」の巡りをよくする香草類などもプラスしましょう。

養生ポイント

冷たいもの、脂っこいものを控える。消化のよいものでしっかり栄養をとるようにします。栄養価が高いものもおすすめですが、一気に食べず、薄味で食べることをおすすめします。

漢方薬

- **補中益気湯**《ほちゅうえっきとう》…第一選択
- **帰脾湯**《きひとう》…不安、不眠、うつ傾向の方
- **十全大補湯**《じゅうぜんたいほとう》…冷え性で乾燥肌の方
- **四君子湯**《しくんしとう》…右記のどの薬も受けつけない方
- **真武湯**《しんぶとう》…冷え性でふわふわし、下痢の方

94

筋肉痛

全身

肝 腎 心 肺 脾

気虚
気滞
血虚
血瘀
水不足
水滞

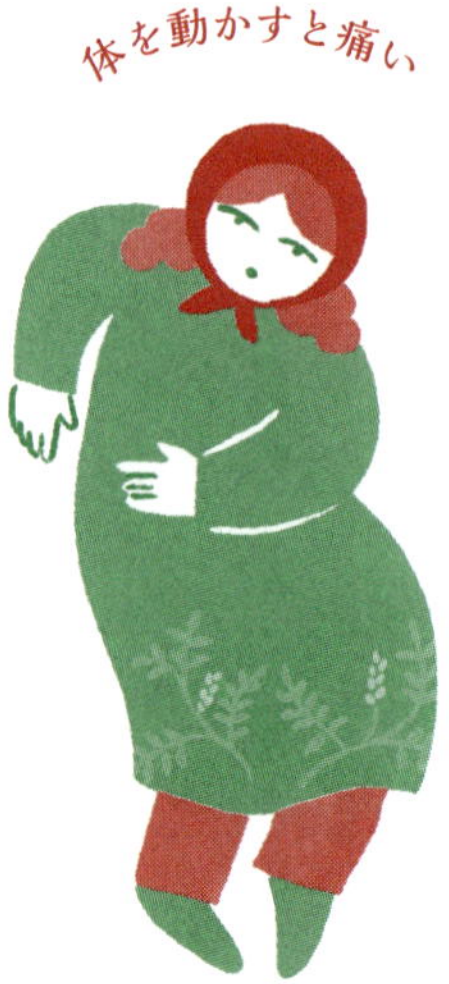

✽おもな原因

滞ると痛みが出る「不通則痛」。「脾」は肌肉に関連し、「肝」は筋にあらわれる。筋肉疲労によるもので「気血水」の流れが滞ることで、痛みを発する。

✽対処法

休息をとり、水分補給も忘れず、「気血水」の巡りを高めるようにする。

✽薬膳食材と食べ方

生 しょうが／シナモン／しそ／パクチー

加熱 玉ねぎ／にら／うど／たこ／紅花《こうか》／牛肉／わかめ／紅茶

牛肉としょうがとパクチー入りのフォーや、「水」の代謝を高めるたことわかめの酢の物など。うどは体の「気」や「水」の代謝をよくして筋肉痛やしびれをとる生薬としても使用されています。

養生ポイント

消化や血流が悪くなる辛すぎるものや刺激物、脂っこいものは控える。筋肉痛は数日で直るので無理をせず、普段の食生活を見直すきっかけに。

漢方薬

- 芍薬甘草湯《しゃくやくかんぞうとう》…こむらがえりなど筋肉が痙攣する方
- 疎経活血湯《そけいかっけつとう》…おもに下半身の筋肉が痛む方
- 桂枝加苓朮附湯《けいしかじゅつぶとう》…胃腸虚弱な方

95

肥満

全身

肝　心　脾　肺　腎

気虚
気滞
血虚
血瘀
水不足
水滞

ぽっちゃり、体が重い

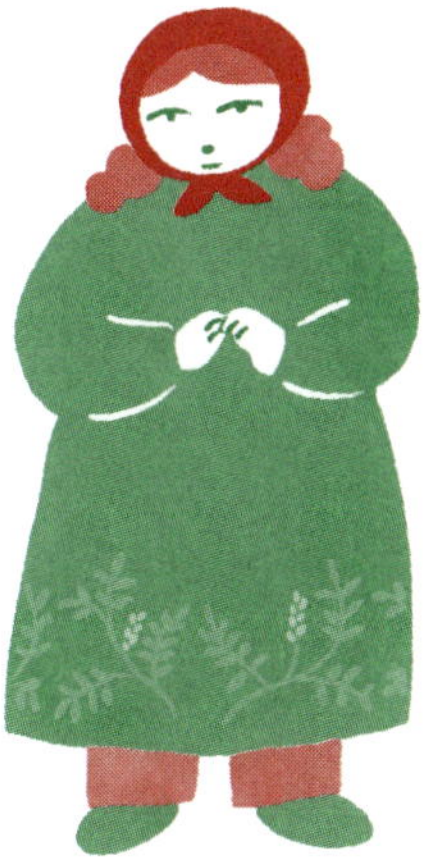

✼おもな原因

食べすぎ、飲みすぎによる内臓機能の低下、「水」の代謝不良などがおもな原因となる。

✼対処法

暴飲暴食に気をつける。消化のよいものでバランスよく野菜中心で食べましょう。むくみやすい方は利尿作用のあるものや、発汗作用のあるものをとり、「水」の代謝を改善。

✼薬膳食材と食べ方

生 陳皮／大根／豆腐／しょうが／しそ／キャベツ

加熱 小豆／はと麦／緑豆もやし／春雨

むくみには小豆粥や、緑豆もやしと春雨入りのスープ、キャベツとしそ入りのコールスローなど。カロリーが低く高たんぱく質の豆腐も活用する。

養生ポイント

消化の悪いものは控える。食べすぎの場合は食事の量をコントロールするように頑張ってみましょう。水太りの方は78むくみを参照。

漢方薬

- **防風通聖散**《ぼうふうつうしょうさん》…へそを中心に腹が膨隆する便秘傾向の方
- **大柴胡湯**《だいさいことう》…右記処方に似るが、上腹部が張って苦しい方
- **防已黄耆湯**《ぼういおうぎとう》…水太りタイプの方

96 飲みすぎ／二日酔い

内臓

肝 心 脾 肺 腎

気虚
気滞
血虚
血瘀
水不足
水滞

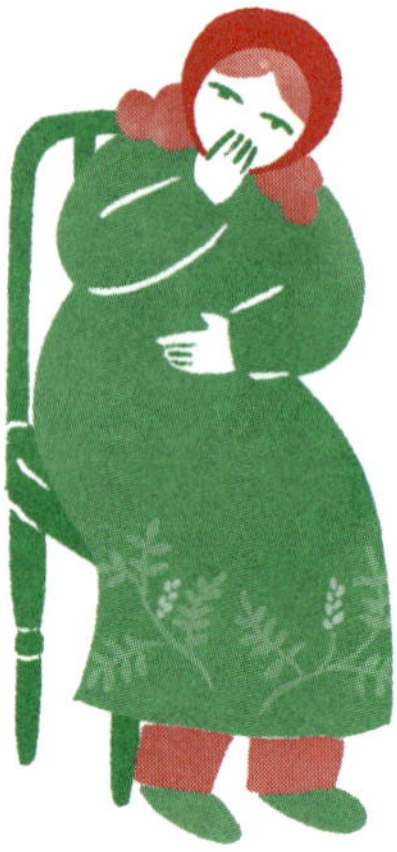

✽おもな原因

お酒の飲みすぎ、「肝」機能の低下、水分代謝機能の低下、胃腸の消化不良などによって起こる。吐き気は六腑の「胃」の症状。

✽対処法

解毒効果のあるものでしっかり水分もとり、「肝」機能を正常に戻します。韓国では二日酔いの日には、もやしのスープやたらのプゴクスープ（干しすけとうだらを入れたスープ）を飲みます。

✽薬膳食材と食べ方

生 **グレープフルーツ／柿／クレソン**

加熱 **しじみ／緑豆もやし／冬瓜／枝豆／ターメリック／たら／あさり／プーアール茶**

しじみと緑豆もやし入りのスープ、ターメリックのミルクティー、グレープフルーツと柿とクレソン入りのサラダ、もやしとあさり入りのスープ。

養生ポイント

お酒の飲みすぎに注意。水分をしっかりとるようにして、体を休めましょう。

漢方薬

- **五苓散《ごれいさん》**…喉が渇いて、飲水しても尿が出ず、むくんだり、頭痛がする方。飲酒後に頭痛がする方の予防にも使用、左記の黄連解毒湯とよく併用する。
- **黄連解毒湯《おうれんげどくとう》**…飲酒後に顔が赤くなる、体が熱くなる方
- **半夏瀉心湯《はんげしゃしんとう》**…胃部がもたれ、下痢気味の方

97 肩こり

肩

肝
心
脾
肺
腎

気虚
気滞
血虚
血瘀
水不足
水滞

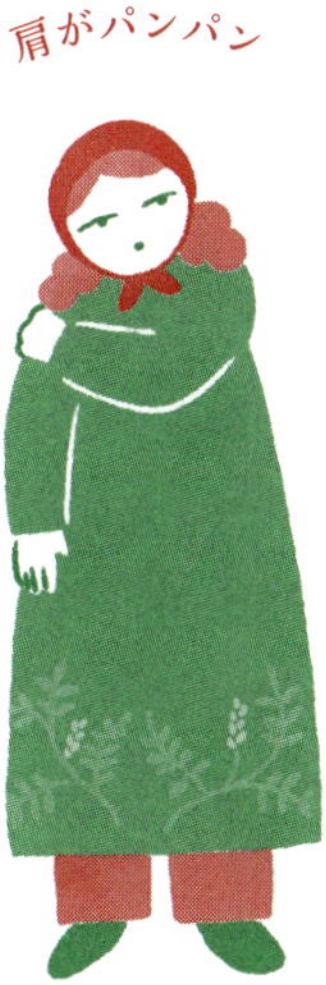

おもな原因

運動不足によるものや、冷え、ストレスなどで起こる「気血水」の代謝不良によって、筋が張りやすくなる。

対処法

体を温めて「気」の巡りや血流を改善する。葛根湯に処方されている葛根は筋肉のこわばりをとってくれる効能があります。

薬膳食材と食べ方

生 グレープフルーツ／セロリ／トマト／陳皮／山査子《さんざし》／ミント

加熱 紅花《こうか》／青魚／玉ねぎ／ターメリック／薔薇／紅茶

冷えが強い方は薔薇入り紅茶、玉ねぎと青魚のカレー炒め。イライラの方にはグレープフルーツとセロリとミント入りのジュースなど。

養生ポイント

脂っこいもの、刺激物などを控える。姿勢の悪さでも血流が悪くなるため、デスクワークの方も定期的に体を動かすように心がけましょう。

漢方薬

- **葛根湯《かっこんとう》**…第一選択
- **桂枝加葛根湯《けいしかかっこんとう》**…右処方で胃腸障害がでる方
- **四逆散《しぎゃくさん》**…上腹部が張り、体格が良い方
- **柴胡桂枝湯《さいこけいしとう》**…右に似て、体格華奢の方

98 腰痛

腰

肝
腎　心
肺　脾

気虚
気滞
血虚
血瘀
水不足
水滞
＋
陰虚

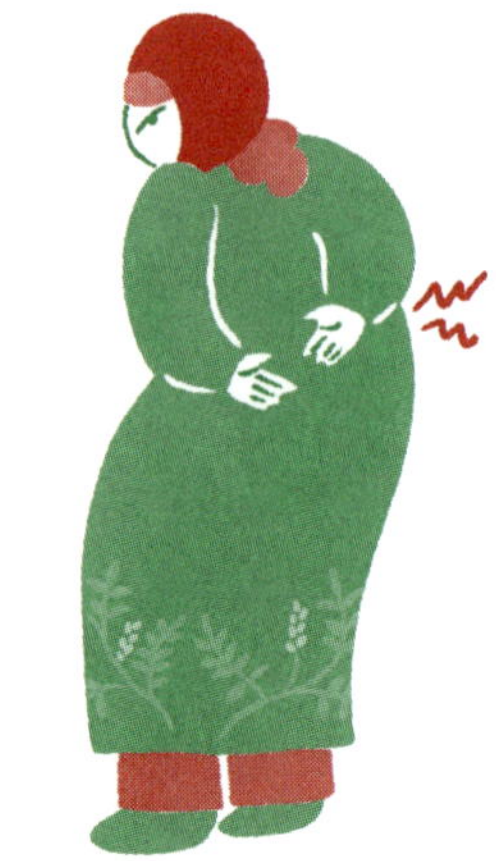

✽おもな原因

「腎」機能の低下は足腰にあらわれる。加齢での「陰虚」や「気血水」の代謝不良、また冷え、姿勢の悪さでの血流の悪化などが原因になる。

✽対処法

「気血水」の代謝を改善し、様子を見ます。加齢の場合は「腎」機能を高めて体を温める食材を用いて改善していきます。

✽薬膳食材と食べ方

生 **くるみ／シナモン**

加熱 **牛肉／いわし／いか／黒豆／黒米／牡蠣／紅花《こうか》／玉ねぎ／栗／薔薇／紅茶／山芋**

「腎」機能には牡蠣と黒米入りのお粥。血流アップに牛肉と玉ねぎの紅花炒め。冷えに薔薇入り紅茶など。

養生ポイント

血流を悪くする冷たいもの、脂っこいもの、刺激物は避ける。体を冷やさないようにして、適度な運動で血流を改善します。

漢方薬

- **芍薬甘草湯《しゃくやくかんぞうとう》**…急性の腰痛に短期間使用
- **八味地黄丸《はちみじおうがん》／牛車腎気丸《ごしゃじんきがん》**…中高年で胃腸が丈夫な方
- **疎経活血湯《そけいかっけつとう》**…脊柱管狭窄症の方
- **五積散《ごしゃくさん》**…腰から下が特に冷え、胃腸虚弱の方

99

痔

尻

肝　心　脾　肺　腎

気虚　気滞　血虚　血瘀　水不足　水滞

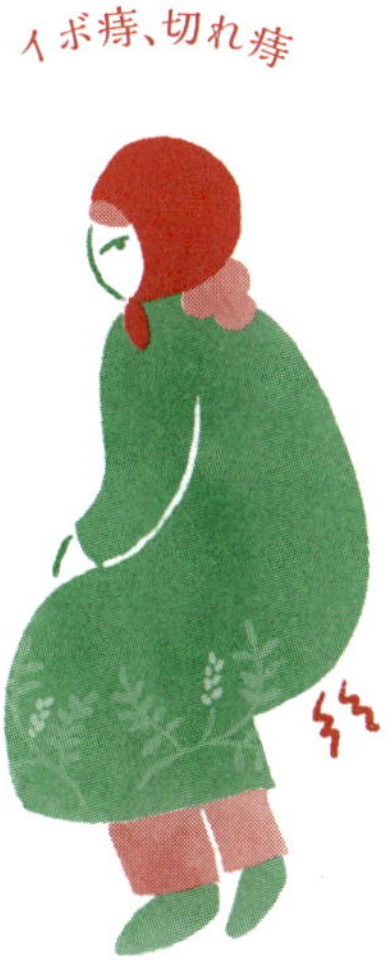

おもな原因

血流の悪化やストレス、便秘によるものなどがある。その他、「脾」の力の低下により出血しやすくなると考える。また、力みすぎや妊娠、出産での六腑の「大腸」への直接的な負荷などが原因。

対処法

出血がひどい、切れ痔、イボ痔など症状にもよるため、病院で相談を。繰り返す方は予防として血行をよくするもの、便秘を改善するものなどを普段から取り入れましょう。

薬膳食材と食べ方

生　**いちじく／桃／白ごま／松の実／アーモンド／アボカド**

加熱　**かやの実／小松菜／紅花《こうか》／薔薇／紅茶／杏仁**

血流を温めて改善する薔薇入り紅茶や、潤いにもよい桃の杏仁豆腐、白ごまのお汁粉など。

養生ポイント

普段から便秘にならないような食生活を心がけます。ひどい場合は我慢せず病院を受診しましょう。

漢方薬

- **乙字湯《おつじとう》**：一般的に使用
- **桂枝茯苓丸《けいしぶくりょうがん》**：月経のトラブルを伴う方で体格がよく、赤ら顔の方
- **当帰芍薬散《とうきしゃくやくさん》**：冷え性で顔に赤みがなく、むくみやすい方。妊娠出産に関連してできた方
- **紫雲膏《しうんこう》**：塗り薬。単独あるいは右処方と併用

100

火傷《やけど》

皮膚

肝 心 脾 肺 腎

気虚
気滞
血虚
血瘀
水不足
水滞
＋
熱

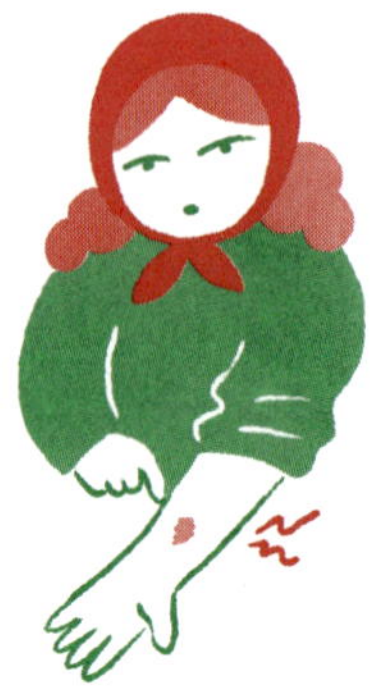

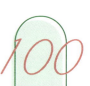

おもな原因

「熱」による皮膚の炎症。軽度と重度では症状が異なる。軽度では、赤く腫れ、水ぶくれができる。皮膚が白っぽくなるのは重度のため注意。

対処法

すぐに冷水で5分～30分間を目安に冷やしましょう。ひどい火傷の場合はすぐ病院に行きましょう。

薬膳食材と食べ方

生 該当なし

加熱 該当なし

外傷のため、食養生ではなく、左記で記載したような塗り薬（軟膏）を患部に使用して治療する。

養生ポイント

日常生活において火傷を負う場合はよくあるため、家庭に左記のような塗り薬を常備しておくと、とても安心です。

漢方薬

- **紫雲膏《しうんこう》**（医療用漢方製剤にあり）…塗り薬。ヒリヒリする痛みがすぐに消え、回復も早い
- **神仙太乙膏《しんせんたいっこう》**（一般用漢方製剤のみ）…塗り薬。

※右2処方は対処法をおこなった後に使用。回復が早い

養生レシピ「美肌」

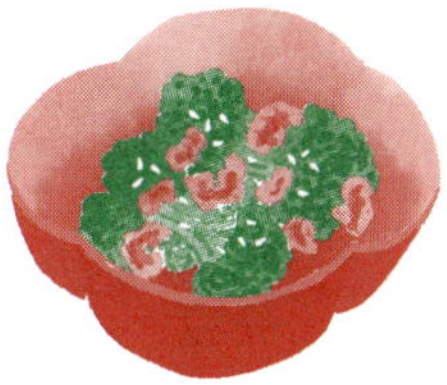

ブロッコリーの白ごまくるみクコ和え

✦効能…補腎、老化対策、疲労回復、美肌

【材料】(2人分)

食材	ブロッコリー…½房　白ごま…大さじ1 くるみ…4、5個　クコの実…大さじ1 木綿豆腐…½丁
調味料	白だし醤油…小さじ2

【作り方】

1 ブロッコリーを小さな房に切り、お湯でさっとゆでる。

2 木綿豆腐にくるみと白ごまを入れ、なめらかになるまでよく混ぜて**1**に合わせ、クコの実を散らす。

おすすめポイント

クリーム和えのようなお豆腐はオリーブオイルとレモンなどを合わせると洋食風にも。

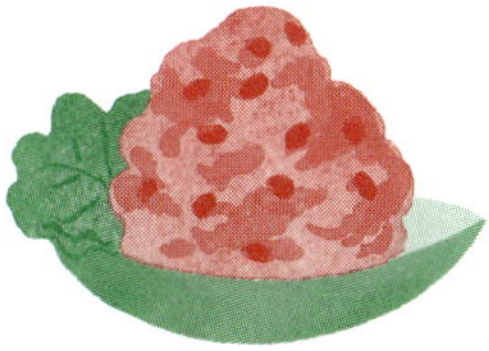

かぼちゃとクコの実入りのサラダ

✦効能…補腎、疲労回復、老化対策、美肌

【材料】(2人分)

食材	かぼちゃ…¼個程、クコの実…大さじ1 ヨーグルト…大さじ2 レーズン…大さじ1　くるみ…大さじ1
調味料	マヨネーズ…大さじ1

【作り方】

1 かぼちゃはラップをしてそのままレンジで4分ほど加熱し、やわらかくなったら種を取り出し、食べやすい大きさに切る。

2 **1**をボールに入れ、クコの実とレーズン、くるみ、マヨネーズ、ヨーグルトを加えて混ぜる。

おすすめポイント

かぼちゃは電子レンジで加熱するほうが、余分な水分が抜けてホクホクに。

養生レシピ「スイーツ」

黒ごまと黒豆入りの蒸しパン

✦ 効能…補腎、補血、老化対策など

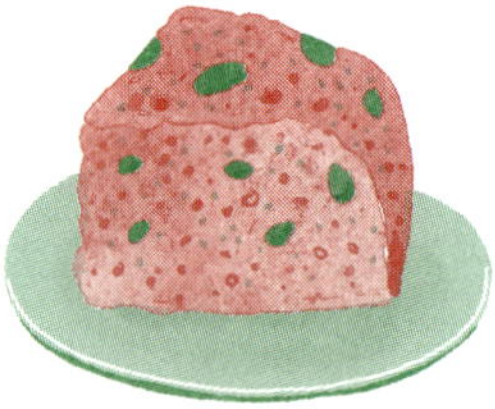

【材料】（4人分）

食材　小麦粉…100g　牛乳…60cc
甘酒…40cc　黒練ごま…大さじ1
黒豆…約大さじ2　卵…1個

調味料　ベーキングパウダー…10g　黒砂糖…20g

【作り方】

1 小麦粉にベーキングパウダーを合わせてふるう。

2 牛乳に甘酒、黒練ごま、卵、砂糖を加えてよく混ぜ粉と混ぜ合わせ、黒豆も加える。マフィン型などに入れ、8分ほど蒸し器で中火で蒸す。

おすすめポイント

甘酒入りの蒸しパンで腸内環境にも◎。しっとりして美味しい味わいです。黒豆は事前にやわらかく砂糖で煮ておく（市販の黒豆煮を使用してもOK）。

桃の杏仁豆腐

✦ 効能…美肌、「血」の巡り、便秘改善

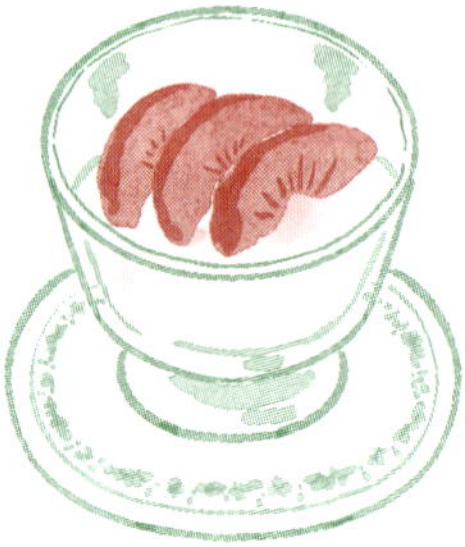

【材料】（4人分）

【食材、調味料】

杏仁霜…30g　はちみつ…大さじ3
牛乳…200cc　生クリーム…200cc　桃…1個
ゼラチン…5g　クコの実…小さじ1

【シロップ】

水…200cc、砂糖…30g　白ワイン…大さじ2
レモン汁…大さじ1　紅花…ひとつまみ

【作り方】

1 鍋に牛乳、杏仁霜と砂糖、ゼラチンも加えて加熱し、沸騰したら火を止める。

2 粗熱がとれたら生クリームを加え、冷まして器に盛りつけ、冷蔵庫で固める。

3 鍋にシロップの材料を入れ、沸騰したら火を止め冷まし、カットした桃とレモン汁を加えて冷蔵庫で冷やし、**2**にのせる。

おすすめポイント

桃の季節にすすめのデザート。杏仁がなければアーモンドや白練胡麻で代用も◎。クコの実を添えるとよい。

Column 伍

ストレスは万病のもと?
こころが健康に影響を及ぼす

現代社会はストレス社会。タイパ、コスパ、〇ハラなどなど。格差をなくそうする一方でいろいろなものに束縛されているのが現代人です。

おつき合いの仕方も昨今ずいぶん変わり、別の面で気を遣うことも多いと思います。

また、都会では自然に触れることも少なく、夜も遅くまで明るいため体内時計も狂いがち。不眠で悩む方も増え、それもストレスになっています。

喜怒哀楽は人間にとって大切ですが、東洋医学では感情と臓腑が連動しており、それぞれが過剰になると健康に影響を及ぼすと考えます。

特にストレスでイライラ怒ったり、うつ状態になったりするのは「肝」に関連し、気や血の巡りに影響して、ひどいと出血まで引き起こします。やる気が出ないときは内臓の機能も低下し、消化も悪くなります。悲しみすぎていると疲れがとれなくなります。

「健全なる精神は健全なる身体に宿る」と言われますが、健全な体になるためには食事、運動、こころのバランスはワンセットです。

だから、食事や運動に気をつけるようにこころのバランスにも目を向けましょう。

自然や命に感謝をする気持ちはポジティブな精神を養い、こころを豊かにしてくれます。こころをしなやかにして、ストレスから身を守る強さを身につけるのも、健康に生きていく上で大事な鍛錬です。

自分だけで頑張りすぎないこと。養生も“ゆる養生”くらいの気持ちで。こころの病気やストレスによい漢方薬もありますので、しんどいときは漢方の先生を頼ってくださいね。

季節の養生と食材

東洋医学では、33、49ページで説明したように、季節ごとの天候の変化が体に影響を及ぼし、季節に関連する臓腑（おもに五臓）の働きが低下しやすくなると考えられています。そのため、季節ごとの養生においては、五臓をケアする食材をとることが大切になりますが、栄養学的な旬の食材とは少し異なるため、ここで紹介します。これらは、60ページで診断した6タイプによっては、控えた方がよいこともあるため注意点も記しています。

季節と連動する五臓とその働き

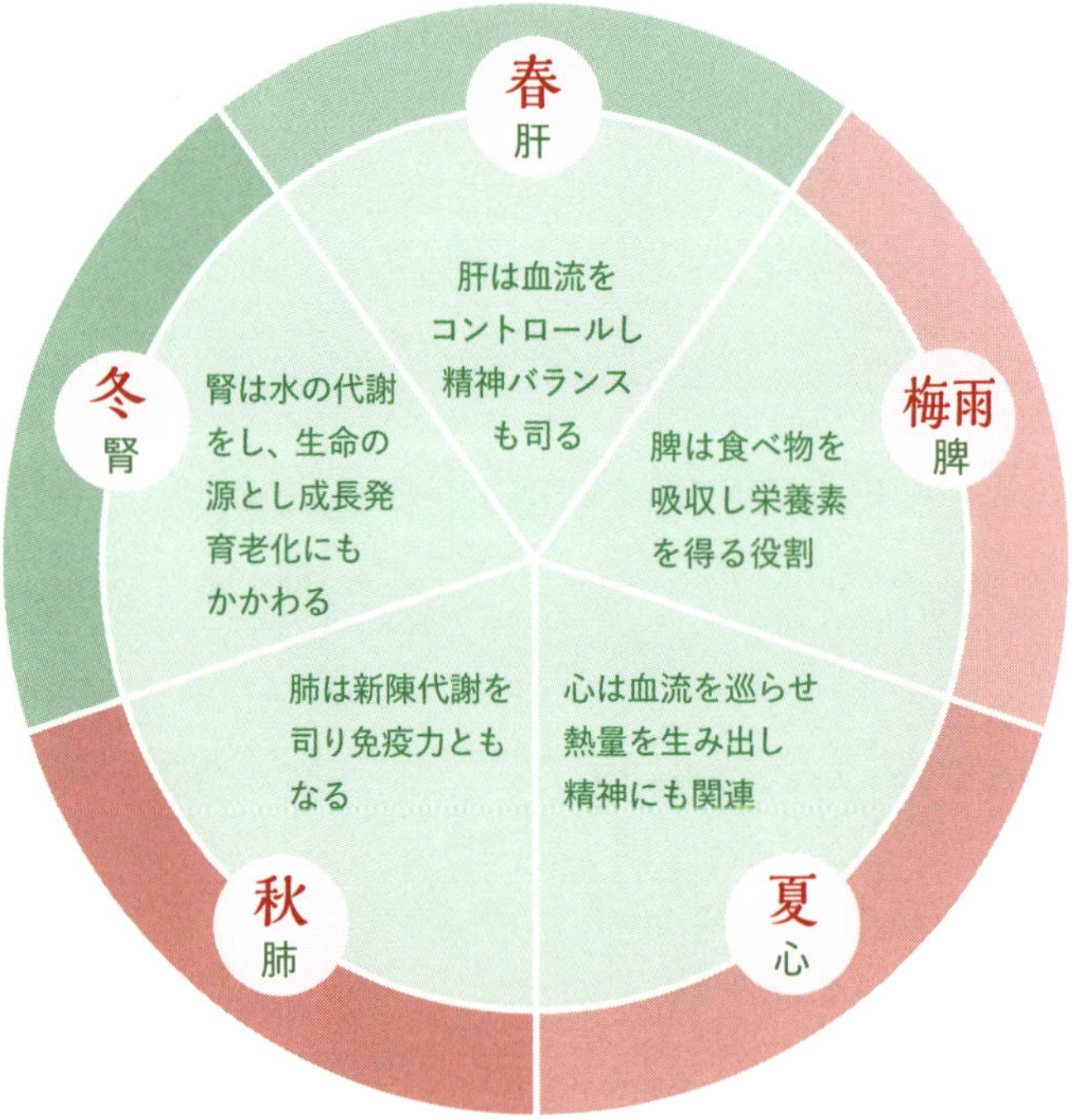

五行での順番は、春、夏、長夏、秋、冬となりますが、日本では長夏の季節を梅雨に当てはめ、春、梅雨、夏、秋、冬の養生をします。

春

血流に関連する「肝」機能が正常に働くようにサポートしましょう

✽おすすめの食材

青々とした春野菜、よもぎ、ふきのとう、春菊、菜の花、セロリ、トマト、青魚など。冬から春へ移り変わる中で体の中の老廃物を取り除き、血流を改善するものをとります。

✽タイプ別の注意点

「血虚」の方は血の巡りがおのずと悪くなりやすいため、上の食材をとって巡りをよくするよりも、まずは補血を心がけましょう。

6タイプ別養生をベースに季節の養生を

60ページの6タイプの診断で、「気虚」「血虚」「気滞」など、自分のタイプがわかったら、足りないものをしっかり補い、余っているものを取り除き、過剰になってしまっていることをメンテナンスして健康状態に戻していきます。

「気虚」ならばエネルギー不足なので補気でしっかりエネルギーを補い、「血虚」ならば「血」が足りないので補血で「血」を補います。でも、一年を通して、タイプ別の養生だけを心がけていればよいと言うわけではありません。季節によって移り変わる天候は、体の五臓に影響するため、季節ごとの養生も頭に入れておく必要があるからです。

例えば「血虚」の方は「血」の巡りも悪いので、寒い冬は特に気をつける必要がある一方で、夏に補血ばかりしていたら逆にのぼせてしまいます。そもそも夏は何より熱中症対策や夏バテ対策が必要になります。

季節の養生と6タイプの養生の優先順位は、自覚症状が強いほうを優先して自分のタイプである「血虚」により貧血でふらふらならば、まずは貧血改善を第一に。大分よくなってきたら、今の状態、または天候に沿っての養生が大切になってきます。

とにかく「今、何がしんどいか」が大切。

自分のタイプ別養生を第一に、様子を見ながら季節の養生も取り入れてください。

梅雨

湿気に弱い「脾」の力を利尿や水の代謝で高めましょう

❋ おすすめの食材

黄色のとうもろこしや空豆、いんげん豆、緑豆もやし、あさりなどの梅雨の湿気によい食材、冷えやすい方はしょうがやねぎなど発汗作用のもの。胃腸に負担がかからない穀類や豆類など。

❋ タイプ別の注意点

「水不足」の方は足りない「水」を補うことを第一に、全体の「水」の代謝をよくするように心がけ、発汗作用や利尿作用の強いものは少し控えましょう。

夏

暑さから「心」を守るため、熱を下げるとともに水分不足による熱中症を予防しましょう

❋ おすすめの食材

赤いトマトやすいか、夏野菜のなす、ゴーヤ、ズッキーニなど熱を冷ましてくれるもの。みずみずしく、水分の多い冬瓜や豆腐など。

❋ タイプ別の注意点

「血虚」や「気虚」の方はより疲れやすくなるため、他のタイプと違って、夏でも上の食材のような体を冷やすものばかりとるのは控えましょう。

秋

乾燥により咳で「肺」にダメージを与えないように粘膜を潤しましょう

❋おすすめの食材

乾燥対策で、体を潤す白ごまやナッツ類、ヨーグルトやはちみつ、白きくらげ、梨。肌によいさけやアボカド、免疫力をアップする旬のきのこ類など。

❋タイプ別の注意点

「水滞」の方は水をため込みやすいので、全体のバランスを見て、上の食材を取り入れながらも、白きくらげなどの保湿効果が高い物は控えましょう。

冬

寒さに弱い「腎」をサポートするため、体を温め血流をアップして冷え対策をしましょう

❋おすすめの食材

寒さから身を守る温性のしょうが、ねぎ、にんにく、玉ねぎ、かぼちゃ。羊肉、鶏肉などの動物性のものや巡りをよくするスパイス、「腎」によい黒い食材の黒ごま、黒豆など。

❋タイプ別の注意点

「血瘀」や「気逆」（102ページ）などの症状があり、のぼせやすい方は温めすぎるとよくないため、上の食材でスパイスなどのような「血」の巡りの効果が高いものは控えましょう。

巻末付録

6タイプの診断〈記入シート〉

60ページの6タイプの診断は、6ヵ月おきにチェックすることをおすすめします。6ヵ月おきに自身や家族のグラフを作成するのに使いましょう。

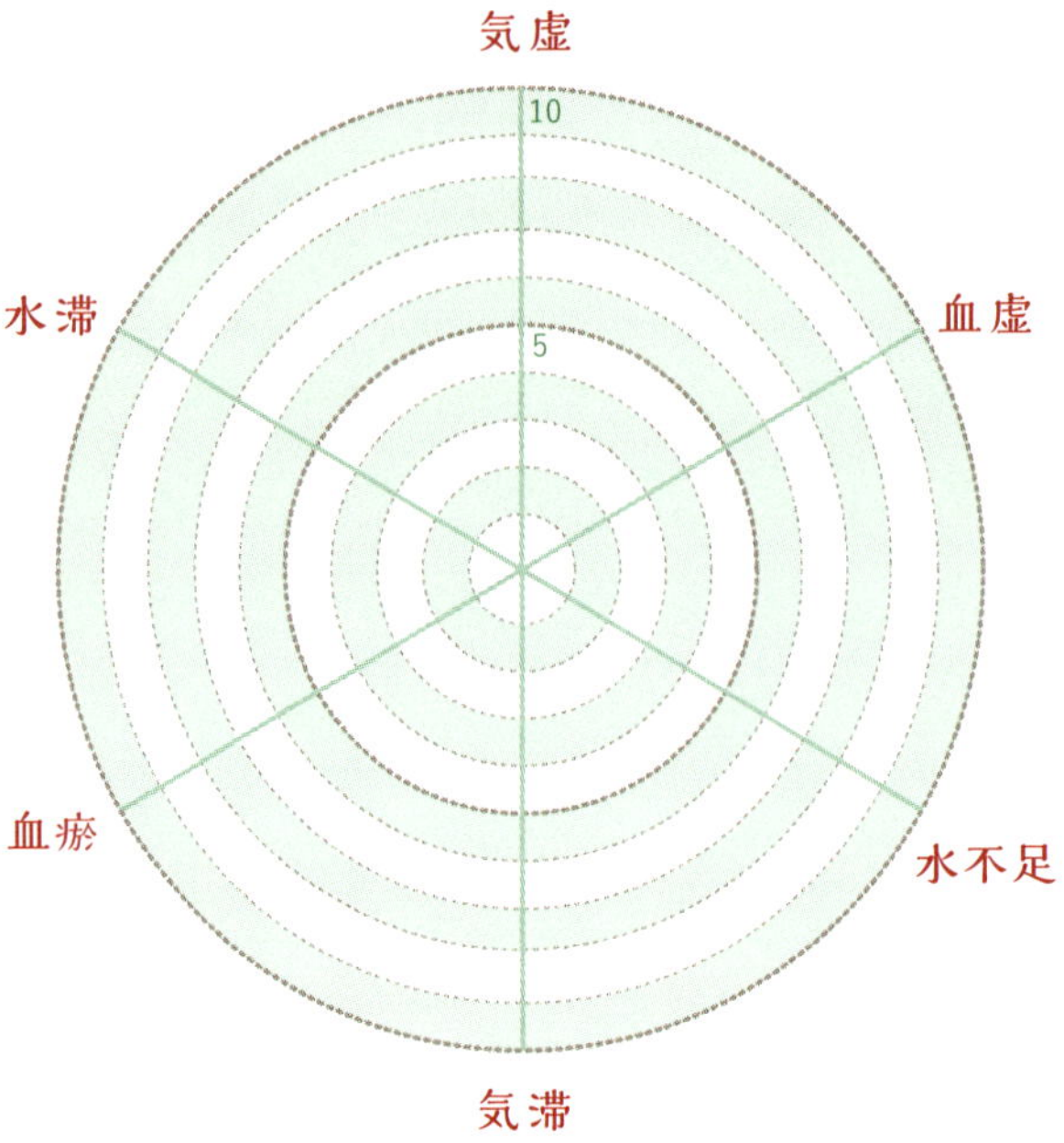

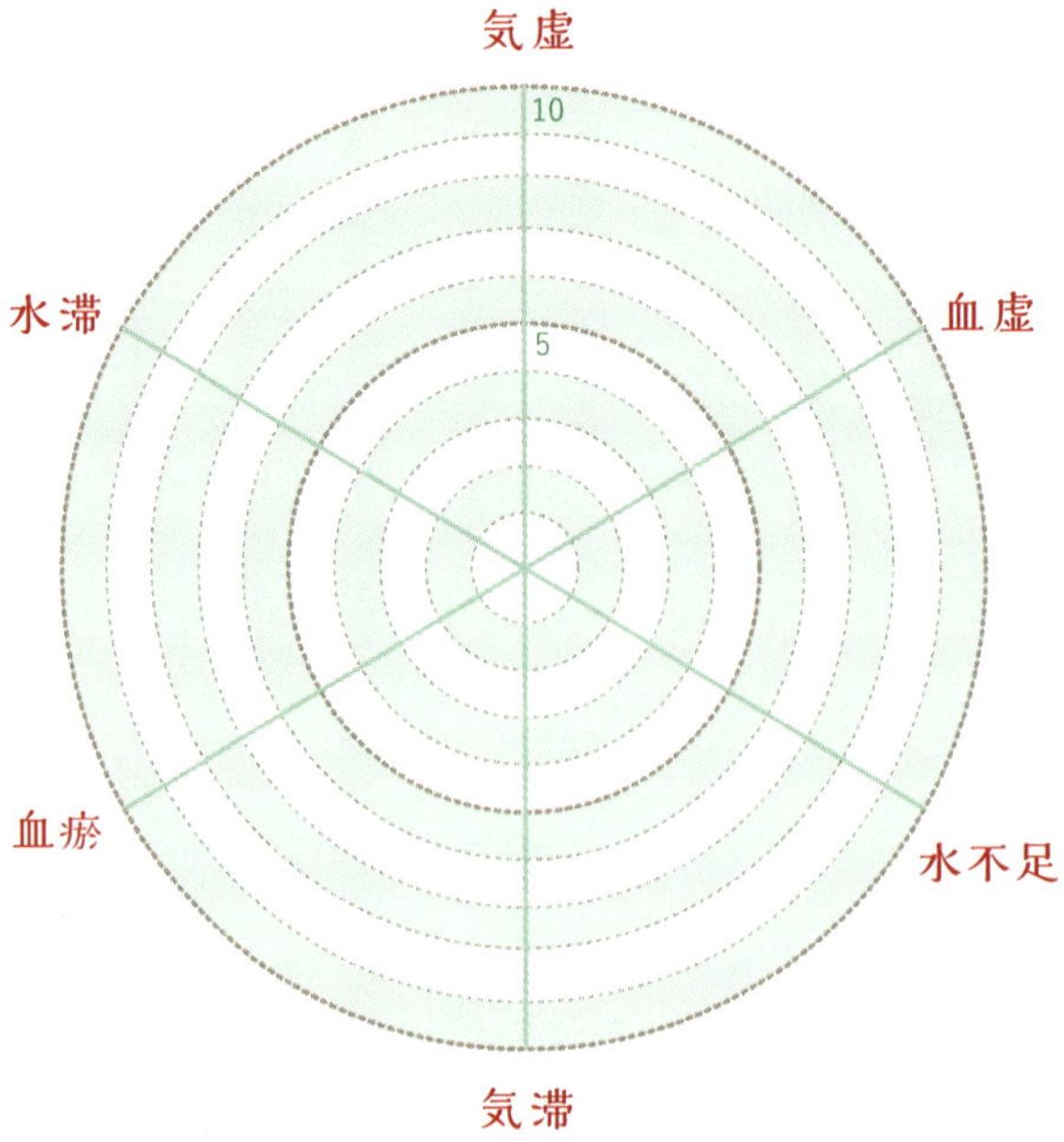

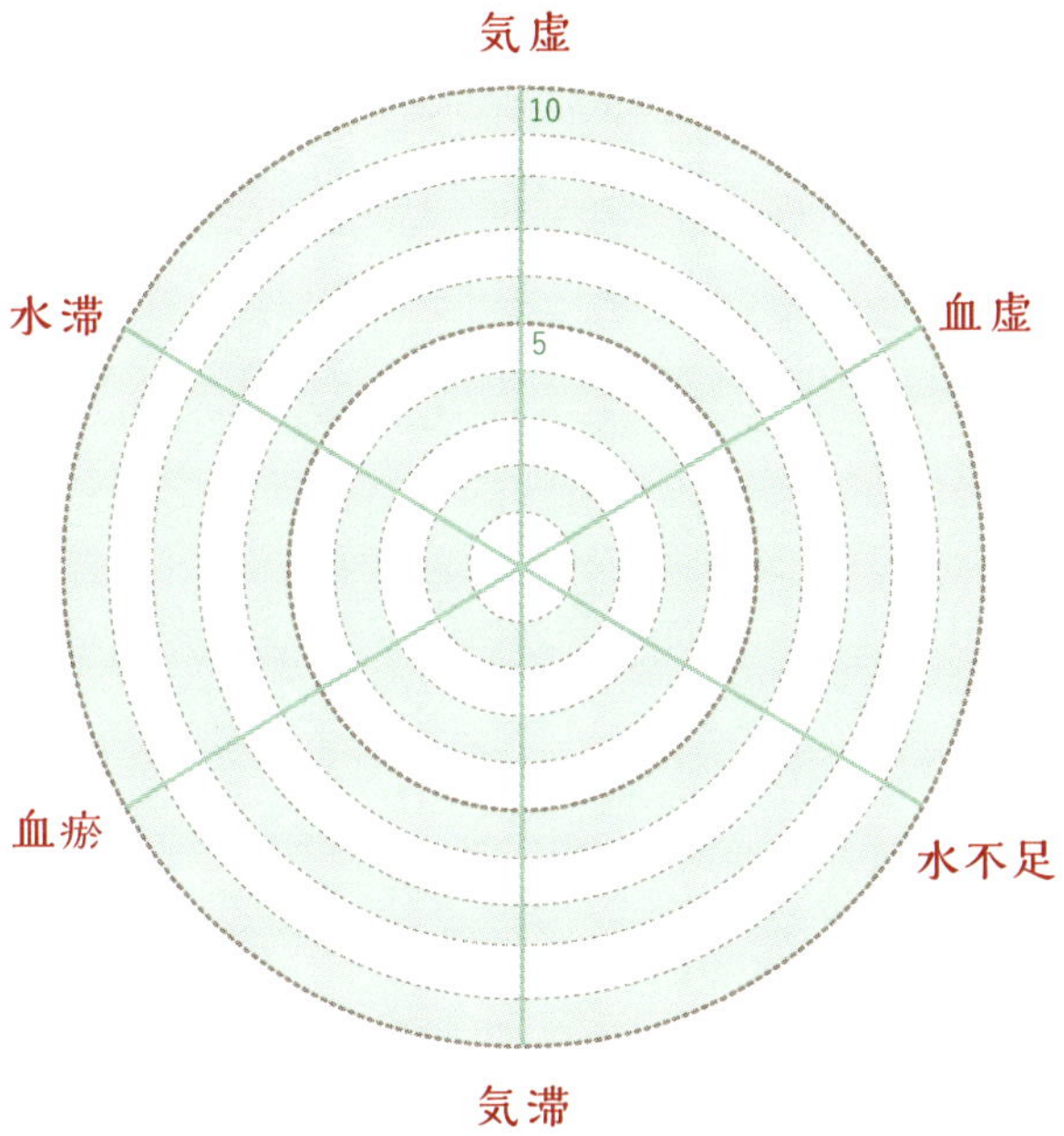

気虚
10
5
血虚
水不足
気滞
血瘀
水滞

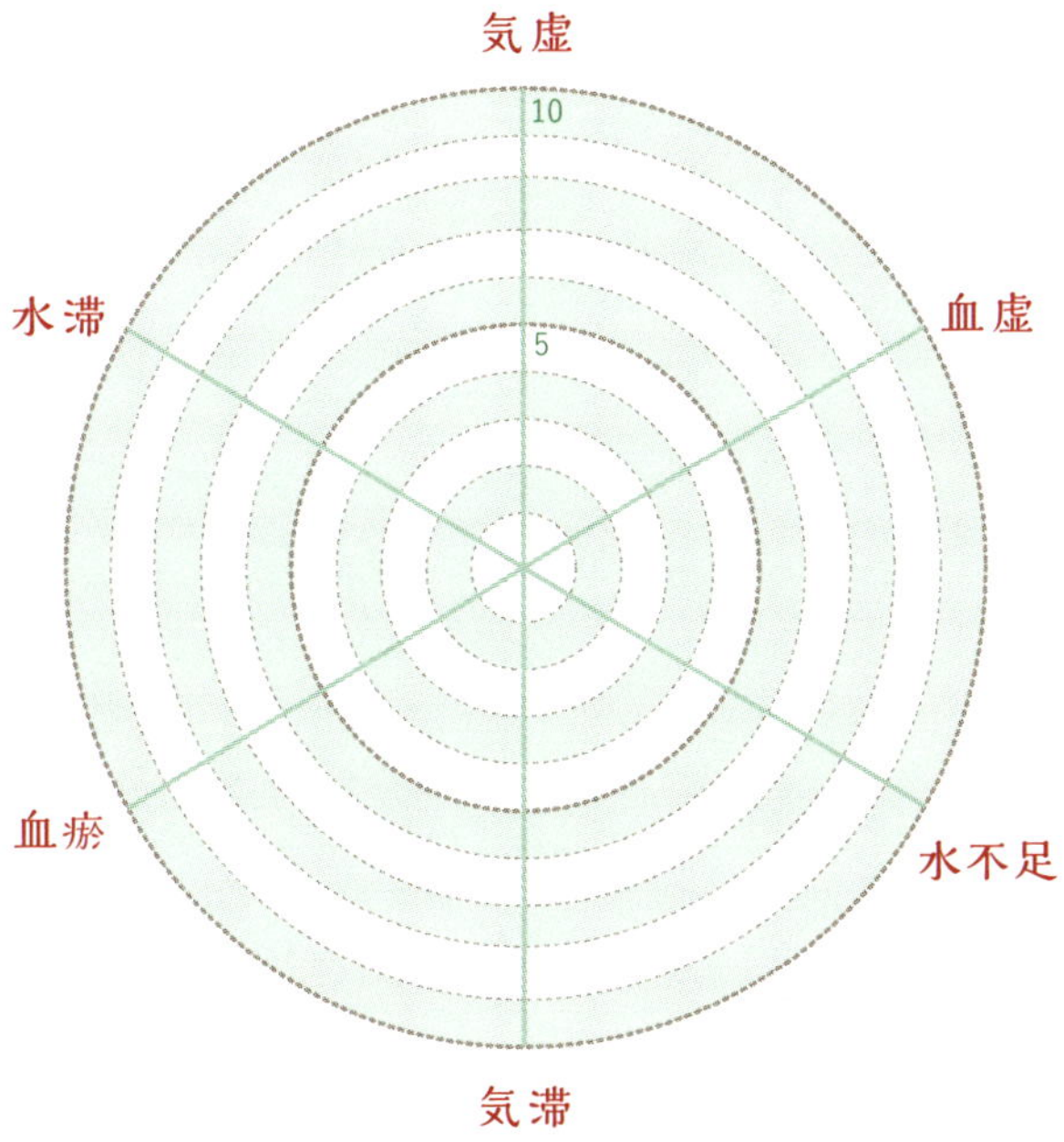

気虚
10
5
血虚
水不足
気滞
血瘀
水滞

100の不調　索引

本書に登場するおもな用語

あ

胃…「脾」に連動し消化をおもに司る。
以臓補臓…身体の弱い部分を補うため動植物の同じ部位や似た形のものを食べること。
陰…体の中の陰とは「血」と「水」を合わせたもの。
陰液…「血」と「水」両方合わせたもの。
陰虚→102
陰陽→38
鬱滞…「気」や「血」が停滞した状態。
温性→80

か

活血…「血」の流れをよくする。
寒→102
肝気…「気」を巡らせる「肝」の働き。精神的なものを含む。
肝血…「肝」が貯蔵している「血」。
漢方薬→5、94
気虚→62
気血水→40
気逆→102
気滞→63
気滞証…「気」が停滞した状態。
虚弱…疲れやすく病気にかかりやすい方。
虚証→61
虚労…こころや体全体の疲れ。
血瘀→65
血虚→64
解毒…体の毒素や熱などを取り除く。
五行→44、46
五心煩熱（ごしんはんねつ）…手のひらや足の裏・胸部が熱くてほてる症状。
五臓→44、46
五腑→51

さ

湿…体の中の余分な水分。
実証→61
浄化…老廃物などを取り除く。
小腸…「心」に連動しおもに食べ物を栄養と糟に分ける。
生薬→5、95
心腎不交（しんじんふこう）…陰虚で「心」の熱量が抑えられない状態を示す。陰虚でほてりが強くなるなど。
水滞→67
清熱…体の熱を下げる。
造血…「血」を作りあげる。

た

大腸…「肺」と連動し食べ物の糟を便として排出する。
痰…「水」が滞り固まった状態。
胆…「肝」と連動し消化を助ける。

な

熱→102

は

梅核気（ばいかくき）…喉が痛くもないのに何となく詰まった感じがする症状。
肌肉…体の肌と肉を指す。
発汗解表（はっかんげひょう）…初期かぜの対処法で汗を出して邪気を追い出すこと。
不通則痛（ふつうそくつう）…「気血水」の流れが悪くなると痛みが生じる。

補陰…「陰」を補う。
膀胱…「腎」と連動し尿をためて排出する。
補気…「気」を補う。
補血…「血」を補う。
補腎…「腎」を補う。

ま

水不足→66
未病→24

ら

冷性…体を冷やす性質をもつもので寒（80ページ）よりは少しゆるやか。
六腑…五臓に連動し、サポートする役割をもつ器官で、臓は「気血水」を生み出したり蓄えたりする役割を持つのに対し、腑は関連する臓のサポートをし、「気血水」を別の場所に運ぶのがおもな役割。
※五臓六腑と言いますが五行で五臓に連動するのは5つしかなくその観点では五臓五腑となります。六腑の6番目の腑は、三焦と言って「気」や「水」の流れ道の役割を持つ臓器ではないものとなります。

参考文献

「いちばんわかりやすい漢方の基本講座」佐藤弘、吉川信　監修：谷口ももよ（成美堂出版）
「身近な10の食材で始める 薬膳ビューティレシピ」谷口ももよ（講談社）
「5色の野菜でからだを整える ベジ薬膳」谷口ももよ（キラジェンヌ）
「薬膳食典 食物性味表」編著：一般社団法人日本中医食養学会、監修：日本中医学院（日本中医食養学会）
「暮らしの薬膳手帳」編著：国際中医薬膳管理師会　監修：和田暁（国際中医薬膳管理師会事務局）
「いかに弁証論治するか『疾患別』漢方エキス製剤の運用」菅沼栄、菅沼伸（東洋学術出版社）
「中医診断学ノート」内山恵子（東洋学術出版社）
「中医婦人科学」編著：和田暁、鉏桂祥（上海科学技術出版社）
「漢方薬膳学」監修：伊田喜光、根本幸夫（万来舎）
「標準 中医内科学」主編：張伯臾　副主編：董建華、周仲瑛　翻訳：鈴木元子、福田裕子、藤田康介、向田和弘（東洋学術出版社）
「中医基本用語辞典」主編：劉桂平、孟静岩　監修：高金亮（東洋学術出版社）
「Essential 生薬ファインダー」御影雅幸（東洋学術出版社）
「ツムラ医療用漢方製剤」㈱ツムラ

おわりに

薬膳はやっぱり難しいと思う方、勉強しても難しい単語や医療用語で挫折される方も多くいらっしゃいます。

確かにどんどん勉強をしていくとかなり高度な知識を習得していかなくてはいけないですが、医学的な知識を持つだけ、学ぶだけでは全く意味がなく、食べることをはじめなければ、健康にはなれません。


まずは自分の体の声を聞くことから。

体質チェックではどんなタイプになりましたか？

季節、旬を楽しみながらご自身のタイプによいものを取り入れて楽しく薬膳を実践してみていただけたら嬉しいです。

今回の書籍は難しいと思われてきた薬膳や漢方についてどなたにもわかりやすく、さまざまな側面からも薬膳や漢方を知っていただけるようにと、編集担当の方と一緒に積み上げ、出版まで本当に多くの時間を費やしました。

ひとつひとつクリアしていく作業は大変でしたが、薬膳と漢方、そして中医学と日本漢方の違いについてもしっかりとお伝えすることができたと思っています。

この本が一人でも多くの方の役に立つことができたら幸せです。

私たちの体は食べ物でできていて、自然の中で生きているということは3000年以上前から変えられない事実。自然の恵みをいただくこと、食べることの大切さも見直していただけたらと思います。

私がお伝えしている薬膳料理は日本の風土に根差した身近な食材で家庭でも実践できる美味しい薬膳。

これからもこの気持ちを大切に、薬膳を伝えていきたいと思っています。

美味しく食べて健康に。頑張りすぎず、できることから！

皆様どうぞご自愛ください。

谷口ももよ

著者／谷口ももよ

薬膳料理研究家。薬膳料理教室「Salon de Maman」主宰。15年以上の講師活動で累計2万人以上に薬膳を伝える。東洋美食薬膳協会代表理事および日本豆腐マイスター協会理事。2023年12月に中医学の最高権威団体「世界中医薬学連合会」に日本人女性初の理事に就任。

「健康は日々の食卓から」と「美食同源」をテーマに、身近な食材で作る簡単で美味しい薬膳レシピをこれまで1000以上を提案。薬膳料理教室から全国での薬膳資格の普及、企業やレストランでの薬膳商品開発、講演会、メディア出演などを通じ、日本の風土、日本人の体質に合った身近な薬膳料理の普及に努める。

おもな著著に、グルマン世界料理本大賞を受賞した「身近な10の食材で始める 薬膳ビューティレシピ」（講談社）、「5色の野菜でからだを整える ベジ薬膳」（キラジェンヌ）などがある。

漢方薬監修／東京女子医科大学名誉教授　**佐藤 弘**

1974年、東京大学医学部医学科卒業。同大第三内科に入局し肝臓病学を専攻。

その後、東京女子医科大学附属東洋医学研究所教授・所長を歴任し、東京女子医科大学名誉教授。専門分野は漢方医学。各種疾患の漢方治療、特に消化器領域の研究に取り組んでいる。日本東洋医学会認定専門医・指導医、元日本東洋医学会会長。著書に「漢方治療ハンドブック」（南江堂）などがある。

女性の100の不調を整える薬膳と漢方

2024年10月15日　初版第1刷発行
2025年6月3日　第3刷発行

著者　谷口ももよ

発行者　三輪浩之
発行所　株式会社エクスナレッジ
〒106-0032
東京都港区六本木7-2-26
https://www.xknowledge.co.jp/

問合わせ先
[編集]　TEL 03-3403-6796
FAX 03-3403-0582
info@xknowledge.co.jp
[販売]　TEL 03-3403-1321
FAX 03-3403-1829